消化系统

（供临床医学、预防医学等专业用）

总主编　姜希娟

主　编　蔡　青　张云莎

副主编　王文红　杜月光

编　者　（以姓氏笔画为序）

王　萍（浙江中医药大学）

王文红（天津市人民医院）

王文奇（长春中医药大学）

王炎炎（天津中医药大学）

叶肖琳（浙江中医药大学）

杜月光（浙江中医药大学）

汪丽佩（浙江中医药大学）

张云莎（天津中医药大学）

赵　强（天津中医药大学第一附属医院）

赵学纲（山东中医药大学）

钟佩茹（天津中医药大学）

顾志敏（天津中医药大学）

陶仕英（北京中医药大学）

彭雁飞（天津中医药大学）

程　薇（北京中医药大学）

蔡　青（天津中医药大学）

秘　书　杨　琳（天津中医药大学）

彭雁飞（天津中医药大学）

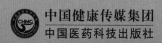

中国健康传媒集团

中国医药科技出版社

内 容 提 要

本教材是"普通高等医学院校五年制临床医学专业第二轮教材（器官系统化教材）"之一，全书以器官系统为中心，以消化系统疾病为导向，按照"正常－异常－药物治疗"的模式，将消化系统相关的组织胚胎学、人体解剖学、生理学、病理学、病理生理学、药理学知识有机融合起来，遵循"三基、五性"的原则，将各学科有机融合，注重知识横向、纵向联系。在内容选取上，与国家执业医师资格考试接轨，参照最新的专家共识及诊治指南，体现了科学性、先进性和适用性。本教材为书网融合教材，即纸质教材有机融合数字教材、数字化教学服务（在线教学、在线作业、在线考试），从而使教材内容更加立体化、多样化，易教易学。

本教材主要供高等医学院校五年制临床医学、预防医学及相关专业师生教学使用。

图书在版编目（CIP）数据

消化系统/蔡青，张云莎主编 . —北京：中国医药科技出版社，2023.1

普通高等医学院校五年制临床医学专业第二轮教材（器官系统化教材）

ISBN 978 - 7 - 5214 - 3683 - 9

Ⅰ. ①消… Ⅱ. ①蔡… ②张… Ⅲ. ①消化系统 - 医学院校 - 教材 Ⅳ. ①R322.4

中国版本图书馆 CIP 数据核字（2022）第 240090 号

美术编辑 陈君杞

版式设计 友全图文

出版 **中国健康传媒集团** | 中国医药科技出版社

地址 北京市海淀区文慧园北路甲 22 号

邮编 100082

电话 发行：010 - 62227427 邮购：010 - 62236938

网址 www. cmstp. com

规格 889 × 1194mm $^1/_{16}$

印张 10 $^1/_4$

字数 298 千字

版次 2023 年 1 月第 1 版

印次 2023 年 1 月第 1 次印刷

印刷 三河市万龙印装有限公司

经销 全国各地新华书店

书号 ISBN 978 - 7 - 5214 - 3683 - 9

定价 **50.00 元**

获取新书信息、投稿、为图书纠错，请扫码联系我们。

出版说明

为了贯彻《中共中央、国务院中国教育现代化2035》"加强创新型、应用型、技能型人才培养规模"的战略任务要求，落实《国务院办公厅关于加快医学教育创新发展的指导意见》，紧密对接新医科建设对医学教育改革的新要求，满足新时代医疗卫生事业对人才培养的新需求，中国医药科技出版社在教育部、国家药品监督管理局的领导下，通过走访主要院校对2016年出版的"全国普通高等医学院校五年制临床医学专业'十三五'规划教材"进行了广泛征求意见，有针对性的制定了第二版教材的出版方案，旨在赋予再版教材以下特点。

1. 立德树人，融入课程思政

把立德树人贯穿、落实到教材建设全过程的各方面、各环节。课程思政建设应体现在知识技能传授中厚植爱国主义情怀，加强品德修养、增长知识见识、培养奋斗精神灌输，不断提高学生思想水平、政治觉悟、道德品质、文化素养等。医学教材着重体现加强救死扶伤的道术、心中有爱的仁术、知识扎实的学术、本领过硬的技术、方法科学的艺术的教育，培养医德高尚、医术精湛的人民健康守护者。

2. 精准定位，培养应用人才

坚持体现《中共中央、国务院中国教育现代化2035》"加强创新型、应用型、技能型人才培养规模"的战略任务，落实《国务院办公厅关于加快医学教育创新发展的指导意见》中"立足基本国情，以服务需求为导向，以新医科建设为抓手，着力创新体制机制，分类培养研究型、复合型和应用型人才"的医学教育目标，结合医学教育发展"大国计、大民生、大学科、大专业"的新定位，注重人才培养应从疾病诊疗提升拓展为预防预防、诊疗和康养，以健康促进为中心，服务生命全周期、健康全过程的转变，精准定位教材内容和体系。教材编写应体现以医疗卫生事业需求为导向，以岗位胜任力为核心，以培养医工、医理、医文学科交叉融合的高素质、强能力、精专业、重实践的本科医学人才培养目标。

3. 适应发展，优化教材内容

必须符合行业发展要求。构建教材内容结构，要体现医疗机构对医学人才在临床实践能力、沟通交流能力、服务意识和敬业精神等方面的要求；体现临床程序贯穿于教学的全过程，培养学生的整体临床意识；体现国家相关执业资格考试的有关新精神、新动向和新要求；注重吸收行业发展的新知识、新技术、新方法，体现学科发展前沿，并适当拓展知识面，为学生后续发展奠定必要的基础；满足以学生为中心而开展的各种教学方法的需要，充分发挥学生的主观能动性。

4.遵循规律，注重"三基""五性"

遵循教材规律。针对普通高等医学院校本科医学类专业教学需要，教材内容应注重"三基"（基本知识、基础理论、基本技能）、"五性"（思想性、科学性、先进性、启发性、适用性）；内容成熟、术语规范、文字精炼、逻辑清晰、图文并茂、易教易学；注意"适用性"，即以普通高等学校医学教育实际和学生接受能力为基准编写教材，满足多数院校的教学需要。

5.创新模式，提升学生能力

加强"三基"训练，着力提高学生分析问题和解决问题的能力。在不影响教材主体内容的基础上要保留"案例引导""学习目标""知识链接""目标检测"模块，去掉知识拓展模块。进一步优化各模块的内容，培养学生理论联系实践的实际操作能力、创新思维能力和综合分析能力；增强教材的可读性和实用性，培养学生学习的自觉性和主动性。

6.丰富资源，优化增值服务内容

搭建与教材配套的中国医药科技出版社在线学习平台"医药大学堂"（数字教材、教学课件、图片、视频、动画及练习题等），实现教学信息发布、师生答疑交流、学生在线测试、教学资源拓展等功能，促进学生自主学习。

本套教材凝聚了省属院校高等教育工作者的集体智慧，体现了凝心聚力、精益求精的工作作风，谨此向有关单位和个人致以衷心的感谢！

尽管所有参与者尽心竭力、字斟句酌，教材仍然有进一步提升的空间，敬请广大师生提出宝贵意见，以便不断修订完善！

普通高等医学院校五年制临床医学专业第二轮教材

建设指导委员会名单

主 任 委 员 樊代明

副主任委员 （以姓氏笔画为序）

于景科（济宁医学院） 王金胜（长治医学院）

吕雄文（安徽医科大学） 朱卫丰（江西中医药大学）

杨 柱（贵州中医药大学） 吴开春（第四军医大学）

何 涛（西南医科大学） 何清湖（湖南医药学院）

宋晓亮（长治医学院） 郑金平（长治医学院）

唐世英（承德医学院） 曾 芳（成都中医药大学）

委 员 （以姓氏笔画为序）

于俊岩（长治医学院附属和平 于振坤（南京医科大学附属南京
医院） 明基医院）

马 伟（山东大学） 丰慧根（新乡医学院）

王 玖（滨州医学院） 王伊龙（首都医科大学附属北京天坛医院）

王旭霞（山东大学） 王育生（山西医科大学）

王桂琴（山西医科大学） 王雪梅（内蒙古医科大学附属医院）

王勤英（山西医科大学） 艾自胜（同济大学）

叶本兰（厦门大学医学院） 付升旗（新乡医学院）

朱金富（新乡医学院） 任明姬（内蒙古医科大学）

刘春杨（福建医科大学） 闫国立（河南中医药大学）

江兴林（湖南医药学院） 孙国刚（西南医科大学）

孙思琴（山东第一医科大学） 李永芳（山东第一医科大学）

李建华（青海大学医学院）　李春辉（中南大学湘雅医学院）

杨　征（四川大学华西口腔医学院）　杨少华（桂林医学院）

　　　　　　　　　　　　杨军平（江西中医学大学）

邱丽颖（江南大学无锡医学院）　何志巍（广东医科大学）

邹义洲（中南大学湘雅医学院）　张　闻（昆明医科大学）

张　敏（河北医科大学）　张　燕（广西医科大学）

张秀花（江南大学无锡医学院）　张晓霞（长治医学院）

张喜红（长治医学院）　陈万金（福建医科大学附属第一医院）

陈云霞（长治医学院）　陈礼刚（西南医科大学）

武俊芳（新乡医学院）　林友文（福建医科大学）

林贤浩（福建医科大学）　明海霞（甘肃中医药大学）

罗　兰（昆明医科大学）　周新文（华中科技大学基础医学院）

郑　多（深圳大学医学院）　单伟超（承德医学院）

赵幸福（南京医科大学附属无锡精神卫生中心）　郝少峰（长治医学院）

　　　　　　　　　　　　郝岗平（山东第一医科大学）

胡　东（安徽理工大学医学院）　姚应水（皖南医学院）

夏　寅（首都医科大学附属北京天坛医院）　夏超明（苏州大学苏州医学院）

　　　　　　　　　　　　高凤敏（牡丹江医学院）

郭子健（江南大学无锡医学院）　郭崇政（长治医学院）

郭嘉泰（长治医学院）　黄利华（江南大学附属无锡五院）

曹玉萍（中南大学湘雅二医院）　曹颖平（福建医科大学）

彭鸿娟（南方医科大学）　韩光亮（新乡医学院）

韩晶岩（北京大学医学部）　游言文（河南中医药大学）

数字化教材编委会

PREFACE 前　言

目前，整合课程已经成为医学课程模式改革的重要方向，同时被正式列入国务院办公厅"关于加快医学教育创新发展的指导意见"国办发〔2020〕34号文件。其目的为培养和提高医学生综合应用医学知识解决临床问题的能力。将各学科有机融合，注重知识横向、纵向联系，教材内容编写"淡化学科，注重整合"，有利于培养学生实践能力和创新能力。本次编写紧密围绕新时期医学人才培养特点，坚持"三基"（基本理论、基本知识、基本技能）、"五性"（思想性、科学性、启发性、先进性、实用性）的编写宗旨，在编写过程中，紧紧围绕人才培养目标，紧跟消化系统疾病研究前沿，尽可能体现医学整合课程的特点，即"淡化学科，注重整合"丰富教材内容、创新教材形式，实现医学教育的目标。

在课程整合理念下，天津中医药大学实施了为期多轮的"以系统为中心"的教学改革。改革取得了一些成绩和经验，故将其系统梳理后编写成本教材。本教材以器官系统为中心，以消化系统疾病为导向，按照"正常－异常－药物治疗"的模式，将消化系统相关的组织胚胎学、人体解剖学、生理学、病理学、病理生理学、药理学知识有机融合起来。从消化系统的胚胎发育解释其形态结构，从形态结构解释其功能代谢，从其病理生理和形态结构的变化最终理解相应疾患的临床用药及用药原理。这种编写模式更加注重知识的系统性、连贯性，优化了课程体系，使不同学科不再孤立、脱节，有利于培养学生的临床思维，达成医学生培养目标。本教材为书网融合教材，即纸质教材有机融合数字教材、数字化教学服务（在线教学、在线作业、在线考试），使教学资源更加多样化、立体化。

本教材的内容编排和任务分工如下：赵学纲负责第一章消化系统大体结构；王文奇负责第二章消化管组织结构与发生；陶仕英负责第二章消化腺组织结构和发生；程薇负责第三章的概述、口腔内消化和胃内消化部分；蔡青负责第三章的小肠内消化、大肠的功能部分；顾志敏、彭雁飞负责第三章的肝胆的消化及代谢功能部分；杜月光负责第四章的消化管炎症性疾病部分；叶肖琳、汪丽佩负责第四章的消化管肿瘤部分及第五章的胆道、胰腺疾病部分；张云莎负责第五章的肝炎肝病部分和消化系统三幕式案例分析；王萍负责第五章的肝硬化及原发性肝癌部分；王炎炎负责第五章的肝功能不全部分；钟佩茹负责消化系统药理；王文红、赵强负责消化系统案例导引；由杨琳、彭雁飞任编写秘书，负责文稿整理工作。

本教材内容经编委会确定，通过各自编写、修改初稿，交叉审稿，副主编、主编再审稿等环节，力求精益求精，课程得以实施，还得到了汕头大学、空军军医大学等院校的悉心指导，在此一并表示感谢！尽管全体编者付出了辛勤的劳动，但限于编者水平所限，书中疏漏和不足之处在所难免。欢迎使用本教材的各院校师生提出宝贵意见和建议，以便我们加以修订不断完善。

编　者
2022 年 9 月

目 录 CONTENTS

第一章　消化系统的大体结构

📖 学习目标

　　1. 掌握　舌的形态、黏膜和颏舌肌的起止、作用；唾液腺、咽、食管、胃、盲肠、阑尾、肝、胆囊、胰的位置、形态；胃的分部及交通；食管的狭窄部位及临床意义；胃、小肠、大肠的分部及各部的构造；输胆管道的组成及开口部位；腹膜和腹膜腔的概念；腹膜与脏器的位置关系及临床意义；腹膜陷凹的位置及临床意义。

　　2. 熟悉　牙的形态、构造；空、回肠的结构特点；阑尾根部、肝和胆囊底的体表投影及临床意义。小、大网膜的位置及分布；系膜的位置、分布及结构特点；网膜囊和网膜孔的位置、构成及临床意义；腹膜腔的分区、间隙及交通途径。

　　3. 了解　唇、颊和腭的形态；牙的名称，出换牙时间；咽、食管和胃壁的构造；肝、胆囊的功能及胆汁的排出途径；肝、脾的韧带；常见腹膜皱襞和隐窝的位置。

　　4. 通过学习消化系统及腹膜的大体结构，为进一步正确理解和认识消化系统的组织结构、生理功能、病理变化及相关的临床疾病打下形态学基础。

　　消化系统（alimentary system）包括消化管和消化腺两部分（图1-1）。消化管（alimentary canal）是自口腔至肛门的管道，依据形态及功能分为口腔、咽、食管、胃、小肠（十二指肠、空肠、回肠）、大肠（盲肠、阑尾、结肠、直肠、肛管）。临床上通常将口腔至十二指肠的消化管称上消化道（superior alimentary canal），自空肠以下的消化管称下消化道（inferior alimentary canal）。消化腺（alimentary gland）的位置和大小存在差异，可分为大消化腺和小消化腺两种。大消化腺（greater alimentary gland）是位于消化管壁外的独立器官，如大唾液腺、肝和胰，所分泌的消化液经导管流入消化管腔内。小消化腺（lesser alimentary gland）分布于消化管壁内的黏膜层或黏膜下层，如唇腺、颊腺、舌腺、食管腺、胃腺和肠腺等。

　　消化系统的功能是摄取食物并进行物理和化学性消化，经消化管的黏膜上皮细胞吸收其营养物质，最终将食物残渣形成粪便排出体外。

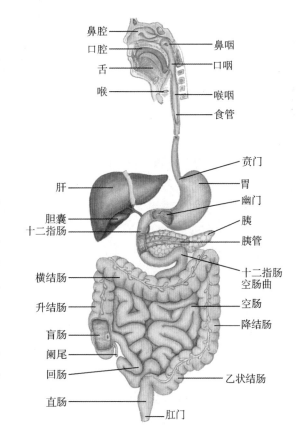

图1-1　消化系统模式图

第一节　消化管

一、口腔

口腔（oral cavity）是消化管的起始部，前壁为上、下唇，侧壁为颊，上壁为腭，下壁为口腔底。口腔向前经上、下唇之间的口裂通向外界，向后经咽峡与咽相通。口腔借上、下牙槽突和牙列、牙龈分为前外侧部的口腔前庭和后内侧部的固有口腔。口腔前庭（oral vestibule）是唇、颊与牙槽突、牙列、牙龈之间的狭窄腔隙；固有口腔（oral cavity proper）是牙槽突、牙列、牙龈所围成的空间，顶为腭，底由黏膜、骨骼肌和皮肤构成（图1-2）。

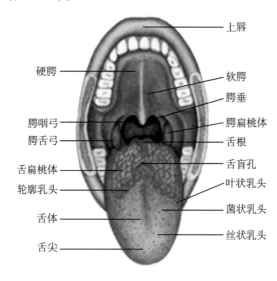

硬腭　　　　　　　　　　软腭
　　　　　　　　　　　　腭垂
腭咽弓　　　　　　　　　腭扁桃体
腭舌弓　　　　　　　　　舌根
舌扁桃体　　　　　　　　舌盲孔
轮廓乳头　　　　　　　　叶状乳头
舌体　　　　　　　　　　菌状乳头
舌尖　　　　　　　　　　丝状乳头
上唇

图1-2　口腔及咽峡

（一）唇

唇（lips）分为上唇和下唇，由皮肤、口轮匝肌和黏膜等构成。唇的游离缘是皮肤与黏膜的移行部称唇红，含有皮脂腺，是体表部的毛细血管最丰富部位之一，呈红色，当缺氧时则呈绛紫色，临床上称为发绀。在上唇表面的两侧与颊部交界处，各有一斜行的浅沟，称鼻唇沟（nasolabial sulcus）。在口裂的两侧，上、下唇的结合处形成口角，平对第1磨牙。在上、下唇内面的正中线上，分别有上、下唇系带自口唇连于牙龈基部。

（二）颊

颊（cheek）是口腔的侧壁，由黏膜、颊肌和皮肤等构成。在上颌第2磨牙牙冠相对的颊黏膜上可见腮腺管乳头（papilla of parotid duct），有腮腺管的开口。

（三）腭

腭（palate）是口腔的上壁，分隔口腔与鼻腔。依据腭的构造可分为硬腭和软腭。

1. 硬腭（hard palate）　　位于腭的前2/3，由上颌骨的腭突和腭骨的水平板构成骨腭，在骨腭表面覆盖黏膜而构成。黏膜厚而致密，与骨膜紧密相贴。

2. 软腭（soft palate）　　位于腭的后1/3，由腭肌和黏膜构成。软腭的前份呈水平位；后份斜向后下方，称腭帆（velum palatinum）。腭帆的后缘游离，其中部有垂向下方的突起，称腭垂（uvula）或悬雍垂。自腭帆两侧各向下方分出2条黏膜皱襞，前方的黏膜皱襞为腭舌弓（palatoglossal arch），延续于舌根的外侧；后方的黏膜皱襞为腭咽弓（palatopharyngeal arch），向下延续至咽侧壁。腭舌弓和腭咽弓之间的三角形凹陷区为扁桃体窝，容纳有腭扁桃体。腭垂、腭帆游离缘、两侧的腭舌弓和舌根共同围成咽峡（isthmus of fauces），是口腔和咽之间的狭窄处，也是两者的分界线（图1-2）。软腭在静止状态时垂向下方，当说话或吞咽时，软腭上提，贴近咽后壁，将鼻咽与口咽相分隔。腭肌均为骨骼肌，包括腭帆张肌、腭帆提肌、腭垂肌、腭舌肌和腭咽肌（表1-1，图1-3）。

表1-1　软腭肌的起止点和作用

肌的名称	起点	止点	作用
腭帆张肌	咽鼓管软骨部、颅底	腭骨水平部	张开咽鼓管、紧张腭帆
腭帆提肌	咽鼓管软骨部、颅底	腭腱膜、腭吊带、悬雍垂	上提腭帆
腭垂肌	硬腭后缘中点、腭腱膜	腭垂黏膜	上提腭垂
腭舌肌	舌侧缘	腭腱膜	下降腭帆、缩小咽峡
腭咽肌	咽后壁	腭帆	上提咽喉，使两侧腭咽弓靠拢

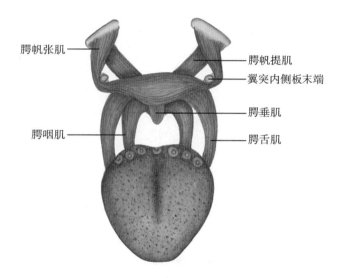

图1-3　腭肌模式图

（四）牙

牙（teeth）是人体内最坚硬的器官，镶嵌于上、下颌骨的牙槽突内，有咀嚼食物和辅助发音的作用。

1. 牙的种类和排列　在人的一生中，先后有乳牙和恒牙发生。乳牙（deciduous teeth）上、下颌各10个，共20个；恒牙（permanent teeth）上、下颌各16个，共32个。

根据牙的形状和功能，乳牙和恒牙均可分为切牙（incisors）、尖牙（canine teeth）和磨牙（molars）3类。恒牙又有磨牙和前磨牙（premolars）之分。切牙、尖牙分别用以咬切和撕扯食物，磨牙、前磨牙则可以研磨和粉碎食物。

乳牙和恒牙的名称及排列顺序如图1-4和图1-5所示。在临床上为了记录牙的位置，常以被检查者的方位为准，以"+"记号划分为4区，并以罗马数字Ⅰ~Ⅴ代表乳牙，用阿拉伯数字1~8代表恒牙，如Ⅴ则表示右下颌第2乳磨牙，6表示左上颌第1恒磨牙。

2. 牙的形态　牙的形状和大小虽然不尽相同，但其基本形态均可分为牙冠（crown of tooth）、牙根（root of tooth）和牙颈（neck of tooth）3部分（图1-6）。牙冠是暴露于口腔牙龈以外的部分，牙根是镶嵌入牙槽突内的部分，牙颈是牙冠与牙根之间的部分，被牙龈所包绕。牙冠和牙颈内的腔隙较宽阔，称牙冠腔。牙根内的细管，称牙根管，此管开口于牙根尖端的根尖孔。牙的血管和神经通过根尖孔和牙根管进入牙冠腔；牙根管和牙冠腔合称为牙腔或髓腔，内含有牙髓。

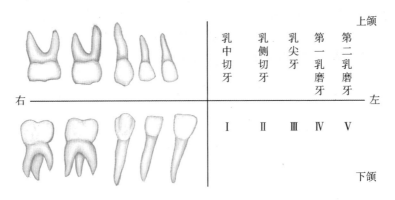

图 1 - 4　乳牙的名称及符号

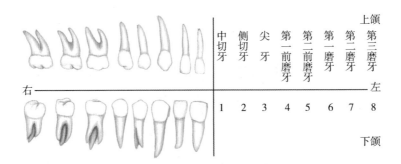

图 1 - 5　恒牙的名称及符号

3. 牙组织　牙由牙本质（dentine）、牙釉质（enamel）、牙骨质（cement）和牙髓（dental pulp）构成。牙本质构成牙的主体部分，硬度仅次于牙釉质。在牙冠的牙本质外面覆盖有牙釉质，为人体内最坚硬的组织。正常的牙釉质呈淡黄色，是透过牙釉质所见的牙本质的色泽。在牙根和牙颈的牙本质外面包裹有牙骨质，与骨组织类似，是牙钙化组织中硬度最小的一种。牙髓位于牙腔内，由结缔组织、神经和血管等共同构成（图 1 - 6）。由于牙髓含有丰富的感觉神经末梢，因此牙髓发炎时可引起剧烈疼痛。

4. 牙周组织　由牙周膜（periodontal membrane）、牙槽骨（alveolar bone）和牙龈（gingiva）构成，对牙起保护、固定和支持作用。

牙周膜是介于牙槽骨与牙根之间的致密结缔组织，具有固定牙根和缓解咀嚼时所产生压力的作用。牙龈是口腔黏膜的延续部分，紧贴于牙颈周围及其邻近的牙槽骨，血管丰富，呈淡红色，坚韧且有弹性（图 1 - 6）。

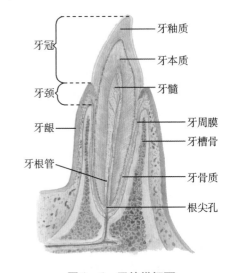

图 1 - 6　牙的纵切面

⊕ **知识链接** ⋯⋯⋯⋯⋯⋯⋯⋯⋯⋯⋯⋯⋯⋯⋯⋯⋯⋯⋯⋯⋯⋯⋯⋯⋯⋯⋯⋯⋯⋯⋯⋯⋯⋯⋯⋯⋯

牙的萌出及更换

乳牙常在出生后 6 个月时开始萌出，至 3 岁左右出齐。乳牙在 6 岁左右开始脱落，逐渐更换成恒牙。恒牙中第 1 磨牙首先长出，除第 3 磨牙外，其他各牙在 14 岁左右逐渐更换成恒牙。第 3 磨牙萌出时间最晚，有的要迟至 28 岁或更晚，因该牙通常到青春期才萌出，也称为智牙。由于第 3 磨牙萌出较晚，萌出时上、下颌骨的发育将近成熟，若无足够的空间，常影响其正常萌出，从而出现各种阻生牙。第 3 磨牙终身不萌出者约占 30%。

（五）舌

舌（tongue）邻近口腔底，由骨骼肌及其表面覆盖的黏膜构成，有协助咀嚼和吞咽食物、感受味觉、辅助发音等功能。

1. 舌的形态　舌分为舌尖、舌体和舌根 3 部分（图 1-7）。舌体与舌根在舌背以向前方开放的"V"字形界沟为界。舌体占舌的前 2/3，前端为舌尖；舌根占舌的后 1/3，以舌肌固定于舌骨和下颌骨等处。

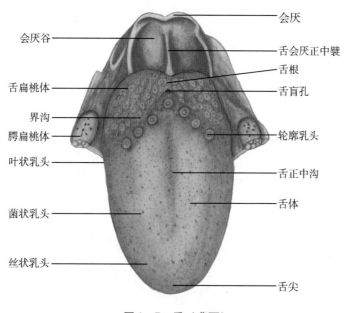

图 1-7　舌（背面）

2. 舌黏膜　舌体背面的黏膜呈淡红色，其表面可见许多小突起，统称为舌乳头（papillae of tougue）。

舌乳头可分为丝状乳头、菌状乳头、叶状乳头和轮廓乳头 4 类。丝状乳头（filiform papillae）的数目最多，体积最小，呈白色，遍布于舌背的前 2/3；菌状乳头（fungiform papillae）稍大于丝状乳头，数目较少，呈红色，散在于丝状乳头之间；叶状乳头（foliate papillae）位于舌侧缘的后部，为 4~8 条并列的叶片形的黏膜皱襞；轮廓乳头（vallate papillae）的体积最大，7~11 个，排列于界沟的前方，其中央隆起，周围有环状沟。轮廓乳头、菌状乳头、叶状乳头和软腭、会厌等处的黏膜中均含有味蕾，为味觉感受器，有感受酸、甜、苦、咸等味觉的功能。舌根背面的黏膜表面可见由淋巴组织形成的大小不等的丘状隆起，称舌扁桃体（lingual tonsil）（图 1-7）。

舌下面的黏膜在舌正中线上形成一黏膜皱襞，向下方连于口腔底的前部，称舌系带（frenulum of

tongue）。在舌系带根部的两侧各有一小黏膜隆起，称舌下阜（sublingual caruncle），有下颌下腺管和舌下腺大管的开口。自舌下阜向口底后外侧延续的带状黏膜皱襞，称舌下襞（sublingual fold），其深面有舌下腺。舌下腺小管开口于舌下襞表面（图1-8）。

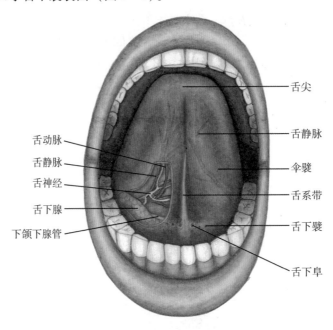

舌尖
舌动脉
舌静脉
舌静脉
舌神经
伞襞
舌下腺
舌系带
下颌下腺管
舌下襞
舌下阜

图1-8 舌下面和口腔底

3. 舌肌 为骨骼肌，分为舌内肌和舌外肌。舌内肌的起、止点均位于舌内，有舌纵肌、横肌、垂直肌，收缩时可以改变舌的形态。舌外肌起自舌周围各骨，止于舌内，有颏舌肌、舌骨舌肌和茎突舌骨肌等（图1-9），收缩时可改变舌的位置。颏舌肌（genioglossus）是一对强有力的骨骼肌，起自下颌体后面的颏棘，肌纤维呈扇形向后上方分散，止于舌正中线的两侧。两侧颏舌肌同时收缩，拉舌向前下方，即伸舌；一侧颏舌肌收缩可使舌尖伸向对侧。一侧颏舌肌瘫痪后，当伸舌时其舌尖偏向瘫痪侧。

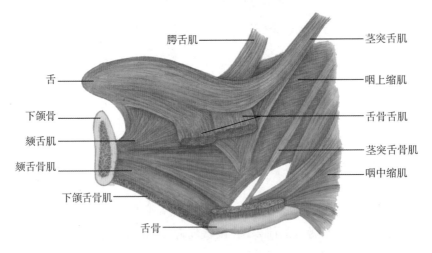

腭舌肌
茎突舌肌
舌
下颌骨
咽上缩肌
颏舌肌
舌骨舌肌
颏舌骨肌
茎突舌骨肌
下颌舌骨肌
咽中缩肌
舌骨

图1-9 舌外肌（左侧）

（六）唾液腺

唾液腺（salivary gland）位于口腔周围，能分泌并向口腔内排泄唾液。唾液腺分为两类。小唾液腺位于口腔各部的黏膜内，属于黏液腺，如唇腺、颊腺、腭腺和舌腺等。大唾液腺有3对，包括腮腺、下颌下腺和舌下腺（图1-10）。

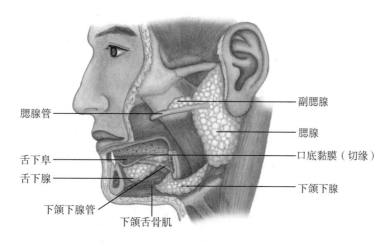

图 1-10   大唾液腺（左侧）

标注：腮腺管、舌下阜、舌下腺、下颌下腺管、下颌舌骨肌、副腮腺、腮腺、口底黏膜（切缘）、下颌下腺

1. 腮腺（parotid gland）   体积最大，形状不规则，可分为浅部和深部。浅部略呈三角形，向上到达颧弓，向下至下颌角，向前至咬肌后 1/3 的浅面，向后与其深部相延续。深部伸入下颌支与胸锁乳突肌之间的下颌后窝内。腮腺管（parotid duct）自腮腺浅部的前缘发出，在颧弓下一横指处向前方横越咬肌表面，至咬肌前缘处弯向内侧，斜穿颊肌，开口于平对上颌第 2 磨牙牙冠颊黏膜上的腮腺管乳头。副腮腺（accessory parotid gland）的出现率约为 35%，分布于腮腺管附近，其导管汇入腮腺管。

2. 下颌下腺（submandibular gland）   呈扁椭圆形，位于下颌体下缘与二腹肌前、后腹所围成的下颌下三角内，其导管自下颌下腺的深部发出，沿口腔底黏膜的深面向前行，开口于舌下阜。

3. 舌下腺（sublngual gland）   较小，位于口腔底的舌下襞深面。舌下腺导管有两种，大管有 1 条，与下颌下腺管共同开口于舌下阜；小管有 5~15 条，短且细，直接开口于舌下襞黏膜的表面。

二、咽

（一）咽的位置和形态

咽（pharynx）是消化管上端的膨大处，呈上宽下窄、前后略扁的漏斗形肌性管道，长约 12cm，为消化管和呼吸道的共用通道。咽位于第 1~6 颈椎的前方，上端起自颅底，下端约在第 6 颈椎体下缘或环状软骨平面移行于食管。咽的前壁不完整，分别与鼻腔、口腔和喉腔相通（图 1-11）。

（二）咽的分部

咽以腭帆游离缘和会厌上缘为界分为鼻咽、口咽和喉咽 3 部分，其中口咽和喉咽是消化管和呼吸道的共用通道。

1. 鼻咽（nasopharynx）   位于鼻腔的后方，向上到达颅底，向下至腭帆游离缘平面延续为口咽，向前经鼻后孔通鼻腔。

在鼻咽的侧壁上，相当于下鼻甲后方约 1cm 处，有一个咽鼓管咽口（pharyngeal opening of auditory tube），咽腔经此口通过咽鼓管与中耳的鼓室相通。咽鼓管咽口的前、上、后方的弧形隆起，称咽鼓管圆枕（tubal torus），是寻找咽鼓管咽口的标志。咽鼓管圆枕与咽后壁之间的纵行深窝，称咽隐窝（pharyngeal recess），是鼻咽癌的好发部位。位于咽鼓管咽口附近黏膜内的淋巴组织，称咽鼓管扁桃体（tubal tonsil）。

鼻咽上壁后部的黏膜内有丰富的淋巴组织，称咽扁桃体（pharyngeal tonsil），幼儿较发达，6~7 岁时开始萎缩，至 10 岁以后完全退化。

2. 口咽（oropharynx）   位于腭帆游离缘与会厌上缘之间，向前方经咽峡与口腔相通，向上方延续为鼻咽，向下方连通喉咽。口咽的前壁主要为舌根，此处有一呈矢状位的黏膜皱襞为舌会厌正中襞，

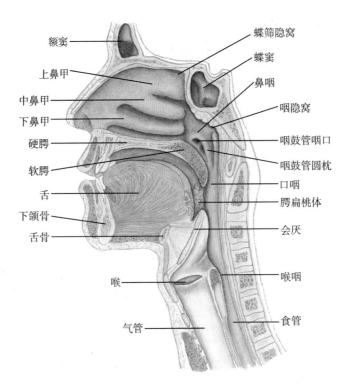

图 1-11　头颈部的正中矢状切面

连于舌根后部的正中处与会厌之间。舌会厌正中襞两侧的深窝，称会厌谷（epiglottic vallecula），是异物易滞留之处（图 1-7）。

　　腭扁桃体（palatine tonsil）位于口咽侧壁的扁桃体窝内，呈椭圆形，表面覆以黏膜，并有许多深陷的小凹，细菌易在此处存留繁殖成为感染病灶。

　　咽后上方的咽扁桃体、两侧的腭扁桃体、咽鼓管扁桃体和下方的舌扁桃体共同构成咽淋巴环（pharyngeal lymphatic ring），对消化管和呼吸道具有防御功能。

　　3. 喉咽（laryngopharynx）　稍狭窄，向上起自会厌上缘平面，向下至第 6 颈椎体下缘与食管相延续。喉咽前壁的上份有喉口通入喉腔。在喉口的两侧各有一深窝，称梨状隐窝（piriform recess），是异物易滞留之处（图 1-12）。

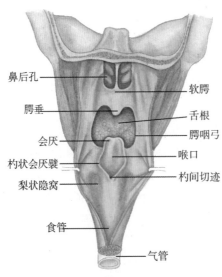

图 1-12　咽腔（切开咽后壁）

咽鼓管的作用及临床意义

　　咽鼓管咽口平时是关闭的，当吞咽或用力张口时，空气通过咽鼓管进入鼓室，以维持鼓膜两侧的气压平衡。当咽部感染时，细菌等可经咽鼓管波及中耳，引起中耳炎。由于婴幼儿的咽鼓管较短、宽，且略呈水平位，故患急性中耳炎远较成人多见。

三、食管

（一）食管的位置和分部

　　食管（esophagus）为前后扁平的肌性管状器官，是消化管中最狭窄的部分，长约25cm。食管的上端在第6颈椎体下缘与咽相续，下端约平第11胸椎体与胃的贲门相续。依据食管的行程可分为颈段、胸段和腹段（图1-13）。食管颈段长约5cm，自其起始端至胸骨颈静脉切迹平面，与前方的气管相邻。食管胸段最长，为18~20cm，位于胸骨颈静脉切迹平面至膈的食管裂孔。食管腹段最短，仅1~2cm，自膈的食管裂孔至胃的贲门，其前方与肝左叶相邻。

（二）食管的狭窄处

　　食管在形态上有3处生理性狭窄：①食管与咽的延续处，相当于第6颈椎体下缘平面，距中切牙约15cm；②左主支气管与食管的交叉处，相当于第5胸椎体平面，距中切牙约25cm；③食管穿过膈的食管裂孔处，相当于第10胸椎体平面，距中切牙约40cm。上述狭窄处是异物易滞留和食管癌的好发部位（图1-13）。

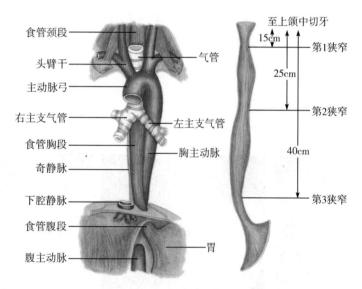

图1-13　食管的位置及其三个狭窄

四、胃

　　胃（stomach）是消化管中最膨大的部分，向上连接食管，向下延续为十二指肠。成人胃的容量约1500ml。胃除接纳食物和分泌胃液外，还具有内分泌功能。

（一）胃的形态和分部

胃的形态受体位、体型、年龄、性别和胃的充盈状态等多种因素的影响，在完全空虚时胃略呈管状，高度充盈时胃可呈球囊状。

胃分为前后壁、大小弯和出入口（图1-14）。胃的前壁朝向前上方，后壁朝向后下方。胃小弯（lesser curvature of stomach）凹向右上方，其最低点弯度明显折转处，称角切迹（angular incisure）。胃大弯（greater curvature of stomach）凸向左下方。胃的近侧端与食管连接处是胃的入口，称贲门（cardia）。在贲门的左侧，食管末端左缘与胃底所形成的锐角，称贲门切迹（cardiac incisure）。胃的远侧端与十二指肠延续处，为胃的出口，称幽门（pylorus）。由于幽门括约肌的存在，在幽门表面有一缩窄的环行沟，幽门前静脉常横过幽门的前方，是胃手术时确定幽门的标志。

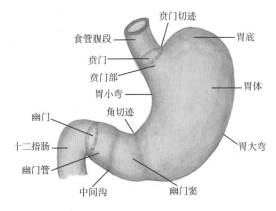

图1-14 胃的形态和分部

胃可分为4部分：贲门附近的部分为贲门部（cardiac part），境界不明显；在贲门平面以上，向左上方膨出的部分为胃底（fundus of stomach），含有吞咽时进入的空气，X线显示有气泡；自胃底向下方至角切迹处为胃体（body of stomach）；胃体与幽门之间的部分为幽门部（pyloric part）。幽门部的胃大弯侧有一不甚明显的浅沟为中间沟，将幽门部分为右侧的幽门管（pyloric canal）和左侧的幽门窦（pyloric antrum）。幽门窦通常位于胃最低处，胃溃疡和胃癌多发生于胃的幽门窦邻近胃小弯处（图1-14）。

此外，活体X线钡餐透视，可将胃分成3型（图1-15）。

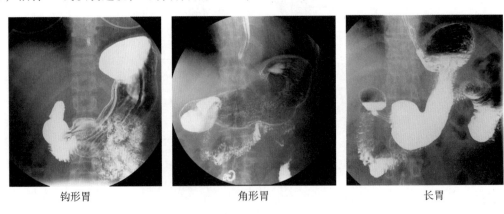

钩形胃　　　　　　　　　角形胃　　　　　　　　　长胃

图1-15 胃的X线像

1. 钩形胃　呈丁字形，胃体垂直，角切迹呈明显的鱼钩型，胃大弯下缘几乎与髂嵴同高，此型多见于中等体型的人。

2. 角形胃　胃的位置较高，呈牛角型，略近横位，多位于腹上部，胃大弯常在脐以上，角切迹不明显，常见于矮胖体型的人。

3. 长胃　胃的紧张力较低，全胃几乎均在中线左侧。内腔上窄下宽。胃体垂直呈水袋样，胃大弯可达髂嵴水平面以下，多见于体型瘦弱的人，女性多见。

（二）胃的位置

胃的位置常因体形、体位和充盈程度不同而有较大变化。通常在中等程度充盈时，胃的大部分位于左季肋区，小部分位于腹上区。胃前壁的右侧部与肝左叶和肝方叶相邻，左侧部与膈相邻，被左侧肋弓所掩盖。胃前壁的中间部位于剑突下方，直接与腹前壁相贴，是临床上进行胃触诊的部位。胃后壁与胰、横结肠、左肾上部和左肾上腺相邻，胃底与膈、脾相邻。胃的贲门和幽门的位置较固定，贲门位于第 11 胸椎体左侧，幽门约位于第 1 腰椎体右侧。

（三）胃壁的结构

胃壁分为 4 层。黏膜在胃空虚时形成许多皱襞，充盈时变平坦。幽门处的黏膜形成环形的幽门瓣，突向十二指肠腔内（图 1–16），有阻止胃内容物进入十二指肠的功能。黏膜下层由疏松结缔组织构成，内有丰富的血管、淋巴管和神经丛。肌层较厚，由外纵、中环、内斜的 3 层平滑肌构成（图 1–17），环行肌环绕于胃的全部，在幽门处较厚，称幽门括约肌（pyloric sphincter），有延缓胃内容物排空和防止肠内容物逆流入胃的作用。胃的外膜为浆膜。

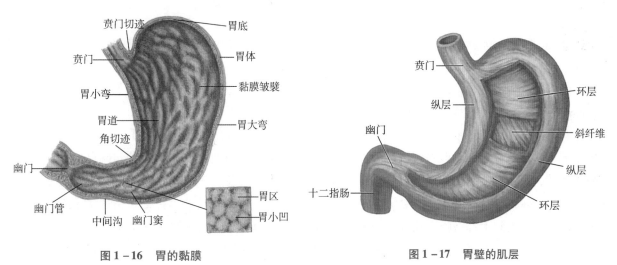

图 1–16　胃的黏膜　　　　　　　　图 1–17　胃壁的肌层

🌐 **知识链接**

胃镜检查的路径及方法

胃镜检查也称为上消化道内视镜检查，是利用一条直径约 1cm 的黑色塑胶包裹光纤维的细长导管，前端装有内视镜。从口腔伸入受检者的咽峡→口咽→喉咽→食管→胃→幽门→十二指肠，借光源器所发出的强光，经导光纤维可使光转弯，让医师从另一端清楚地观察上消化道内各部位的结构状况。必要时可自胃镜上的小洞伸入夹子做切片检查。

五、小肠

小肠（small intestine）是消化管中最长的一段，在成人长 5～7m。上端连于胃的幽门，下端接续盲肠，分为十二指肠、空肠和回肠 3 部分，是进行消化和吸收的重要器官。

（一）十二指肠

十二指肠（duodenum）位于胃与空肠之间，全长约 25cm，呈"C"字形包绕胰头，是小肠中长度最短、管径最大、位置最深且最固定的部分，可分为十二指肠上部、降部、水平部和升部（图 1 - 18）。

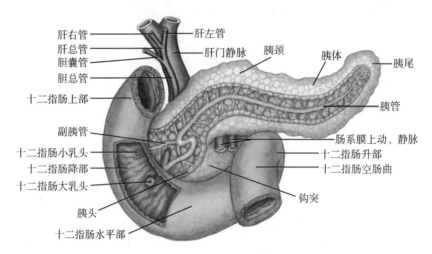

肝右管　肝左管
肝总管　肝门静脉　胰颈　胰体　胰尾
胆囊管
胆总管
十二指肠上部
副胰管
十二指肠小乳头　　　　肠系膜上动、静脉
十二指肠降部　　　　十二指肠升部
十二指肠大乳头　　　　十二指肠空肠曲
胰头　　　钩突
十二指肠水平部
胰管

图 1 - 18　胆道、十二指肠和胰（前面）

1. 上部（superior part）　长约 5cm，起自胃的幽门，水平行向右后方，至肝门的下方和胆囊颈的后下方，急转向下移行为降部。上部与降部转折处形成的弯曲为十二指肠上曲。十二指肠上部近侧端与幽门相连接的一段肠管，长约 2.5cm，由于其肠壁薄、管径大，黏膜面光滑、平坦且无环状襞，故临床上称此段为十二指肠球（duodenal bulb），是十二指肠溃疡及其穿孔的好发部位。

2. 降部（descending part）　长 7～8cm，起自十二指肠上曲，垂直下行于第 1～3 腰椎体和胰头的右侧，至第 3 腰椎体右侧，向左弯行移行为水平部，转折处的弯曲为十二指肠下曲。降部的黏膜形成发达的环状襞，其中部的后内侧壁上有一纵向的皱襞为十二指肠纵襞，其下端的圆形隆起，称十二指肠大乳头（major duodenal papilla），距中切牙约 75cm，为肝胰壶腹的开口处。在十二指肠大乳头上方 1～2cm 处，有时可见到十二指肠小乳头（minor duodenal papilla），是副胰管的开口处（图 1 - 18）。

3. 水平部（horizontal part）　长约 10cm，起自十二指肠下曲，横越下腔静脉和第 3 腰椎体的前方，至第 3 腰椎体的左前方移行于升部。

4. 升部（ascending part）　最短，仅 2～3cm，自水平部末端起始，斜向左上方，至第 2 腰椎体左侧转向下移行为空肠。十二指肠与空肠转折处形成的弯曲称十二指肠空肠曲，其后上壁被一束由肌纤维和结缔组织形成的十二指肠悬肌固定于右膈脚上。十二指肠悬肌和包绕于其下段表面的腹膜皱襞共同形成十二指肠悬韧带（suspensory ligament of duodenum），又称为 Treitz 韧带，是腹部外科手术中确定空肠起始部的重要标志。

（二）空肠和回肠

空肠（jejunum）和回肠（ileum）的上端起自十二指肠空肠曲，下端接续盲肠。空肠和回肠被肠系膜悬系于腹后壁，故合称为系膜小肠，有系膜附着的边缘为系膜缘，其相对缘为游离缘。

空肠和回肠之间无明显界限，常将系膜小肠的近侧 2/5 称空肠，远侧 3/5 称回肠。从位置上，空肠位于左腹外侧区和脐区；回肠位于脐区、右腹股沟区和盆腔内。从外观上，空肠的管径较大，管壁较厚，血管较多，颜色较红，呈粉红色；回肠的管径较小，管壁较薄，血管较少，颜色较浅，呈粉灰色。肠系膜内的血管分布也有区别，空肠的动脉弓级数较少，仅有 1～2 级，直血管较长；回肠的动脉弓级数较多，可达4~5级，直血管较短（图1-19）。从组织结构上，空、回肠黏膜除形成环状襞外，内表面还有密集的绒毛，在黏膜固有层和黏膜下组织内含有淋巴滤泡，包括孤立淋巴滤泡和集合淋巴滤泡。孤立淋巴滤泡（solitary lymphatic follicles）分散存在于空肠和回肠的黏膜内；集合淋巴滤泡（aggregated lymphatic follicles）又称为Peyer斑，有20~30个，呈长椭圆形，其长轴与肠管的长轴相一致，常位于回肠下部的肠壁内（图1-19），肠伤寒的病变常发生于此，可并发肠穿孔或肠出血。

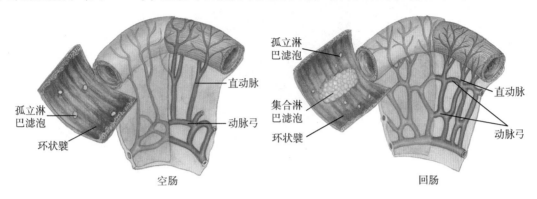

图1-19 空肠与回肠

⊕ **知识链接**

Meckel 憩室及临床意义

约2%成人在距回肠末端0.3~1m范围的回肠游离缘上，有长2~5cm的囊状突起，自肠壁向外突出，称Meckel憩室，为胚胎时期卵黄囊管未完全消失所形成。Meckel憩室易发炎或合并溃疡穿孔，因其位置靠近阑尾，故症状与阑尾炎相似。

六、大肠

大肠（large intestine）是消化管的下段，全长1.5m，围绕于空、回肠的周围，可分为盲肠、阑尾、结肠、直肠和肛管5部分（图1-1）。大肠的主要功能是吸收水分、维生素和无机盐，并将食物残渣形成粪便排出体外。

除直肠、肛管和阑尾外，结肠和盲肠具有3种特征性结构，即结肠带、结肠袋和肠脂垂。结肠带（colic bands）有3条，由肠壁的纵行肌增厚形成，沿大肠的纵轴平行排列，3条结肠带均汇聚于阑尾根部。结肠袋（haustra of colon）是肠壁由横沟分隔并向外膨出的囊状突起。肠脂垂（epiploicae appendices）是沿结肠带两侧分布的许多小突起，由浆膜及其所包含的脂肪组织形成（图1-20）。

（一）盲肠

盲肠（caecum）位于右髂窝内，是大肠的起始部，长6~8cm，其下端为盲端，向上延续为升结肠，左侧与回肠相连接。回肠末端向盲肠的开口为回盲口，此处肠壁内的环行肌增厚，并覆盖黏膜形成上、下2个半月形的皱襞，称回盲瓣（ileocecal valve），此瓣的作用是阻止小肠内容物过快地流入大肠，以便食物在小肠内充分消化吸收，并可防止盲肠内容物逆流入小肠。在回盲口的下方约2cm处，有阑尾的开口（图1-20）。

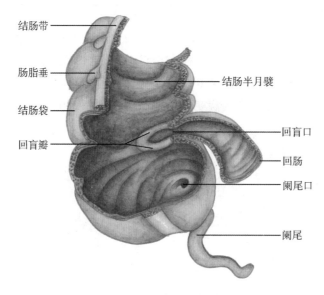

图 1-20　盲肠和阑尾

图中标注：结肠带、肠脂垂、结肠袋、回盲瓣、结肠半月襞、回盲口、回肠、阑尾口、阑尾

⊕ 知识链接

移动性盲肠及临床意义

少数人在胚胎发育过程中，由于升结肠系膜不同程度保留，使升结肠、盲肠具有较大的活动范围，称为移动性盲肠，这种情况可导致肠扭转的发生。另外，由于结肠系膜过长，在盲肠和升结肠的后方可形成较深的盲肠后隐窝，小肠易突入形成盲肠后疝。

（二）阑尾

阑尾（vermiform appendix）是自盲肠下端的后内侧壁延伸的一条细管状结构，长 5~7cm，外形酷似蚯蚓。阑尾根部较固定，多数在回盲口的后下方约 2cm 处开口于盲肠。阑尾口的下缘有一条不明显的半月形黏膜皱襞为阑尾瓣，有防止粪块或异物坠入阑尾腔的作用。阑尾的位置主要取决于盲肠的位置，通常阑尾和盲肠共同位于右髂窝内，少数情况可随盲肠位置的变化而出现异位阑尾。由于阑尾体、阑尾尖的游动性较大，阑尾有回肠下位、盲肠后位、盲肠下位、回肠前位和回肠后位等不同位置。根据国人的体质调查资料，阑尾以回肠下位和盲肠后位较多见。阑尾的位置变化较多，手术中寻找困难，由于 3 条结肠带汇聚于阑尾根部，故沿结肠带向下追踪是寻找阑尾的可靠方法。

阑尾根部的体表投影点通常位于右髂前上棘与脐连线的中、外 1/3 交点处，该点称为 McBurney 点。由于阑尾的位置常有变化，诊断阑尾炎时确切的体表投影位置并非十分重要，而是在右下腹部有一个局限性压痛点更有诊断意义。

⊕ 知识链接

阑尾炎手术的切开层次及寻找阑尾的常用方法

阑尾炎患者可以首先表现为脐周疼痛，并转移至右下腹疼痛，在 McBurney 点区域出现压痛、反跳痛。阑尾炎切除术常在 McBurney 点处切开腹壁，经过的层次结构依次为皮肤、浅筋膜、深筋膜、腹外斜肌腱膜、腹内斜肌、腹横肌、腹横筋膜、腹膜下筋膜、壁腹膜到达腹膜腔，再沿结肠带追踪至 3 条结肠带的会聚点处，即可以寻找到阑尾施行手术处理。

（三）结肠

结肠（colon）介于盲肠与直肠之间，整体呈"M"形，包绕于空、回肠周围。结肠依据位置可分为升结肠、横结肠、降结肠和乙状结肠4部分（图1-21）。

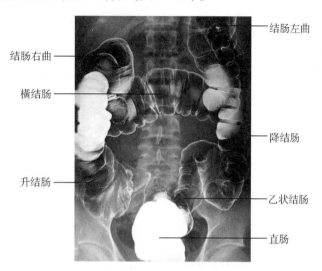

结肠左曲

结肠右曲

横结肠

降结肠

升结肠

乙状结肠

直肠

图1-21　结肠的X线造影

1. 升结肠（ascending colon）　长约15cm，在右髂窝处与盲肠相延续，沿腰方肌和右肾上升至肝右叶的下方，转折向左前下方移行于横结肠，转折处的弯曲为结肠右曲（肝曲）。

2. 横结肠（transverse colon）　长约50cm，起自结肠右曲，先行向左前下方，形成一略垂向下的弓形弯曲，然后略转向左后上方，至左季肋区的脾下份处，折转成结肠左曲（脾曲），向下延续于降结肠。

3. 降结肠（descending colon）　长约25cm，起自结肠左曲，沿左肾外侧缘和腰方肌下行，至左髂嵴处延续于乙状结肠。

4. 乙状结肠（sigmoid colon）　长约40cm，在左髂嵴处续接降结肠，沿左髂窝转入盆腔内，全长呈"乙"字形弯曲，至第3骶椎平面延续于直肠。

（四）直肠

直肠（rectum）是消化管位于盆腔下部的一段，全长10～14cm。直肠在第3骶椎的前方续接乙状结肠，沿骶、尾骨的前方下行，穿过盆膈移行于肛管。直肠并不直，在矢状面上形成2个明显的弯曲：直肠骶曲是直肠上段沿骶、尾骨的盆面下行，形成一个突向后方的弓形弯曲，距肛门7～9cm；直肠会阴曲是直肠末段绕过尾骨尖转向后下方，形成一个突向前方的弓形弯曲，距肛门3～5cm（图1-22）。在冠状面上也有3个突向侧方的弯曲，但不恒定，一般中间较大的一个凸向左侧，另外2个凸向右侧。当临床上进行直肠镜、乙状结肠镜检查时，应注意这些弯曲部位，以免造成肠壁损伤。

直肠上端与乙状结肠交接处的管径较细，肠腔向下显著膨大，称直肠壶腹（ampulla of rectum）。直肠内面有3个直肠横襞，由黏膜和环行肌形成，具有阻挡粪便下移的作用。最上方的直肠横襞接近直肠与乙状结肠交界处，位于直肠左侧壁上，距肛门约11cm；中间的直肠横襞较大且明显，位置恒定，通常位于直肠壶腹稍上方的直肠右前壁上，距肛门约7cm；最下方的直肠横襞的位置不恒定，一般多位于直肠左侧壁上，距肛门约5cm（图1-23），当直肠充盈时此皱襞常消失。

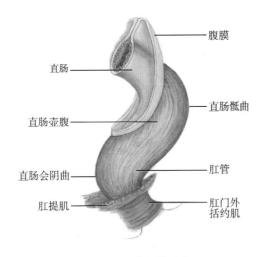

图 1 – 22　直肠的形态

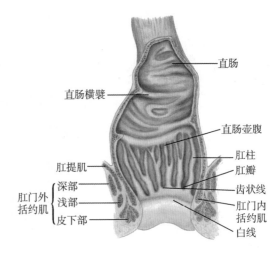

图 1 – 23　直肠和肛管腔面的形态

（五）肛管

肛管（anal canal）长约4cm，上界为直肠穿过盆膈处，下界为肛门。肛管被肛门括约肌所包绕，平时处于收缩状态，有控制排便的作用（图1 – 23）。

肛管内面有6～10条纵行的黏膜皱襞，称肛柱（anal columns），内有血管和纵行肌。各肛柱下端彼此借呈半月形的黏膜皱襞相连，称肛瓣（anal valves）。肛瓣与其相邻的2个肛柱下端之间形成开口向上的隐窝，称肛窦（anal sinuses），深3～5mm，底部有肛腺的开口。肛窦内常积存有粪屑，感染后易导致肛窦炎，严重者可形成肛周脓肿或肛瘘等。

各肛柱上端的连线称肛直肠线（anorectal line），是直肠与肛管的分界线；各肛柱下端与各肛瓣边缘的锯齿状环行线，称齿状线（dendate line）。齿状线以上的肛管由内胚层演化而来，其内表面为黏膜，黏膜上皮为单层柱状上皮，癌变时为腺癌；齿状线以下的肛管由外胚层演化而来，其内表面为皮肤，被覆上皮为复层扁平上皮，癌变时为鳞状细胞癌。此外，齿状线上、下方的肠管在动脉来源、静脉回流、淋巴引流和神经分布等方面也不相同。

在齿状线下方有一宽约1cm的环状区域，称肛梳（anal pecten），表面光滑，因其深层有静脉丛，故呈浅蓝色。肛梳下缘有一不甚明显的环行线，称白线（white line），位于肛门外括约肌的皮下部与肛门内括约肌下缘之间，故活体肛诊时可触及此处为一环行浅沟（图1 – 23）。肛门（anus）是肛管的下口，为一前后纵行的裂孔。肛门周围的皮肤富有色素，呈暗褐色，成年男子的肛门周围长有硬毛，并有汗腺和丰富的皮脂腺。

肛管周围有肛门内、外括约肌和肛提肌等。肛门内括约肌（sphincter ani internus）是由肠壁环行平滑肌增厚形成，环绕肛管上3/4段，自肛管与直肠交界处向下方延伸至白线。肛门内括约肌有协助排便，但无括约肛门的作用。肛门外括约肌（sphincter ani externus）为骨骼肌，位于肛管的平滑肌层之外，围绕整个肛管。按照肌纤维所在部位可分为皮下部、浅部和深部（图1 – 24）。皮下部位于肛门内括约肌下缘和肛门外括约肌浅部的下方，为围绕肛管下端的环行肌束，如此部纤维被切断，不会产生大便失禁。浅部位于皮下部的上方，为环绕肛门内括约肌下部的椭圆形肌束，前、后方分别附着于会阴中心腱和尾骨尖。深部位于浅部的上方，为环绕肛门内括约肌上部的较厚环形肌束。

肛门外括约肌的浅部和深部、直肠下份的纵行肌、肛门内括约肌、肛提肌等，共同构成一围绕肛管的强大肌环，称肛直肠环（anorectal ring），此环对肛管有重要的括约作用，若手术损伤可导致大便失禁。

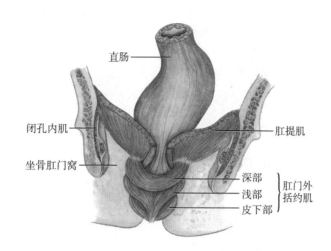

图 1-24 肛提肌和肛门外括约肌模式图（前面观）

⊕ **知识链接** --

痔的形成及内、外痔的区分

肛梳的浅筋膜和肛柱的黏膜下层内均含有丰富的静脉丛，有时可因某种病理原因而形成静脉曲张，向肛管腔内突起形成痔。发生在齿状线以上的痔为内痔，发生在齿状线以下的痔为外痔，跨越于齿状线上、下的痔为混合痔。由于神经的分布不同，因此，内痔不痛，外痔常感觉疼痛。

第二节 消化腺

一、肝

肝（liver）是人体最大的消化腺，我国成年人肝的重量男性 1230 ~ 1450g，女性 1100 ~ 1300g，占体重的 1/50 ~ 1/40。肝的血液供应十分丰富，故活体的肝呈棕红色。肝的质地柔软而脆弱，受外力冲击易破裂发生腹腔内大出血。

肝是机体新陈代谢最活跃的器官，不仅参与蛋白质、脂类、糖类和维生素等物质的合成、转化与分解，而且参与激素、药物等物质的转化和解毒。肝还有分泌胆汁、吞噬、防御以及在胚胎时期造血等重要功能。

（一）肝的形态

肝呈不规则的楔形，分为上、下两面和前、后、左、右四缘。肝的上面膨隆，与膈相接触，也称为膈面（图 1-25）。肝的膈面上有呈矢状位的镰状韧带（falciform ligament）附着，借此将肝分为左、右两叶。肝左叶小而薄，肝右叶大而厚。肝膈面的后部未被覆腹膜的部分为裸区（bare area）。肝的下面凹凸不平，邻接腹腔器官，又称为脏面（图 1-26）。

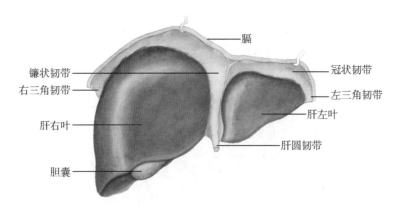

膈

镰状韧带

右三角韧带

肝右叶

胆囊

冠状韧带

左三角韧带

肝左叶

肝圆韧带

图 1-25　肝（膈面）

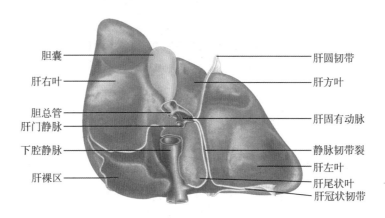

胆囊

肝右叶

胆总管

肝门静脉

下腔静脉

肝裸区

肝圆韧带

肝方叶

肝固有动脉

静脉韧带裂

肝左叶

肝尾状叶

肝冠状韧带

图 1-26　肝（脏面）

　　脏面的中部有略呈"H"形的 3 条沟，其中横沟位于脏面的正中，有肝左右管、肝固有动脉左右支、肝门静脉左右支和肝的神经、淋巴管等出入，称肝门（porta hepatis），出入肝门的结构被结缔组织包裹形成肝蒂（hepatic pedicle）。左侧的纵沟较窄而深，沟的前部有肝圆韧带通过，称肝圆韧带裂（fissure for ligamentum teres hepatis）；后部有静脉韧带，称静脉韧带裂（fissure for ligamentum venosum）。右侧的纵沟较左侧的宽、浅，沟的前部为一浅窝，容纳胆囊，称胆囊窝（fossa for gallbladder）；后部为腔静脉沟（sulcus for vena cava），有下腔静脉通过。在腔静脉沟的上端处，有肝左、中、右静脉出肝注入下腔静脉，临床上常将此处称为第二肝门（secondary porta of liver）。

　　在肝的脏面，借"H"形的沟、裂和窝将肝分为 4 个叶：肝左叶（left hepatic lobe），位于肝圆韧带裂和静脉韧带裂的左侧；肝右叶（right hepatic lobe），位于胆囊窝和腔静脉沟的右侧；方叶（quadrate lobe），位于肝门的前方，肝圆韧带裂与胆囊窝之间；尾状叶（caudate lobe），位于肝门的后方，静脉韧带裂与腔静脉沟之间。脏面的肝左叶与膈面相一致。脏面的肝右叶、方叶和尾状叶相当于膈面的肝右叶。

　　肝的前缘是脏面与膈面之间的分界线，薄而锐利。在胆囊窝处，肝前缘上有一个胆囊切迹，胆囊底常在此处突出于肝前缘；在肝圆韧带通过处，肝前缘上有一个肝圆韧带切迹。肝的后缘钝圆，朝向脊柱。肝的右缘是肝右叶的右下缘，钝圆。肝的左缘即肝左叶的左缘，薄而锐利（图 1-25）。

　　（二）肝的位置和毗邻

　　肝的大部分位于右季肋区和腹上区，小部分位于左季肋区。肝前面的大部分被肋所掩盖，仅在腹上区的左、右侧肋弓之间，有一小部分显露于剑突下方，直接与腹前壁相接触。当腹上区和右季肋区遭受暴力冲击或肋骨骨折时，肝可能被损伤而破裂。

肝的上方为膈，膈的上方有右侧胸膜腔、右肺和心等，故肝脓肿时可与膈相粘连，并经膈侵入右肺，其脓液也可以经支气管排出。肝右叶下面的前部与结肠右曲邻接，中部近肝门处邻接十二指肠上曲，后部邻接右肾上腺和右肾；肝左叶下面与胃前壁相邻，后上面邻接食管腹部。

（三）肝的分叶和分段

1. 肝段（hepatic segment） 肝按照外形可分为肝左叶、肝右叶、方叶和尾状叶。这种分叶方法不完全符合肝内管道的配布情况，不能满足肝内占位性病变的定位诊断和肝外科手术治疗的要求。研究证明肝内有4套管道，形成2个系统，即 Glisson 系统和肝静脉系统（图1-27）。肝门静脉、肝固有动脉和肝管的各级分支在肝内的走行、分支和配布基本一致，并有 Glisson 囊包裹，共同组成 Glisson 系统。按照 Couinaud 肝段划分法，可将肝分为左、右半肝，然后再分为5叶和8段（图1-27）。

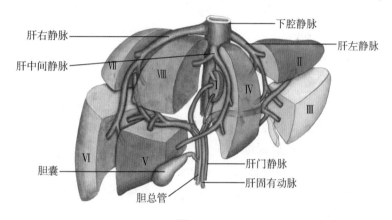

图1-27

2. 肝裂（hepatic fissure） 通过对肝内各管道铸型标本的研究，发现肝内有些区域缺少 Glisson 系统的分布，这些区域称为肝裂。肝裂不仅是肝进行分叶、分段的界线，也是施行肝部分切除术的适宜部位。肝内有正中裂、左叶间裂、右叶间裂3个叶间裂和左段间裂、右段间裂、背裂3个段间裂。

（四）肝外胆道系统

肝外胆道系统是指肝门以外的胆道系统，包括胆囊和输胆管道（肝左管、肝右管、肝总管和胆总管），这些管道与肝内胆道一起，将肝分泌的胆汁输送到十二指肠腔（图1-28）。

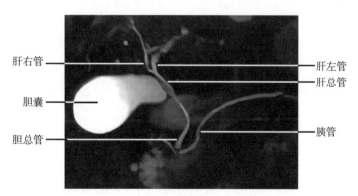

图1-28 胆囊与输胆管道 X 线造影

1. 胆囊（gallbladder） 为储存和浓缩胆汁的囊状器官，呈梨形，长8~12cm，宽3~5cm，容量40~60ml。胆囊位于肝下面的胆囊窝内，其上面借疏松结缔组织与肝相连，易于分离；下面被覆浆膜，与结肠右曲和十二指肠上曲相邻。

胆囊分为胆囊底、胆囊体、胆囊颈、胆囊管四部分。胆囊底是胆囊突向前下方的盲端，当胆汁充满时胆囊底可贴近腹前壁。胆囊底的体表投影位于右侧腹直肌外侧缘（或右锁骨中线）与右侧肋弓相交点处附近，胆囊炎时可有压痛。胆囊体是胆囊的主体部分，与胆囊底之间无明显界限。胆囊体向后逐渐变细，在肝门右端附近移行为胆囊颈。胆囊颈狭细，略呈"S"状扭转，向后下方延续为胆囊管。在胆囊颈的右侧壁常有一突向后下方的小囊，朝向十二指肠，称 Hartmann 囊，胆囊结石常在此处存留。胆囊管（cystic duct）较胆囊颈稍细，在肝十二指肠韧带内与其左侧的肝总管汇合为胆总管。

胆囊底和胆囊体的黏膜呈蜂窝状；胆囊颈和胆囊管的黏膜呈螺旋状突入腔内，形成螺旋襞（或称为 Heister 瓣），可控制胆汁的流量，也是结石易嵌顿之处。胆囊管、肝总管和肝的脏面围成的三角形区域，称胆囊三角（cystic triangle，Calot 三角），内有胆囊动脉通过，是胆囊手术中寻找胆囊动脉的标志。

1. 肝管（hepatic duct）和肝总管（common hepatic duct） 左、右肝管分别由左、右半肝内的毛细胆管逐渐会合形成，走出肝门后合成肝总管。肝总管长约 3cm，下行于肝十二指肠韧带内，与胆囊管以锐角会合形成胆总管（图 1-28）。

2. 胆总管（common bile duct） 由肝总管和胆囊管汇合形成，长 4～8cm，直径 0.6～0.8cm，若直径超过 1.0cm，可视为病理状态。胆总管在肝十二指肠韧带内下行于肝固有动脉的右侧和肝门静脉的前方，向下经十二指肠上部的后方至胰头的后方，再转向十二指肠降部的中份，在十二指肠后内侧壁内与胰管会合，形成一略膨大的共同管道，称肝胰壶腹（hepatopancreatic ampulla，Vater 壶腹），开口于十二指肠大乳头（图 1-28）。在肝胰壶腹周围有肝胰壶腹括约肌包绕，在胆总管末段和胰管末段周围亦有少量平滑肌包绕，以上 3 部分括约肌统称为 Oddi 括约肌。

胆总管根据走行可分为十二指肠上段、十二指肠后段、胰腺段和十二指肠壁内段 4 段（图 1-18）。

⊕ **知识链接**

胆汁的排出途径

Oddi 括约肌平时保持收缩状态，由肝分泌的胆汁，经肝左右管、肝总管、胆囊管进入胆囊内储存。进食后，尤其是进食高脂肪组织食物，在神经-体液因素调节下，胆囊收缩，使胆汁自胆囊经胆囊管、胆总管、肝胰壶腹、十二指肠大乳头排入十二指肠腔内。

二、胰

胰（pancreas）是人体第二大的消化腺，由外分泌部和内分泌部组成。胰的外分泌部（腺细胞）能分泌胰液，含有多种消化酶（如蛋白酶、脂肪酶和淀粉酶等），有分解和消化蛋白质、脂肪组织和糖类等作用；内分泌部即胰岛，散在于胰实质内，胰尾部较多，主要分泌胰岛素和胰高血糖素，调节血糖浓度。

（一）胰的位置和毗邻

胰为紧贴于腹后壁的狭长腺体，质地柔软，呈灰红色，横卧于第 1～2 腰椎体的前方。胰的前面隔网膜囊与胃相邻，后方有下腔静脉、胆总管、肝门静脉和腹主动脉等结构。其右端被十二指肠环抱，左端抵达脾门。由于胰的位置较深，前方有胃、横结肠和大网膜等遮盖，故胰病变时的早期腹壁体征常不明显，增加了诊断的难度。

（二）胰的分部

胰分为胰头、颈、体、尾 4 部分，各部之间无明显界限（图 1-18）。胰头、胰颈位于腹中线的右侧，胰体、胰尾位于腹中线的左侧。

胰头（head of pancreas）为胰右端膨大的部分，位于第 2 腰椎体的右前方，其上、下方和右侧被十二指肠包绕。在胰头的下部有一伸向左后上方的钩突（uncinate process）。在胰头的右后方与十二指肠降部之间有胆总管经过，当胰头肿大压迫胆总管时，可影响胆汁排出发生阻塞性黄疸。

胰颈（neck of pancreas）为胰头与胰体之间的狭窄扁薄部，长 2~2.5cm，其前上方邻接幽门，后方有肠系膜上静脉和肝门静脉起始部通过。

胰体（body of pancreas）位于胰颈与胰尾之间，横位于第 1 腰椎体的前方，向前凸起，占胰的大部分，略呈三棱柱形。前面隔网膜囊与胃后壁相邻，故胃后壁癌肿或溃疡穿孔常与胰体粘连。

胰尾（tail of pancreas）较细，行向左上方，在脾门下方与脾的脏面相接触。因胰尾各面均包裹有腹膜，可作为与胰体分界的标志。

胰管（pancreatic duct ）位于胰实质内，其走行与胰的长轴相一致，自胰尾经胰体走向胰头，沿途接受许多小叶间导管，最后在十二指肠降部的后内侧壁内与胆总管会合形成肝胰壶腹，开口于十二指肠大乳头。在胰头的上部常见一小管，走行于胰管的上方，称副胰管（accessory pancreatic duct），开口于十二指肠小乳头，主要引流胰头前上部的胰液。

第三节　腹　膜

一、概述

腹膜（peritoneum）是一层薄而光滑的浆膜，呈半透明状，被覆于腹、盆壁的内面和腹、盆腔脏器的表面（图 1-29）。其中，被覆于腹壁和盆壁内面的腹膜，称壁腹膜（parietal peritoneum）；被覆于脏器表面的腹膜，称脏腹膜（visceral peritoneum）。脏、壁腹膜相互移行围成不规则的潜在性腔隙，称腹膜腔（peritoneal cavity）。男性腹膜腔是一个密闭的盲囊，女性腹膜腔借输卵管、子宫和阴道与体外相通。正常情况下腹膜腔内含有少量浆液，可湿润脏器表面，减少脏器之间摩擦。腹膜除对脏器有支持和固定作用外，还有分泌、吸收、修复和防御等功能。

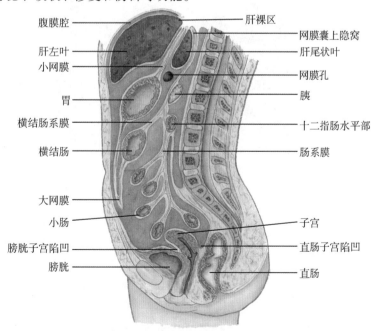

图 1-29　腹膜腔正中矢状切面模式图（女性）

二、腹膜与腹、盆腔脏器的关系

根据脏器被腹膜覆盖的程度不同，可将腹、盆腔脏器分为3类（图1–29，图1–31）。

1. 腹膜内位器官（intraperitoneal viscera） 整个脏器表面除极小部分区域外全部被腹膜包裹为腹膜内位器官，如胃、十二指肠上部、空肠、回肠、盲肠、阑尾、横结肠、乙状结肠、卵巢、输卵管、脾等，这类器官的活动性较大。

2. 腹膜间位器官（interperitoneal viscera） 脏器的绝大部分区域被腹膜覆盖为腹膜间位器官，如肝、胆囊、升结肠、降结肠、直肠上段、子宫、膀胱等。

3. 腹膜外位器官（retroperitoneal viscera） 脏器少部分区域被腹膜覆盖为腹膜外位器官，如胰、肾上腺、肾、输尿管、十二指肠的降部和水平部、直肠中段等。

脏器被腹膜覆盖的情况与临床手术关系密切，如腹膜内位器官的手术必须打开腹膜腔；肾和输尿管等腹膜外位器官的手术，可以不打开腹膜腔，从而避免腹膜腔感染和术后脏器的粘连。

三、腹膜形成的结构

腹膜自腹、盆壁移行至脏器，或自一个脏器移行至另一个脏器，从而形成许多腹膜结构，主要有网膜、系膜、韧带和陷凹等。

（一）网膜

网膜（omentum）是与胃大弯和胃小弯相连的双层腹膜皱襞，两层之间有血管、神经和淋巴管等走行，包括小网膜和大网膜（图1–30）。

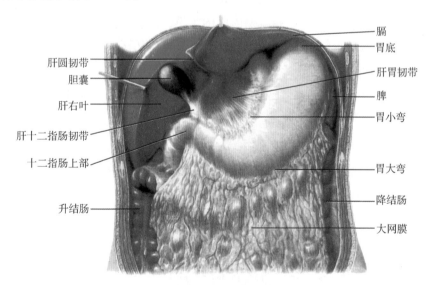

图1–30 网膜

1. 小网膜（lesser omentum） 为肝门至胃小弯和十二指肠上部的双层腹膜结构，可分为两部分：位于肝门至胃小弯的部分，称肝胃韧带（hepatogastric ligament）；位于肝门至十二指肠上部的部分，称肝十二指肠韧带（hepatoduodenal ligament）。在肝十二指肠韧带内，含有胆总管、肝固有动脉和肝门静脉，胆总管位于右侧，肝固有动脉位于左侧，肝门静脉位于两者之间的后方。

2. 大网膜（greater omentum） 为连于胃大弯的腹膜结构，呈围裙状，覆盖于横结肠、空肠和回肠的前方。大网膜由4层腹膜构成，胃和十二指肠上部的前、后层腹膜，在胃大弯处合并形成大网膜的前2层，下垂至骨盆上缘，再反折向上方，形成大网膜的后2层，上升包裹横结肠，并移行为横结肠系膜。大网膜的4层常愈合为一层，内含有丰富的血管、脂肪组织和吞噬细胞，有重要的防御功能。自胃大弯下垂的大网膜前2层，常与横结肠相愈着，因此常将胃大弯至横结肠之间的腹膜，称胃结肠韧带（gastrocolic ligament），胃手术时常切开此韧带。大网膜有较强的吸收和保护功能，腹膜局部有炎症或胃肠穿孔时，可向病灶移动并将病灶处包裹，限制其蔓延，因此手术时可借大网膜的移位情况寻找病灶。小儿的大网膜尚没有发育完善，较短，故阑尾炎或下腹部器官病变，尤其是穿孔时不能被大网膜所包裹，易导致弥漫性腹膜炎。

3. 网膜囊（omental bursa） 位于小网膜和胃后方的一个前后扁窄的腔隙，是腹膜腔的一部分。前壁为小网膜、胃后壁腹膜和大网膜前两层；后壁为大网膜后两层、横结肠、横结肠系膜以及覆盖于胰、左肾、左肾上腺表面的腹膜；上壁为肝尾状叶和膈下方的腹膜；下壁为大网膜前、后2层的愈合处；左侧壁为胃脾韧带、脾和脾肾韧带；右侧借网膜孔与腹膜腔相通。网膜孔（omental foramen）位于肝十二指肠韧带的后方，上界为肝尾状叶，下界为十二指肠上部，后界为下腔静脉及其前方的腹膜，前界为肝十二指肠韧带（图1-31）。

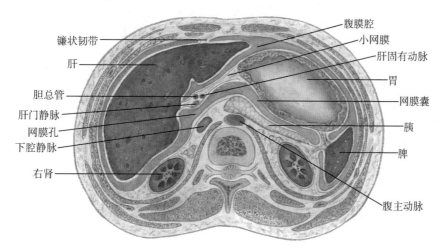

图1-31 网膜孔和网膜囊（经第1腰椎水平切面）

🌐 **知识链接**

胃后壁穿孔

胃后壁穿孔是胃溃疡的常见并发症，穿孔后胃内容物常积聚于网膜囊内，继而经网膜孔→肝肾隐窝→右结肠旁沟→右髂窝→盆腔→直肠膀胱陷凹或直肠子宫陷凹。胃后壁穿孔可以波及与胃后壁相邻的胰，横结肠、左肾上腺和左肾等。手术切开腹壁后进入腹膜腔，可经胃结肠韧带或横结肠系膜进入网膜囊内手术处理穿孔部位，切开胃结肠韧带时应注意胃网膜左、右动脉，切开横结肠系膜时应注意中结肠动脉。

（二）系膜

系膜（mesocolon）是将肠管连于腹后壁的双层腹膜，其间有神经、血管、淋巴管和淋巴结等（图1-32）。

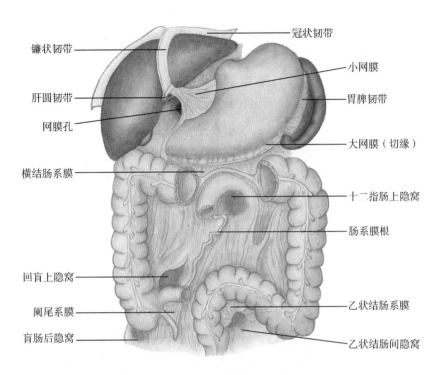

图1-32　腹膜形成的结构

1. 肠系膜（mesentery）　是将空肠和回肠连于腹后壁的双层腹膜，呈扇形，附着于腹后壁的部分称肠系膜根（radix of mesentery），自第2腰椎左侧斜向右下方，止于右骶髂关节的前方，长约15cm。因肠系膜游离缘的空、回肠较长，易发生肠扭转。

2. 阑尾系膜（mesoappendix）　呈三角形，是回肠末端和阑尾之间的腹膜皱襞，其游离缘内有阑尾血管，阑尾手术时应细心处理。

3. 横结肠系膜（transverse mesocolon）　是将横结肠横向连于腹后壁的腹膜，内含有中结肠血管、神经、淋巴管和淋巴结等。

4. 乙状结肠系膜（sigmoid mesocolon）　是将乙状结肠连于左髂窝和盆腔左后壁的双层腹膜，因此系膜较长，使乙状结肠的活动度大，易发生系膜扭转导致肠梗阻。

（三）韧带

韧带（ligament）是连于腹壁与脏器之间或连于相邻脏器之间的腹膜结构，对脏器有固定和支持作用。

1. 肝的韧带　包括肝胃韧带、肝十二指肠韧带、镰状韧带、冠状韧带和左、右三角韧带等。

2. 脾的韧带　主要有胃脾韧带和脾肾韧带。胃脾韧带（gastrosplenic ligament）是连于胃和脾门之间的双层腹膜结构，与大网膜左侧端相连续。脾肾韧带（splenorenal ligament）是自脾门连于左肾前面的双层腹膜结构，内有脾血管通过。

（四）腹膜的皱襞、隐窝和陷凹

腹膜的皱襞位于脏器与腹膜之间或脏器与脏器之间，由腹膜覆盖血管或器官结构所形成。腹膜皱襞之间的小腔隙，称隐窝（peritoneal recesses）；位于盆腔脏器之间，较大而恒定的腔隙，称陷凹（pouch）。肝肾隐窝（hepatorenal recess）位于肝右叶与右肾之间，在仰卧位时是腹膜腔的最低部位。

腹膜陷凹主要位于盆腔内，为腹膜在盆腔脏器之间移行反折形成（图1-29）。男性有直肠膀胱陷凹（rectovesical pouch），位于膀胱与直肠之间，凹底距肛门 7～8cm；女性有膀胱子宫陷凹（vesicouterine pouch），位于膀胱与子宫之间，凹底约位于子宫峡平面。子宫与直肠之间形成较深的直肠子宫陷凹（rectouterine pouch），又称为 Douglas 腔，与阴道穹后部之间仅隔阴道后壁和腹膜，凹底距肛门约3.5cm。在立位或坐位时，男性的直肠膀胱陷凹和女性的直肠子宫陷凹是腹膜腔的最低部位，腹膜腔内的积液易聚积于此处，临床上对相关病变进行诊治时可在直肠前壁或阴道穹后部进行穿刺引流。

（五）腹膜腔的分区和间隙

腹膜腔借横结肠及其系膜为界，分为结肠上区和结肠下区。

1. 结肠上区　结肠上区（supramesocolic compartment）是位于膈与横结肠及其系膜之间的区域，又称为膈下间隙（subphrenic space）。以肝为界，结肠上区又可分为肝上间隙和肝下间隙（图 1－33）。

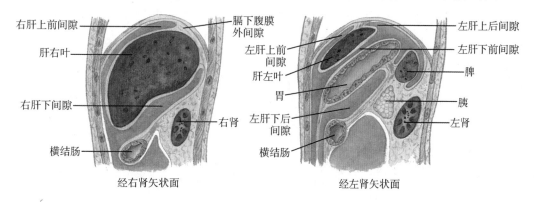

图 1－33　结肠上区间隙示意图

（1）肝上间隙（suprahepatic space）　位于膈与肝上面之间。此间隙借镰状韧带分为左肝上间隙和右肝上间隙，左肝上间隙被冠状韧带和三角韧带分为其前方的左肝上前间隙和后方的左肝上后间隙。冠状韧带前、后层之间的肝裸区与膈之间称膈下腹膜外间隙，主要位于肝右叶的后方。

（2）肝下间隙（subhepatic space）　位于肝下面与横结肠及其系膜之间。此间隙借肝圆韧带分为左肝下间隙和右肝下间隙，左肝下间隙被小网膜和胃又分为前方的左肝下前间隙和后方的左肝下后间隙，后者即网膜囊。

2. 结肠下区　结肠下区（inframesocolic compartment）为横结肠及其系膜与盆底之间的区域，以肠系膜根和升、降结肠为界分为左、右结肠旁沟和左、右肠系膜窦 4 个间隙（图 1－32）。

（1）结肠旁沟（paracolic sulci）　位于腹腔侧壁与升、降结肠之间。右结肠旁沟向上连通膈下间隙，向下经右髂窝通向盆腔，因此炎症时的脓液可经右结肠旁沟到达右髂窝，甚至进入盆腔；反之，阑尾炎时的脓液也可经右结肠旁沟到达膈下间隙，形成膈下脓肿。由于受左膈结肠韧带的限制，左结肠旁沟不与结肠上区相通，但向下可以通向左髂窝和盆腔。

（2）肠系膜窦（mesenteric sinus）　升、降结肠之间的区域被斜行的肠系膜根分为左、右肠系膜窦。左肠系膜窦为肠系膜根与降结肠之间的斜方形腔隙，向下方与盆腔相通，因此窦内有脓液或渗出液时易流入盆腔。右肠系膜窦为肠系膜根与升结肠之间的三角形腔隙，近似封闭状态。故脓液或渗出液易局限于窦内。

答案解析

目标检测

一、单项选择题

1. 属于上消化道的器官是
   A. 食管　　　　　B. 空肠　　　　　C. 回肠　　　　　D. 盲肠　　　　　E. 结肠

2. 属于下消化道的器官是
   A. 咽　　　　　　B. 食管　　　　　C. 胃　　　　　　D. 十二指肠　　　E. 回肠

3. 人体最坚硬的器官是
   A. 上颌骨　　　　B. 下颌骨　　　　C. 牙　　　　　　D. 韧带　　　　　E. 软骨

4. 消化管中最狭窄的器官是
   A. 咽　　　　　　B. 食管　　　　　C. 胃　　　　　　D. 十二指肠　　　E. 空肠

5. 消化食物和吸收营养的主要器官是
   A. 胃　　　　　　B. 小肠　　　　　C. 盲肠　　　　　D. 结肠　　　　　E. 直肠

6. 人体内最大的腺体是
   A. 胰　　　　　　B. 腮腺　　　　　C. 肝　　　　　　D. 下颌下腺　　　E. 肾上腺

7. 机体新陈代谢最活跃的器官是
   A. 心　　　　　　B. 肺　　　　　　C. 脑　　　　　　D. 肝　　　　　　E. 胰

8. 腮腺管开口于
   A. 平对上颌第二磨牙的颊黏膜上　　　　B. 平对上颌第三磨牙的颊黏膜上
   C. 平对下颌第二磨牙的颊黏膜上　　　　D. 平对下颌第三磨牙的颊黏膜上
   E. 平对上颌第二前磨牙的颊黏膜上

9. 不属于结肠的是
   A. 升结肠　　　　B. 横结肠　　　　C. 降结肠　　　　D. 乙状结肠　　　E. 盲肠

10. 乳牙共
    A. 16 个　　　　B. 18 个　　　　C. 20 个　　　　D. 22 个　　　　E. 24 个

二、问答题

1. 患者，男，脐周疼痛1天，然后转移到右下腹疼痛，有反跳痛。入院后初步诊断为急性阑尾炎，需要立即施行阑尾切除手术。

   请应用解剖学知识思考以下问题。

   （1）阑尾有哪几种常见位置？

   （2）手术经过哪些结构才能到达阑尾？

   （3）打开腹膜腔后，如何区分大肠和小肠？

   （4）如何才能准确迅速地找到阑尾？

2. 患者，男，61 岁，无明显诱因出现阵发性上腹部疼痛2天，以右上腹为重，呈阵发性钝痛，并伴有右肩部疼痛，发热，体温38.0℃。查体显示腹部平坦，上腹部广泛性压痛，以右上腹为重，无反跳痛及肌紧张，Murphy 氏征阳性，腹部未触及包块，全腹无移动性浊音。临床诊断：急性胆囊炎。

请思考以下问题：

（1）胆囊底的压痛点位于哪里？

（2）患者出现右肩部疼痛的原因是什么？

（3）胆囊切除术时，常在胆囊三角内寻找胆囊动脉，胆囊三角的构成是怎样的？

3. 患者，男，60岁，无明显诱因出现腹胀，进食减少，消瘦明显。查体显示：腹部膨隆，未触及腹部包块，腹柔软，腹部无压痛，无反跳痛，胆囊未触及，腹部叩诊浊音，移动性浊音阳性。消化系统彩超：胰头、胰体增大，胆囊内胆汁淤积，胆总管扩张，腹腔大量积液，提示"胰腺占位，胆总管扩张"，胆汁淤积。腹部增强CT：胰头及体部体积增大，8.0cm×4.0cm×3.6cm。临床诊断：胰腺癌。

请思考以下问题：

（1）胰与胆总管胰腺段的位置关系是怎样的？

（2）患者出现腹水的原因可能是什么？

（3）患者出现胆总管扩张的原因是什么？

4. 患者，男，32岁，急性腹膜炎经治疗好转，3天后又出现发热，腹痛，疼痛位于剑突下和右肋缘下。X线透视可见右侧膈肌升高，随呼吸活动度受限，肋隔隐窝模糊、积液。临床珍断为膈下脓肿。

请应用解剖学知识思考以下问题：

（1）在平仰卧位时，膈下间隙的最低位置在何处？

（2）十二指肠溃疡穿孔、胆管化脓性疾病、阑尾炎穿孔脓液常发生的位置？

（3）胃穿孔和脾切除术后感染，脓肿常积聚于哪些部位？

第二章 消化系统的组织结构及发生

📖 **学习目标** ┄┄┄┄┄┄┄┄┄┄┄┄┄┄┄┄┄┄┄┄┄┄┄┄┄┄┄┄┄┄┄┄┄┄┄┄┄

    1. 掌握 胃、小肠、胰腺和肝的组织结构与功能。

    2. 熟悉 消化管的一般结构；食管、大肠的组织结构与功能。

    3. 了解 大唾液腺的结构特点；消化管的淋巴组织；消化系统的发生。

    4. 学会光学显微镜下辨识消化系统各器官典型结构。

⇒ **案例引导** ┄┄┄┄┄┄┄┄┄┄┄┄┄┄┄┄┄┄┄┄┄┄┄┄┄┄┄┄┄┄┄┄┄┄┄┄┄

    临床案例 患者，男，55岁，近1年来出现周期性上腹痛，疼痛多发于餐后4~5小时及夜间，进食后疼痛可缓解，同时伴反酸、嗳气、呕吐。既往喜饮酒、吸烟，服阿司匹林多年。

    讨论 1. 结合胃底腺细胞种类与功能，分析"反酸、嗳气"可能与哪些细胞相关？

           2. 如何理解壁细胞超微结构与泌酸功能"完美契合"。

    消化系统（alimentary system）由消化管和消化腺两部分组成。消化管从口腔至肛门，为一条衬有上皮的迂曲管道。消化管的功能主要是消化食物、吸收营养和排泄食物残渣。消化腺包括三对大唾液腺、胰腺和肝等大消化腺，以及分布于消化管壁内的许多小型消化腺，它们分泌的消化液行使化学消化功能。

第一节 消化管结构

一、消化管壁的一般结构

除口腔与咽外，消化管壁由内向外分为黏膜、黏膜下层、肌层与外膜四层（图2-1）。

（一）黏膜

黏膜（mucosa）由上皮、固有层和黏膜肌层组成，为各段消化管结构差异最大的部分。

1. 上皮 消化管的两端（口腔、咽、食管与肛门）为复层扁平上皮，具有较强的保护功能；胃、肠为单层柱状上皮，以消化和吸收功能为主。上皮与管壁内的腺体相连续，上皮细胞间有散在分布的淋巴细胞，尤以小肠多见。

2. 固有层（lamina propria） 为疏松结缔组织，含较多细胞成分，有丰富的毛细血管和毛细淋巴管。胃肠固有层富含腺体。

3. 黏膜肌层（muscularis mucosa） 为内环外纵的薄层平滑肌，其收缩可促进固有层内的腺体分泌物排出和血液运行，利于物质吸收与转运。

（二）黏膜下层

黏膜下层（submucosa）为较致密的结缔组织，内含小动脉、小静脉与淋巴管。食管和十二指肠的

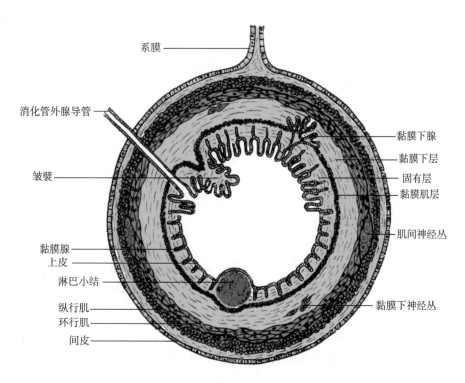

系膜

消化管外腺导管

皱襞

黏膜腺
上皮
淋巴小结

纵行肌
环行肌
间皮

黏膜下腺
黏膜下层
固有层
黏膜肌层
肌间神经丛

黏膜下神经丛

图 2-1　消化管壁一般结构模式图

黏膜下层内，分别有食管腺和十二指肠腺。由多极神经元与无髓神经纤维构成的黏膜下神经丛，可调节黏膜肌的收缩及腺体分泌。在食管、胃、小肠和大肠，黏膜与黏膜下层共同向管腔面突起形成皱襞（plica），有扩大黏膜表面积的作用。

（三）肌层

除口腔、咽、食管上段与肛门处的肌层（muscularis）为骨骼肌外，其余大部分为平滑肌。肌层一般分为内环行、外纵行两层。其间有肌间神经丛，结构与黏膜下神经丛相似，可调节肌层的运动。

（四）外膜

消化管壁的最外层为外膜（adventitia），按其组成不同可分为浆膜与纤维膜两种。消化管上段（咽和食管）及下段（直肠）的外膜由疏松结缔组织构成，称纤维膜（fibrosa），与周围组织无明显界限；胃、大部分小肠及部分大肠，除薄层结缔组织外，还有间皮覆盖，称浆膜（serosa），其表面光滑，可减少摩擦，利于胃肠蠕动。

二、口腔

（一）口腔黏膜的一般结构

口腔黏膜只有上皮和固有层。上皮为复层扁平，仅在硬腭部出现角化。固有层结缔组织突向上皮形成乳头，内含丰富的毛细血管。乳头及上皮内有许多感觉神经末梢。固有层中尚有小唾液腺，可润滑口腔。

（二）舌

舌由表面的黏膜和深部的肌层组成。黏膜由复层扁平上皮与固有层构成。肌层由纵行、横行及垂直三种不同走行方向的骨骼肌交织构成。舌腹面黏膜较薄而光滑；舌背部黏膜较厚而粗糙，形成许多乳头状隆起，称舌乳头（lingual papillae）。根据形态和结构的不同，可分为丝状乳头、菌状乳头、轮廓乳头和叶状乳头四种。

1. 丝状乳头 数量最多，呈圆锥形，遍布于舌背。乳头中央为富含血管和神经的固有层结缔组织，表面覆有复层扁平上皮，乳头尖端上皮角化。脱落的角化细胞与唾液和食物残渣等混合，黏附于舌的表面，形成薄的舌苔。

2. 菌状乳头 数量较少，主要分布于舌尖与舌缘，散在于丝状乳头之间。乳头呈蘑菇状，顶部的上皮内有少量味蕾。固有层富含毛细血管，新鲜状态下故呈红色点状。

3. 轮廓乳头 有 10 余个，位于舌根部界沟前方。形体较大，顶部宽而平坦，陷于黏膜中。乳头周围的黏膜凹陷形成环沟，表面为未角化的复层扁平上皮，沟两侧的上皮内有较多味蕾。固有层中有浆液性的味腺，导管开口于沟底。味腺分泌的稀薄液休不断冲洗味蕾表面的食物碎渣，利于味蕾更好地感受刺激。

4. 叶状乳头 叶状乳头位于舌侧缘后部，腭舌弓附着处前方，由若干横行的叶片形黏膜皱襞形成。人的叶状乳头已趋于退化，因此，正常情况下叶状乳头不明显，若发生炎症可能引起局部的肿痛。

味蕾（taste bud）为卵圆形小体，成人约有 3000 个，主要分布于菌状乳头和轮廓乳头，少数散在于软腭、会厌及咽等部上皮内。味蕾顶端窄小，有一小孔开口于上皮表面，称味孔。组成味蕾的细胞有味细胞、支持细胞和基细胞三种（图 2-2）。支持细胞呈梭形，细胞数量较多，位于味细胞之间；味细胞也呈梭形，多位于味蕾中央，细胞顶部微绒毛突入味孔，细胞基部与味觉神经末梢以突触相连；基细胞呈矮锥体形，是味细胞的前体干细胞，位于味蕾基部。味蕾可感受四种基本味觉：甜、苦、酸、咸，其中，甜、咸感在舌尖，酸、苦感在舌的两侧及舌根。

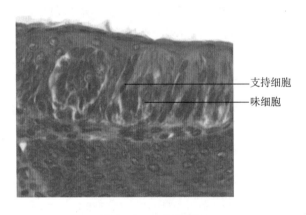

图 2-2　味蕾光镜图

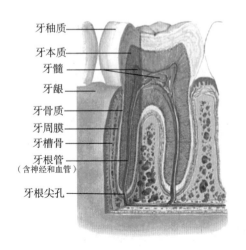

图 2-3　牙结构模式图

牙釉质
牙本质
牙髓
牙龈
牙骨质
牙周膜
牙槽骨
牙根管
（含神经和血管）
牙根尖孔

（三）牙

牙由釉质、牙本质、牙骨质三种钙化的硬组织和牙髓软组织构成。牙体暴露在外的部分为牙冠，埋在牙槽骨内的为牙根，两者交界部为牙颈。牙中央有牙髓腔，开口于牙根底部的牙根孔。牙根周围的牙周膜、牙槽骨骨膜及牙龈统称牙周组织（图 2-3）。

1. 牙本质（dentine） 包绕牙髓腔构成牙的主体，主要由牙本质小管与间质构成。牙本质小管从牙髓腔面向周围呈放射状走行，越向周边越细，且有分支吻合。牙本质的内表面有一层成牙本质细胞（odontoblast），其突起伸入牙本质小管，称牙本质纤维。牙本质小管之间为间质，由胶原纤维与钙化的基质构成，其化学成分与骨质相似，但无机成分约占 80%，较骨质坚硬。有机成分由成牙本质细胞产生。

2. 牙釉质（enamel）　位于牙冠表面，其中无机物约占 96%，有机物很少，为人体最坚硬的结构。釉质由釉柱和极少量的间质构成。釉柱呈棱柱状，主要成分为羟基磷灰石结晶，从牙本质交界处向牙冠表面呈放射状排列。在牙磨片中，可见釉质内以牙尖为中心的弧线，称芮氏线（line of Retzius），为釉质的生长线，因釉质形成过程中钙盐间歇性沉积所致。在间歇期，釉质生长慢，且有机质含量多，故光镜下该处折光性较差。

3. 牙骨质（cementum）　包在牙根部的牙本质外面，其组成及结构与骨组织相似。近牙颈部的牙骨质较薄，无骨细胞。

4. 牙髓（dental pulp）　主要为疏松结缔组织，内含自牙根孔进入的血管、淋巴管和神经纤维，对牙本质和釉质具有营养作用。感觉神经末梢包绕成牙本质细胞，并有极少量进入牙本质小管。牙髓神经从牙根孔进入牙髓腔，在成牙本质细胞下形成神经丛，一部分神经末梢终止在牙本质内表面及成牙本质细胞上，另一部分进入牙本质中。

5. 牙周膜（peridental membrane）　为致密结缔组织，位于牙根与牙槽骨间，内含较粗的胶原纤维束，其一端埋入牙骨质，另一端伸入牙槽骨，将两者牢固连接。

6. 牙龈（gingiva）　由复层扁平上皮及固有层组成的黏膜，包绕着牙颈。老年人的牙龈常萎缩，导致牙颈外露。

三、咽

咽分为口咽、鼻咽和喉咽三部分。

1. 黏膜　由上皮和固有层组成。口咽表面覆以未角化的复层扁平上皮，鼻咽和喉咽主要为假复层纤毛柱状上皮。固有层的结缔组织内有丰富的淋巴组织及黏液性腺或混合性腺，深部有一层弹性纤维。

2. 肌层　由内纵行与外斜行或环行的骨骼肌组成，其间可有黏液性腺。

3. 外膜　为富含血管及神经纤维的结缔组织（纤维膜）。

四、食管

为食物进入胃的通道，其腔面有纵行的皱襞（图 2-4）。

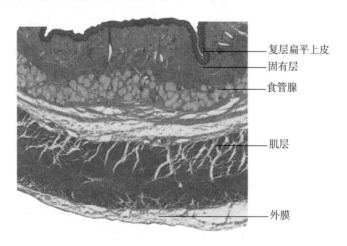

复层扁平上皮
固有层
食管腺

肌层

外膜

图 2-4　食管光镜图

1. 黏膜　上皮为未角化的复层扁平上皮，在食物通过时起机械性保护作用。食管下端的复层扁平上皮与胃贲门部的单层柱状上皮骤然相接，为食管癌的易发部位。固有层为细密的结缔组织，并形成乳头突向上皮。在食管上段与下段的固有层内可见少量黏液性腺。黏膜肌层由纵行平滑肌束构成。

2. 黏膜下层　为疏松结缔组织，内含黏液性的食管腺（esophageal gland），其导管穿过黏膜开口于食管腔，分泌的黏液涂布于食管表面，利于食物通过。

3. 肌层　内环行、外纵行两层。上 1/3 段为骨骼肌，下 1/3 段为平滑肌，中 1/3 段兼具两者。食管两端的内环肌层稍厚，分别形成食管上、下括约肌。

4. 外膜　为纤维膜。

五、胃

食物进入胃后，与胃液混合为食糜。胃液可初步消化蛋白质，吸收部分水、无机盐和醇类。胃黏膜表面有许多不规则的皱襞，当胃充盈时，皱襞消失。

（一）黏膜

黏膜表面有许多浅沟，将黏膜分成许多直径 2～6mm 的胃小区。黏膜表面还遍布约 350 万个形状不规则的小凹陷，称胃小凹（gastric pit）。每个胃小凹底部与 3～5 条腺体连通（图 2-5，图 2-6）。

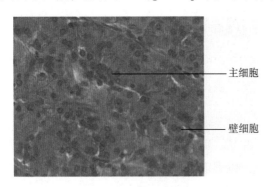

图 2-5　胃底腺光镜图

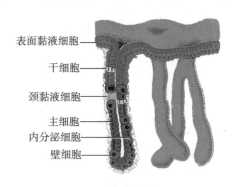

图 2-6　胃上皮和胃底腺模式图

1. 上皮　为单层柱状，主要由表面黏液细胞（surface mucous cell）组成。细胞呈柱状，核椭圆位于基部，顶部胞质充满黏原颗粒，在 HE 染色切片上着色浅淡甚至透明；细胞分泌物中富含中性糖蛋白，分泌至细胞表面形成一层黏液膜，有重要的保护作用。相邻柱状细胞在近游离面处形成紧密连接，防止胃腔内的化学物质进入胃壁。胃上皮每 2～6 天更新一次，脱落细胞由胃小凹底部和胃腺颈部的干细胞增殖补充。

2. 固有层　内有排列紧密的大量胃腺，根据所在部位和结构的不同，分为胃底腺、贲门腺和幽门腺。胃腺及胃小凹之间有少量结缔组织，除成纤维细胞外，尚有较多淋巴细胞和一些浆细胞、肥大细胞、嗜酸性粒细胞，以及散在的平滑肌纤维。

（1）**胃底腺**（fundic gland）　又称泌酸腺（oxyntic gland），分布于胃底和胃体部，是胃黏膜中数量最多、功能最重要的腺体。腺体呈分支管状，由主细胞、壁细胞、颈黏液细胞、干细胞和内分泌细胞组成。

1）**主细胞**（chief cell）　又称胃酶细胞（zymogenic cell），数量最多，主要分布于腺的体和底部。细胞呈柱状，核圆形，位于基部；胞质基部呈强嗜碱性，核上方充满酶原颗粒，颗粒常溶解消失，使该部位呈色浅淡。主细胞具有典型的蛋白质分泌细胞的超微结构特点，主要功能为分泌胃蛋白酶原（pepsinogen）。

2）**壁细胞**（parietal cell）　又称泌酸细胞（oxyntic cell），在腺的颈和体部较多。此细胞体积较大，多呈圆锥形；核圆，位于细胞中央，可有双核；胞质呈强嗜酸性。电镜下，细胞游离缘的细胞膜内陷形成分支小管，称细胞内分泌小管（intracellular secretory canapiculus），与细胞顶面胞膜相连，腔面有大量微绒毛。分泌小管周围有许多小管和小泡，称微管泡系统（tubulovesicular system）。壁细胞的这些结构特征随分泌活动的不同时相变化。在静止期，微绒毛少而短，分泌小管少，微管泡系统发达；而在分泌期，微管泡系统迅速转变成细胞内分泌小管，小管内微绒毛增长、增多，微管泡系统减少。这表明微管泡系统的膜与细胞内分泌小管的膜是可以融合及相互转换的。壁细胞还有极丰富的线粒体（图2−7）。

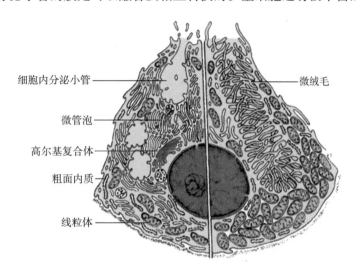

图2−7　胃壁细胞超微结构模式图

分泌小管膜上有大量质子泵（H^+,K^+－ATP酶）和Cl^-通道，能分别把壁细胞内形成的H^+和从血液摄取的Cl^-输入小管，二者结合成盐酸后进入腺腔。盐酸（也称胃酸）能激活胃蛋白酶原，转变为胃蛋白酶，对食物中蛋白质进行初步分解；盐酸还有杀菌作用。人的壁细胞尚分泌内因子（intrinsic factor），这种糖蛋白可与维生素B_{12}结合成复合物，使维生素B_{12}在肠道内不被酶分解，并促进回肠吸收维生素B_{12}，供红细胞生成所需。在慢性萎缩性胃炎，由于壁细胞减少，内因子缺乏，维生素B_{12}吸收障碍，可出现恶性贫血。

3）颈黏液细胞（mucous neck cell）　数量较少，多位于胃底腺颈部，常呈楔形夹在其他细胞之间。核扁平，居细胞基底，核上方有大量黏原颗粒，HE染色浅淡。其分泌物为可溶性的酸性黏液，对黏膜有保护作用。

4）干细胞（stem cell）　多分布于胃底腺颈部至胃小凹底部，胞体较小，呈低柱状。干细胞可不断分裂增殖，向上迁移可分化为表面黏液细胞，向下迁移可分化为其他胃底腺细胞。

5）内分泌细胞　主要为ECL细胞和D细胞。ECL细胞分泌组胺，主要促进邻近壁细胞的泌酸功能。D细胞分泌生长抑素，既可直接抑制壁细胞的功能，又可通过抑制ECL细胞而间接地作用于壁细胞。

（2）贲门腺（cardiac gland）　分布于近贲门处宽1~3cm的狭窄区域，为单管或分支管状腺，分泌黏液和溶菌酶。

（3）幽门腺（pyloric gland）　分布于幽门部宽4~5cm的区域，此区胃小凹较深；幽门腺为分支较多而弯曲的管状黏液性腺，可有少量壁细胞。幽门腺中尚有较多G细胞，产生胃泌素（gastrin），可刺激壁细胞分泌盐酸，还能促进胃肠黏膜细胞增殖。

以上三种腺体的分泌物混合后称为胃液。成人每日分泌量为1.5~2.5L，pH为0.9~1.5，除含有盐酸、胃蛋白酶、黏液外，还有大量水、NaCl、KCl等。

3. 黏膜肌层　由内环行与外纵行两薄层平滑肌组成。

（二）黏膜下层

黏膜下层为较致密的结缔组织，内含较粗的血管、淋巴管和神经，还可见成群分布的脂肪细胞。

（三）肌层和外膜

肌层较厚，一般由内斜行、中环行和外纵行三层平滑肌构成。环行肌在贲门和幽门部增厚，分别形成贲门括约肌和幽门括约肌。外膜为浆膜。

六、小肠

小肠是消化和吸收营养物质的主要部位，分为十二指肠、空肠和回肠。小肠的黏膜和黏膜下层向肠腔面突起，形成皱襞，可为环行、半环行或螺旋状走行，从距幽门约5cm处开始出现，在十二指肠末段和空肠头段最发达，向下逐渐减少、变矮，至回肠中段以下基本消失。

（一）黏膜

小肠黏膜表面有许多细小的肠绒毛（intestinalvillus），是由上皮和固有层向肠腔突起而成，长0.5～1.5mm，形状不一，以十二指肠和空肠头段最发达（图2-8，图2-9）。绒毛在十二指肠呈宽大的叶状，在空肠如长指状，在回肠则为短的锥形。皱襞和肠绒毛使小肠内表面积扩大约30倍。绒毛根部的上皮和下方固有层中的小肠腺上皮相连续。小肠腺（small intestinal gland）呈单管状，直接开口于肠腔。

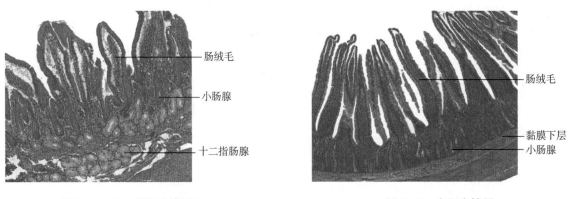

图2-8　十二指肠光镜图　　　　　　　　　　　　图2-9　空肠光镜图

1. 上皮　为单层柱状。绒毛部上皮由吸收细胞、杯状细胞和少量内分泌细胞组成；小肠腺除上述细胞外，还有帕内特细胞和干细胞（图2-10）。

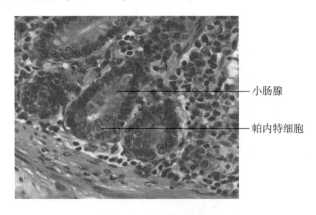

图2-10　小肠腺光镜图

吸收细胞（absorptive cell）数量最多，呈高柱状，核椭圆形，位于基底部。相邻细胞顶部有紧密连接，可阻止肠腔内物质由细胞间隙进入组织，保证选择性吸收。光镜下细胞游离面可见纹状缘，电镜下由密集而规则排列的微绒毛构成。每个吸收细胞有 2000～3000 根微绒毛，使细胞游离面面积扩大约 30 倍。微绒毛表面有一层细胞衣，主要由细胞膜内镶嵌蛋白的胞外部分构成，其中有参与消化碳水化合物和蛋白质的双糖酶和肽酶；还有吸附的胰蛋白酶、胰淀粉酶等，故细胞衣为食物消化的重要部位。此外，吸收细胞的胞膜上尚有特殊受体，利于相应物质的吸收，如回肠的内因子受体，有助于维生素 B_{12} 的吸收。

唾液淀粉酶和胰淀粉酶可将食物中的多糖与淀粉水解成双糖，再由细胞衣中的双糖酶分解成单糖后吸收。胃蛋白酶和胰蛋白酶可将蛋白质水解成多肽，再经细胞衣中的氨基肽酶分解成氨基酸后吸收。脂肪酶可将三酰甘油水解成甘油一酯、脂肪酸及甘油后吸收。在滑面内质网中，甘油一酯、脂肪酸和甘油重新合成自身的三酰甘油，与粗面内质网合成的载脂蛋白结合成乳糜颗粒，经高尔基复合体，从细胞侧面释放入细胞间隙，经基膜进入中央乳糜管。

此外，吸收细胞也参与分泌性免疫球蛋白 A 的释放过程；十二指肠和空肠上段的吸收细胞还分泌肠激酶（enterokinase），可以激活胰腺分泌的胰蛋白酶原，使之转变为具有活性的胰蛋白酶。

杯状细胞散布于吸收细胞间，分泌黏液起润滑和保护作用。从十二指肠至回肠末端，杯状细胞逐渐增多。

内分泌细胞种类很多，其中 I 细胞产生缩胆囊素 - 促胰酶素（cholecystokinin - pancreozymin），具有促进胰腺腺泡分泌胰酶和促进胆囊收缩、胆汁排出的作用；S 细胞产生促胰液素（secretin），可刺激胰导管上皮细胞分泌水和碳酸氢盐，导致胰液分泌量增加。这两种细胞分布于十二指肠和空肠，当酸性食糜进入肠时，刺激它们的分泌活动；从而促进碱性的胆汁和胰液中和胃酸，并为胰酶的消化作用提供碱性环境。

干细胞位于小肠腺下半部，胞体较小呈柱状。细胞不断增殖、分化并向上迁移，补充绒毛顶端脱落的吸收细胞和杯状细胞，也可分化为帕内特细胞和内分泌细胞。绒毛上皮细胞的更新周期为 3～6 天。

2. 固有层　主要由疏松结缔组织组成。绒毛中轴的结缔组织内，有 1～2 条纵行毛细淋巴管，称中央乳糜管（central lacteal），以盲端起始于绒毛顶部，向下穿过黏膜肌层，于黏膜下层形成淋巴管丛。中央乳糜管管腔较大，内皮细胞间隙宽，无基膜，通透性好，运输乳糜微粒。中央乳糜管周围有丰富的有孔毛细血管，肠上皮吸收的氨基酸、单糖等水溶性物质主要经此入血。绒毛内尚有散在分布的平滑肌细胞，其收缩使绒毛变短，利于淋巴和血液运行。相邻绒毛根部之间的上皮内陷，伸入固有层中，形成肠腺（intestinal gland），又称肠隐窝。肠腺上皮除吸收细胞和杯状细胞外，还有帕内特细胞、干细胞和内分泌细胞。帕内特细胞（Paneth cell）位于肠腺基部，尤以回肠为多，常三五成群，细胞较大，呈圆锥形，核卵圆位于基部，顶部胞质含粗大的嗜酸性颗粒，基部胞质嗜碱性。电镜下，胞质中含丰富的粗面内质网，发达的高尔基复合体及粗大的酶原颗粒。帕内特细胞能分泌溶菌酶和防御素等物质。溶菌酶能溶解肠道细菌的细胞壁，有一定的灭菌作用。

固有层中还含有淋巴细胞、浆细胞、巨噬细胞和嗜酸性粒细胞等。淋巴细胞可聚集形成淋巴组织，也可穿过黏膜肌进入黏膜下层，在十二指肠和空肠常形成孤立淋巴小结，在回肠常见若干淋巴小结聚集形成集合淋巴小结（aggregated lymphoid nodules）。

3. 黏膜肌层　由内环行和外纵行两薄层平滑肌组成。

（二）黏膜下层

黏膜下层由较致密的结缔组织构成，含较多血管和淋巴管。十二指肠的黏膜下层内有大量十二指肠腺（duodenal gland），分泌碱性黏液，其导管穿过黏膜肌层开口于小肠腺底部。碱性黏液可保护十二指肠免受胃酸侵蚀。小肠上皮及腺体的分泌物统称小肠液，成人每日分泌量为 1～3L，pH 约为 7.6，除含上述分泌物外，还有大量水、NaCl、KCl 等。

（三）肌层和外膜

肌层由内环行和外纵行两层平滑肌组成。外膜除部分十二指肠壁为纤维膜外，其余均为浆膜。

七、大肠

大肠包括盲肠、阑尾、结肠、直肠和肛管，主要功能为吸收水分和电解质，将食物残渣形成粪便。

（一）盲肠、结肠与直肠

此三部分的组织结构相似（图2-11）。

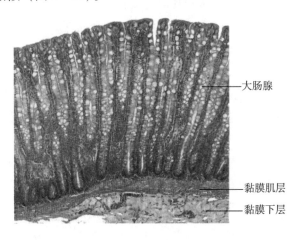

图2-11 结肠（横切面）光镜图

1. 黏膜 表面光滑，无绒毛；在结肠袋之间的横沟处有半月形皱襞，在直肠下段有三个横行的皱襞。上皮为单层柱状，由吸收细胞和大量杯状细胞组成。大肠的吸收细胞主要吸收水分和电解质，以及大肠内细菌产生的B族维生素和维生素K。固有层内有排列紧密的大肠腺，呈直管状，除吸收细胞和大量杯状细胞外，还含有少量干细胞和内分泌细胞。分泌黏液是大肠腺的重要功能。固有层内可见孤立淋巴小结。黏膜肌层与小肠相同。

2. 黏膜下层 结缔组织内富含小动脉、小静脉和淋巴管，可见成群分布的脂肪细胞。

3. 肌层 由内环行和外纵行两层平滑肌组成。环行肌节段性局部增厚，形成结肠袋；纵行肌局部增厚形成三条结肠带，带间的纵行肌菲薄，甚至缺如。

4. 外膜 在盲肠、横结肠、乙状结肠为浆膜；在升结肠与降结肠的前壁为浆膜，后壁为纤维膜；在直肠上1/3段的大部、中1/3段的前壁为浆膜，余为纤维膜。外膜结缔组织中常有脂肪细胞聚集构成的肠脂垂。

（二）阑尾

管腔小而不规则，大肠腺短而少。固有层内有极丰富的淋巴组织，大量淋巴小结可连续成层，并可突入黏膜下层，致使黏膜肌层不完整。肌层很薄，外覆浆膜，富含血管。

（三）肛管

齿状线以上的肛管黏膜结构与直肠相似，仅在肛管上段出现了纵向皱襞（肛柱）。上皮在齿状线处，由单层柱状骤变为轻度角化的复层扁平，大肠腺和黏膜肌层消失。白线以下为与皮肤相同的角化复层扁平上皮，含有很多黑色素。固有层中出现了环肛腺（大汗腺）和丰富的皮脂腺。肛管黏膜下层有密集的静脉丛，易发生淤血扩张而形成痔。肌层由两层平滑肌构成，内环行肌增厚形成肛门内括约肌。近肛门处，外纵行肌周围有骨骼肌形成的肛门外括约肌。

八、消化管的淋巴组织及免疫功能

消化管与外环境直接相通，各种细菌、病毒、寄生虫（卵）等病原生物易随饮食进入。其大多被胃酸、消化酶以及帕内特细胞分泌的防御素和溶菌酶所破坏，其余则以原型排出体外或受到消化管淋巴组织的免疫抵御。消化管淋巴组织主要包括上皮内的淋巴细胞、固有层中的淋巴细胞、淋巴小结和集合淋巴小结等，统称为肠相关淋巴组织（gut – associated lymphoid tissue，GALT），尤以咽、回肠、阑尾等处的淋巴组织丰富。消化管淋巴组织接受消化管内病原微生物的抗原刺激，主要通过产生和分泌免疫球蛋白作为应答。

在肠集合淋巴小结处，局部黏膜向肠腔隆起呈圆顶状，无绒毛和小肠腺。其上皮内有散在的微皱褶细胞（microfold cell），又称 M 细胞。M 细胞光镜下难以分辨，只能根据其基底部是否包含淋巴细胞来推断。电镜下，细胞游离面有一些微皱褶和短小微绒毛，胞质中有丰富的囊泡，细胞基底面胞膜内陷形成一较大的穹窿状凹腔，内含多个淋巴细胞和少量巨噬细胞。M 细胞可摄取肠腔内抗原物质，以囊泡的形式转运并传递给巨噬细胞，后者将抗原处理后提呈给淋巴细胞。淋巴细胞进入黏膜淋巴小结和肠系膜淋巴结内增殖分化为幼浆细胞，后经淋巴细胞再循环，大部分返回消化管黏膜，并转变为浆细胞。浆细胞除产生少量免疫球蛋白 G（IgG）进入血液循环外，主要产生免疫球蛋白 A（IgA）。IgA 能与吸收细胞基底面和侧面胞膜上的受体相结合，进而形成分泌性免疫球蛋白 A（secretory immunoglobulin A，sIgA）。sIgA 被吸收细胞内吞后释入肠腔。sIgA 能有效抵御消化酶的分解，并特异性地与抗原结合，从而抑制或杀灭细菌，中和病毒，防止抗原黏附和穿入上皮。部分幼浆细胞还随血液进入唾液腺、呼吸道黏膜、女性生殖道黏膜和乳腺等部位，产生 sIgA，发挥相似的免疫作用，使消化管免疫成为全身免疫的一部分。

九、胃肠内分泌细胞

在胃、肠的上皮及腺体中散布着四十余种内分泌细胞，总量估计为 3×10^9 个，超过所有内分泌腺腺细胞的总和。因此，某种意义上，胃肠是体内最大、最复杂的内分泌器官。其分泌的激素主要协调胃肠道自身的消化吸收功能，也参与调节其他器官的生理活动。

胃肠的内分泌细胞大多单个夹于其他上皮细胞间，HE 染色切片上，细胞多较圆，核圆、居中，胞质染色浅淡。电镜下大多数细胞具有面向管腔的游离面，称开放型内分泌细胞，游离面上有微绒毛，可感受管腔内食物和 pH 等化学信息刺激，从而调节其内分泌活动。少数细胞（主要是 D 细胞）被相邻细胞覆盖而未接触腔面，称封闭型内分泌细胞，主要受胃肠运动的机械刺激或其他激素的调节而改变其内分泌状态（图 2 – 12）。胃肠内分泌细胞的分泌颗粒含肽和（或）胺类激素，可在细胞基底面释出，经血循环运送并作用于靶细胞，也可直接作用于邻近细胞，以旁分泌方式调节靶细胞的生理功能。

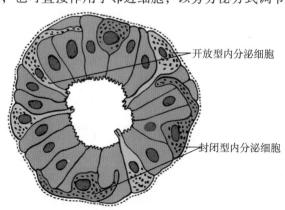

图 2 – 12 消化管内分泌细胞模式图

十、消化管的血管、淋巴管和神经

（一）血管

作为营养小肠和吸收物质运输的血管穿过肌层，在黏膜下形成较大的血管丛，分支于固有层者，围绕中央乳糜管构成毛细血管网。绒毛内毛细血管汇合成微静脉，再入黏膜下静脉丛，汇合成较大的静脉，离开消化管，最后入肝门静脉。

（二）淋巴管

小肠的淋巴管起始于绒毛中轴的毛细淋巴管，即中央乳糜管，常因管壁塌陷，标本中不易辨识。中央乳糜管下端在肠腺周围形成小淋巴管丛，穿过黏膜肌入黏膜下层，围绕淋巴小结，汇合成较大的淋巴管，再通过肌层，沿浆膜伴随血管离开消化管。

（三）神经

支配消化管的神经主要有内脏传出神经和内脏传入神经。传出神经包括交感神经和副交感神经。交感神经自脊髓胸、腰段的侧角发出，形成交感神经节前纤维，经交感干到腹腔神经节或肠系膜神经节交换神经元，再发出交感神经节后纤维，分布于平滑肌和腺体。副交感神经是从延髓发出的迷走神经及骶髓的盆神经形成节前纤维，它们与"肠神经系统"（enteric nerve system）内的神经元形成突触，再发出节后神经纤维，分布于平滑肌和腺体。肠神经系统由肌间神经丛和黏膜下神经丛内的神经元及其神经纤维构成。神经丛由神经节和无髓神经纤维组成，每个神经节内含有 3 ~ 50 个神经元。这些神经元大致可分为中间神经元和运动神经元两类。按所含神经递质进行分类，包括胆碱能神经元、5 - 羟色胺能神经元、肽能神经元等。肠神经系统有高度的自主性，在切除交感和迷走神经后，动物的消化功能仍能进行。

内脏的传入神经即感觉神经，可能存在于消化管的神经丛内，也可能在脑、脊神经节内，它们的周围突主要分布于黏膜上皮和肌层分别接受化学或物理刺激。

第二节　消化腺结构

消化腺（alimentary gland）包括大消化腺，即三对大唾液腺、胰腺和肝脏，以及分布于消化管壁内的许多小消化腺（如口腔内的小唾液腺、食管腺、胃腺和肠腺等）。大消化腺是实质性器官，包括由腺细胞组成的分泌部和导管，分泌物经导管排入消化管，能分解食物中的蛋白质、脂肪和糖类等物质。此外，胰腺还有内分泌功能。

一、大唾液腺

唾液腺按大小和位置分为小唾液腺和大唾液腺两类，小唾液腺分布于口腔黏膜固有层内；大唾液腺有腮腺、下颌下腺和舌下腺各一对，分布于口腔周围，分泌的唾液经导管排入口腔。

（一）大唾液腺的一般结构

大唾液腺均为复管泡状腺，表面覆以结缔组织被膜，较薄。结缔组织伸入腺内将腺实质分隔为大小不等的小叶，血管、淋巴管和神经也随同走行其间，并进入小叶内。腺实质由腺泡和导管组成。腺泡为腺的分泌部，呈泡状或管泡状，由单层排列的锥体形腺细胞围成。腺细胞与基膜之间有肌上皮细胞，其收缩有利于分泌物排出。根据腺细胞分泌物性质的不同，腺泡分浆液性、黏液性与混合性三类。浆液性腺泡由浆液性腺细胞构成，分泌物较稀薄，含唾液淀粉酶。黏液性腺泡由黏液性腺细胞构成，分泌物黏稠，主要含糖蛋白，与水结合成黏液。混合性腺泡由浆液性腺细胞和黏液性腺细胞共同构成。

导管是腺的排泄部，末端与腺泡相连。根据导管的结构和分布通常包括闰管、纹状管、小叶间导管和总导管。

1. 闰管（intercalated duct） 为导管的起始部，直接与腺泡相连，管径细，管壁为单层扁平或立方上皮。

2. 纹状管（striated duct） 又称分泌管（secretory duct），与闰管相连，管壁为单层高柱状上皮，核圆，位于细胞顶部，胞质嗜酸性。细胞基部可见垂直纵纹，电镜下为质膜内褶和纵行排列的线粒体，此种结构使细胞基部表面积增大，便于细胞与组织液间进行水和电解质的转运。

3. 小叶间导管和总导管 纹状管汇合形成小叶间导管，行走于小叶间结缔组织内。小叶间导管较粗，初为单层柱状上皮，以后移行为假复层柱状上皮。小叶间导管逐级汇合，最后形成一条或几条总导管开口于口腔。接近开口处，导管上皮移行为复层扁平上皮，与口腔上皮相续。

（二）三对大唾液腺的结构特点

1. 腮腺 为纯浆液性腺，闰管长，纹状管较短（图2-13）。分泌物含唾液淀粉酶。

2. 下颌下腺 为混合性腺，浆液性腺泡多，黏液性和混合性腺泡少。闰管短，纹状管发达（图2-14）。分泌物含唾液淀粉酶和黏液。

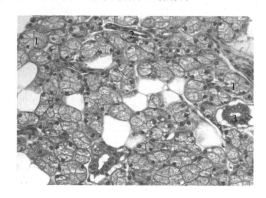

图2-13 腮腺光镜图

1. 浆液性腺泡，2. 闰管，3. 纹状管

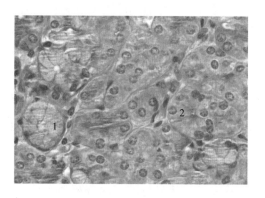

图2-14 下颌下腺光镜图

1. 黏液性腺泡，2. 浆液性腺泡

3. 舌下腺 为混合性腺，以黏液性腺泡为主，也多见混合性腺泡，无闰管，纹状管也较短（图2-15）。分泌物以黏液为主。

唾液由大、小唾液腺分泌的混合液组成，95%以上来自三对大唾液腺。唾液中的水分和黏液起润滑口腔作用，唾液淀粉酶可使食物中的淀粉分解为麦芽糖。唾液中某些成分具有一定的防御作用，如溶菌酶和干扰素，能抵抗细菌和病毒的侵入。另外，唾液腺间质内有浆细胞，分泌的IgA与腺细胞产生的蛋白质分泌片结合，形成sIgA，随唾液排入口腔，具有免疫作用。下颌下腺还分泌许多生物活性多肽，对多种组织和细胞的生理活动起重要调节作用。如表皮生长因子，可促进口腔上皮的增殖与创伤修复。

二、胰腺

胰腺表面覆有薄层疏松结缔组织被膜，结缔组织伸入腺内将实质分隔为许多小叶，血管、淋巴管、神经及较大的导管行走于小叶间结缔组织内。胰腺实质由外分泌部和内分泌部（胰岛）组成（图2-16）。外分泌部构成胰腺的大部分，是重要的消化腺，它分泌的胰液经导管排入十二指肠，在食物消化中起重要作用。胰岛分泌的激素进入血液，主要调节糖代谢。

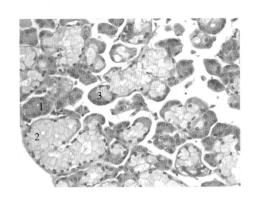

图 2 - 15　舌下腺光镜图
1. 浆液性腺泡，2. 黏液性腺泡，3. 混合性腺泡

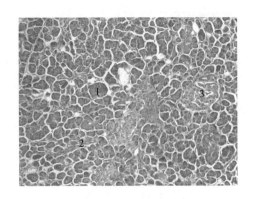

图 2 - 16　胰腺光镜图
1. 腺泡，2. 闰管，3. 胰岛

（一）外分泌部

外分泌部为纯浆液性复管泡状腺，由腺泡和导管构成。

1. 腺泡　由一层锥体形的浆液性腺细胞组成，具有合成和分泌蛋白质细胞的形态结构特点。腺细胞顶部有分泌颗粒，在腺泡细胞内的含量因细胞的功能状态而异，内含多种消化酶，如胰蛋白酶原、胰糜蛋白酶原、胰淀粉酶、胰脂肪酶、核酸酶等，它们分别消化食物中的各种营养成分。胰蛋白酶原和胰糜蛋白酶原在进入小肠后，被肠激酶激活，成为有活性的胰蛋白酶和胰糜蛋白酶。胰腺泡细胞还分泌胰蛋白酶抑制物，使胰蛋白酶原在胰腺内不被激活。在某些病理情况下，蛋白酶原在胰腺内激活，胰腺组织自我消化，可引起胰腺炎。胰腺泡细胞的分泌活动受小肠 I 细胞分泌的胆囊收缩素 - 促胰酶素的调节。

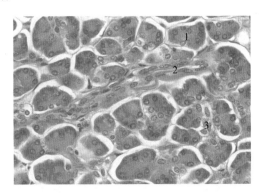

图 2 - 17　胰腺外分泌部光镜图
1. 腺泡，2. 闰管，3. 泡心细胞

胰腺腺泡无肌上皮细胞。胰腺腺泡腔面常可见一些较小的扁平或立方形的泡心细胞（centroacinar cell），胞质染色淡，核圆或卵圆形（图 2 - 17）。泡心细胞是延伸入腺泡腔内的闰管起始部上皮细胞。

2. 导管　由闰管、小叶内导管、小叶间导管和主导管组成。闰管细而长，管壁为单层扁平或立方上皮，其伸入腺泡的一段由泡心细胞组成。闰管远端逐渐汇合形成小叶内导管。小叶内导管在小叶间结缔组织内汇成小叶间导管，后者再汇合成一条主导管，贯穿胰腺全长，在胰头部与胆总管汇合，开口于十二指肠乳头。从小叶内导管至主导管，管腔逐渐增大，上皮由单层立方渐变为单层柱状，主导管为单层高柱状上皮，上皮内可见杯状细胞。胰腺导管上皮细胞可分泌水和碳酸氢盐等多种电解质，其分泌活动受小肠 S 细胞分泌的促胰液素调节。

3. 胰液　外分泌部分泌胰液，成人每天分泌 1000 ~ 2000ml。胰液为弱碱性液体，中和进入小肠的胃酸，以保持小肠黏膜的正常生理活动，调节小肠内环境的稳定。胰液含多种消化酶和丰富的电解质，是最重要的消化液，在分解食物中起重要作用。

（二）内分泌部（胰岛）

胰岛（pancreas islet）是由内分泌细胞组成的索团状结构，分布于腺泡之间，HE 染色浅。成人胰腺约有 100 万个胰岛，于胰尾部较多，胰岛大小不等，小的仅由十几个细胞组成，大的有数百个细胞。胰岛细胞间有丰富的有孔毛细血管。人胰岛主要有 A、B、D、PP 四种细胞（图 2 - 18）。HE 染色不易区分，目前主要用电镜或免疫组织化学法进行鉴别。胰岛细胞的共同特征是分泌颗粒均有界膜包被，有电子密度致密的芯。颗粒内除含有肽类激素外，还可能含有单胺类（多巴胺、组胺等）。颗粒内容物释放入毛细血管，作用于远处的靶细胞；还可能作用于临近的细胞和组织，即旁分泌作用。

1. A 细胞 又称甲细胞、α 细胞，约占胰岛细胞总数的 20%，多分布在胰岛周边部。细胞体积较大，常呈多边形。A 细胞分泌高血糖素（glucagon），能促进肝细胞的糖原分解为葡萄糖，并抑制糖原合成，使血糖浓度升高，满足机体活动的能量需要。

2. B 细胞 又称乙细胞、β 细胞，为胰岛的主要细胞，约占胰岛细胞总数的 70%，主要位于胰岛中央部。细胞体积较小，分界不清，胞质内有细小的颗粒，核小，圆形。B 细胞分泌胰岛素（insulin），主要促进肝细胞、脂肪细胞等吸收血液内的葡萄糖，合成糖原或转化为脂肪贮存，使血糖降低。

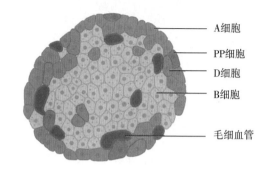

图 2 - 18 胰腺内分泌部模式图

高血糖素和胰岛素的协同作用能保持血糖水平处于动态平衡。若胰岛发生病变，B 细胞退化，胰岛素分泌不足，可致血糖升高，并从尿中排出，即为糖尿病。胰岛 B 细胞肿瘤或细胞功能亢进，则胰岛素分泌过多，可导致低血糖症。

3. D 细胞 又称丁细胞、δ 细胞，约占胰岛细胞总数的 5%，分散在胰岛周边部，A、B 细胞之间，并与 A、B 细胞紧密相贴，细胞间有缝隙连接。D 细胞分泌生长抑素（somatostatin），以旁分泌方式经缝隙连接直接作用于邻近的 A 细胞、B 细胞或 PP 细胞，调节这些细胞的分泌活动。

4. PP 细胞 数量很少，主要存在于胰岛周边部。此外，还可见于外分泌部的导管上皮内及腺泡细胞间。PP 细胞分泌胰多肽（pancreatic polypeptide），具有抑制胃肠运动、胰液分泌及胆囊收缩的作用。

三、肝

肝是人体最大的消化腺，具有复杂多样的生物化学功能，被称为机体的化工厂。肝产生的胆汁作为消化液参与脂类食物消化；肝合成多种蛋白质等物质，直接分泌入血；肝还参与糖、脂类、激素、药物等的代谢，因此，肝对维持机体正常的生命活动有重要的作用。

肝表面覆以致密结缔组织被膜，除在肝下面各沟、窝处以及右叶上面后部为纤维膜外，其余均被覆浆膜。肝门部的结缔组织随门静脉、肝动脉和肝管的分支伸入肝实质，将实质分成许多肝小叶（图 2 - 19）。肝小叶之间各种管道密集的部位为门管区。

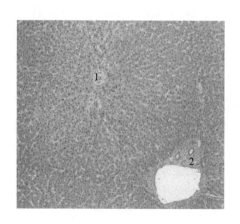

图 2 - 19 肝小叶立体结构模式图

（一）肝小叶

肝小叶（hepatic lobule）是肝的基本结构和功能单位，呈多角棱柱体，长约 2mm，宽约 1mm，成人肝有 50 万 ~100 万个肝小叶。有的动物（如猪）肝小叶因周围结缔组织较多而分界明显（图 2 - 20），人的肝小叶间结缔组织很少，相邻肝小叶常连成一片，分界不清（图 2 - 21）。肝小叶中央有一条沿其长轴走行的中央静脉（central vein），肝细胞以中央静脉为中心，呈放射状排列形成肝板。肝板之间为肝血窦，血窦经肝板上的孔互相通连。肝细胞相邻面的细胞膜局部凹陷，形成微细的胆小管，所以肝小叶由中央静脉、肝板、肝血窦和胆小管构成。

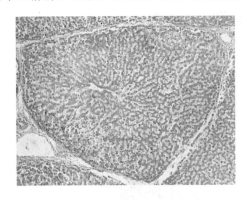

图 2 – 20　猪肝光镜图

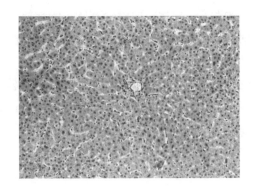

图 2 – 21　人肝光镜图

1. 中央静脉（central vein）　　位于肝小叶中央，贯穿全长，管壁仅由内皮细胞和少量结缔组织围成，管壁上有许多肝血窦的开口（图 2 – 22）。

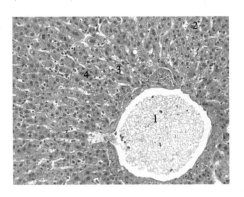

图 2 – 22　肝小叶光镜图

1. 中央静脉，2. 肝细胞，3. 肝血窦，4. 肝板

2. 肝板（hepatic plate）　　肝细胞单层排列成凹凸不平的板状结构称肝板。相邻肝板吻合连接，形成迷路样结构，其切面呈索状，故也称肝索（hepatic cord）。在肝小叶周边的肝板，其肝细胞较小，嗜酸性较强，称界板。肝细胞（hepatocyte）是肝的实质性细胞，是肝内数量最多的细胞群，占肝内细胞总数的80％。肝细胞呈多面体形，直径 15 ~ 30μm。肝细胞有三种不同的功能面，即血窦面、细胞连接面和胆小管面。血窦面和胆小管面有发达的微绒毛，使细胞表面积增大，有利于进行物质交换。相邻肝细胞之间的连接面有紧密连接、桥粒和缝隙连接等结构。有的肝细胞之间还有贯通的细胞间通道。肝细胞核大而圆，居中，常染色质丰富，有一至数个核仁，双核细胞较多。肝的特点之一是多倍体肝细胞数量大，成人肝的 4 倍体肝细胞占 60％ 以上，这可能与肝细胞长期保持活跃状态有关，而且很可能与肝潜在的强大再生能力相关。肝细胞的胞质嗜酸性，含有弥散分布的嗜碱性团块。电镜下，胞质内各种细胞器均丰富。

（1）粗面内质网　成群分布于胞质内。能合成多种重要的血浆蛋白，包括白蛋白、纤维蛋白原、凝血酶原、脂蛋白和补体等。

（2）滑面内质网　为许多散在的小管和小泡，其膜上有多种酶系规律地分布，如氧化还原酶、水解酶、转移酶、合成酶等，具有多方面的功能。肝细胞摄取的有机物在滑面内质网进行连续的合成、分解、结合和转化等反应，包括胆汁合成、脂类代谢、糖代谢；固醇类激素被分解转化而灭活；以及从肠道吸收的有机异物（如药物、腐败产物等）的生物转化。

（3）高尔基复合体　数量较多，主要分布于细胞核附近及胆小管周围。从粗面内质网合成的蛋白质和脂蛋白中，一部分转移至高尔基复合体加工后，再经分泌小泡由肝细胞血窦面排出。近胆小管处的高尔基复合体参与胆汁的分泌。

（4）线粒体　肝细胞富有线粒体，每个细胞有1000~2000个，约占细胞体积的20%，为细胞的功能活动不断提供能量。

（5）溶酶体　肝细胞内溶酶体数量和大小不一，内含酸性磷酸酶为主的多种水解酶。溶酶体功能活跃，可消化水解退化的细胞器（如线粒体和内质网）和某些过剩的物质（如糖原），在肝细胞结构更新及正常功能的维持中起重要作用；它还参与胆红素的代谢转运和铁的贮存作用。

（6）过氧化物酶体　肝细胞过氧化物酶体发达，圆形，内含多种氧化酶，其中以过氧化氢酶和过氧化物酶为主，能将细胞代谢中产生的过氧化氢还原为水，可消除过氧化氢对细胞的毒性作用，故过氧化物酶体有保护肝细胞作用。

（7）内含物　肝细胞富含糖原（图2-23）、脂滴、色素等内含物。其数量因机体的生理和病理状况不同而异。进食后糖原增多，饥饿时糖原减少；正常时脂滴少，肝病时脂滴可增多。

3. 肝血窦（hepatic sinusoid）　位于肝板之间，腔大而不规则，相互吻合连成网状管道。窦壁由内皮细胞围成。含各种肠道吸收物的门静脉血液和含氧的肝动脉血液，通过在门管区的小叶间动脉和小叶间静脉注入肝血窦，由于在血窦内血流缓慢，血浆得以与肝细胞进行充分的物质交换，然后汇入中央静脉（图2-24）。

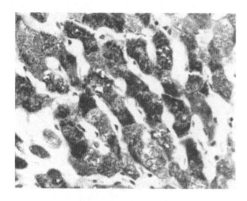

图2-23　肝细胞光镜图PAS反应与苏木精染色
糖原颗粒呈紫红色

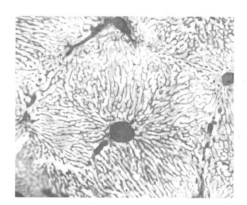

图2-24　肝内血管光镜图
肝血管卡红明胶灌注

（1）内皮细胞　扁平而薄，含核的部分凸向窦腔，电镜观察，细胞有大量内皮窗孔，其大小不等，无隔膜。内皮细胞连接松散，细胞间隙宽。内皮外无基膜，仅有少量网状纤维附着。因此，肝血窦内皮具有较大的通透性，除乳糜微粒外，血浆中各种成分均可自由通过，有利于肝细胞与血液间的物质交换。

（2）肝巨噬细胞（hepatic macrophage）　又称库普弗细胞（Kupffer cell），其形态不规则，胞质嗜酸性（图2-25）。细胞表面有大量皱褶和微绒毛，并以突起附着在内皮细胞上，或穿过内皮窗孔和细胞间隙伸入窦周隙。胞质内有发达的溶酶体，并常见吞噬体和吞饮泡。肝巨噬细胞由血液的单核细胞分化而来，具有活跃的变形运动和较强的吞噬功能。在清除从门静脉入肝的抗原异物、衰老的血细胞和监视肿瘤等方面均发挥重要作用。

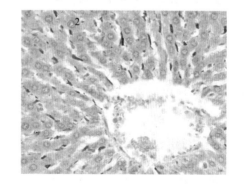

图2-25　肝血窦内巨噬细胞光镜图
1. 肝巨噬细胞（含红色颗粒），2. 肝细胞

（3）NK 细胞 又称肝内大颗粒淋巴细胞（hepatic large granular lymphocyte，LGL），附着在内皮细胞或肝巨噬细胞上。核呈肾形，常偏于一侧。NK 细胞具有直接杀伤病毒感染细胞和肿瘤细胞的作用。

4. 窦周隙（perisinusoidal space） 又称 Disse 间隙，为肝血窦内皮与肝板之间的狭窄间隙。窦周隙内充满从血窦渗出的血浆，肝细胞血窦面的微绒毛伸入窦周隙，浸于血浆之中。因此，窦周隙是肝细胞和血液之间进行物质交换的场所。窦周隙内有散在的网状纤维和贮脂细胞（fat - storing cell）。网状纤维起支持肝血窦的作用。贮脂细胞又称肝星状细胞（hepatic stellate cell，HSC），形态不规则，有突起附于内皮细胞基底面和肝细胞表面，或伸入肝细胞之间。其最主要的特征是胞质内含有许多大小不等的脂滴。在 HE 染色中，贮脂细胞不易鉴别，用氯化金或硝酸银浸染法，或免疫组织化学法可清楚显示。正常情况下，贮脂细胞呈静止状态，它在肝脏中主要参与维生素 A 的代谢和储存脂肪。人体摄取的维生素 A，其 70% ~85% 贮存在贮脂细胞内，在机体需要时释放入血。在病理条件下，如肝脏受到物理、化学及病毒感染时，贮脂细胞被激活并异常增殖，产生细胞外基质，肝内纤维增多，可导致纤维化病变。

5. 胆小管（bile canaliculus） 是相邻两个肝细胞之间局部胞膜凹陷形成的微细管道，在肝板内连接成网。在 HE 染色中不易看到，用银染法或三磷酸腺苷酶组织化学染色法可清楚显示（图 2 -26）。电镜下，肝细胞的胆小管面形成许多微绒毛，突入管腔。靠近胆小管的相邻肝细胞膜形成紧密连接、桥粒等组成的连接复合体，封闭胆小管周围的细胞间隙，防止胆汁外溢至细胞间或窦周隙。肝细胞分泌的胆汁进入胆小管，由小叶中央流向小叶边缘，胆小管在肝小叶周边移行为肝闰管，肝闰管离开小叶边缘后汇入小叶间胆管。当肝细胞发生变性、坏死或胆道堵塞而内压增大时，胆小管的正常结构被破坏，胆汁则溢入窦周隙，继而进入肝血窦，从而机体出现黄疸。

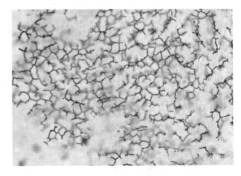

图 2 -26 胆小管光镜图（镀银染色）
胆小管呈黑色

（二）门管区

相邻肝小叶之间呈三角形或椭圆形的结缔组织小区，称门管区（portal area），每个肝小叶周围有3 ~4 个门管区。门管区内有小叶间静脉、小叶间动脉和小叶间胆管（图 2 -27）。小叶间静脉是门静脉的分支，管腔较大而不规则，管壁薄；小叶间动脉是肝动脉的分支，管腔小，管壁相对较厚。小叶间胆管管壁为单层立方上皮，它们向肝门方向汇集，最后形成左、右肝管出肝。

（三）肝内血液循环

肝血供丰富，通常分为功能性血管和营养性血管，接受门静脉和肝动脉的双重血液供应，成人肝每分钟血流量为 1500 ~ 2000ml，占心搏出量的 30% ~40% 。

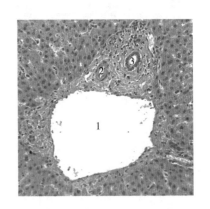

图 2 -27 肝门管区光镜图
1. 小叶间静脉，2. 小叶间动脉，3. 小叶间胆管

1. 门静脉 是肝的功能性血管，主要收集胃肠静脉和脾静脉的血流，将胃肠道吸收的营养和某些有毒物质输入肝内进行代谢和加工处理。门静脉入肝后逐渐分支形成小叶间静脉，它在行进中不断分出侧支供应肝组织，其分支的末端与肝血窦相连，将门静脉血输入肝小叶内。

2. 肝动脉 是肝的营养性血管，为肝提供氧及其他器官的代谢产物。肝动脉分支形成小叶间动脉，与小叶间静脉伴行，其分支末端也与肝血窦相连。因此，肝血窦内含有门静脉和肝动脉的混合血液。肝血窦的血液从小叶周边流向中央，汇入中央静脉。中央静脉垂直注入小叶下静脉，进而汇合成 2 ~ 3 条肝静脉，出肝后汇入下腔静脉。

（四）肝的胆汁形成和排出途径

肝细胞吸收血浆中的胆红素后，经滑面内质网内的葡萄糖醛酸转移酶的作用，转化为水溶性的结合胆红素，释放入胆小管，与胆盐和胆固醇等共同组成胆汁，成人每天可分泌胆汁 600～1000ml。胆小管于小叶周边汇合形成短小的闰管或赫令管（Hering canal）。闰管与小叶间胆管相连，小叶间胆管向肝门方向汇集，最后形成左、右肝管出肝，在肝外汇成肝总管，再由胆囊管入胆囊，或经胆总管入十二指肠。

（五）肝的再生

肝的重要特征之一是它具有强大的再生能力。正常人体的肝细胞是一种长寿命细胞，极少见分裂象。但在肝受损害后，尤其在肝大部分（2/3）切除后，在残余肝不发生炎症和纤维增生的情况下，肝细胞迅速出现快速活跃的分裂增殖，并能精确地调控自身体积的大小。动物实验证明，肝被切除 3/4后，肝的生理功能仍可维持，并逐渐恢复原来的重量。肝病患者施行大部或部分肝切除后也有再生能力，但因病变情况而异，一般可在半年内恢复正常肝体积。肝的再生受肝内外诸多因子的调控，在肝受损害或部分切除后，这些因子通过肝细胞相应受体作用于肝细胞，启动并促进肝细胞的增殖。

四、胆囊与胆管

（一）胆囊

胆囊分底、体、颈三部分，颈部连胆囊管。胆囊壁由黏膜、肌层和外膜三层组成（图 2－28）。

1. 黏膜　有许多高而分支的皱襞突入腔内。胆囊收缩排空时，皱襞高大而分支；胆囊充盈扩张时，皱襞减少变矮。黏膜上皮为单层柱状上皮，游离面有微绒毛。固有层为薄层结缔组织，含有丰富的小血管，无腺体，但皱襞之间的上皮常向固有层凹陷，形成黏膜窦。胆囊扩张时，黏膜窦消失。窦内易有细菌或异物存留，引起炎症。

2. 肌层　平滑肌厚薄不一，胆囊底部较厚，颈部次之，体部最薄。

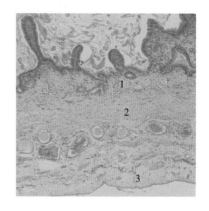

图 2－28　胆囊光镜图
1. 黏膜，2. 肌层，3. 外膜

3. 外膜　较厚，大部分为浆膜，少部分为纤维膜，外膜内含有丰富的小血管、淋巴管和神经丛。

胆囊的功能是贮存和浓缩胆汁。胆囊的容量为 40～70ml，从肝排出的胆汁流入舒张的胆囊内贮存。胆囊上皮细胞能主动吸收胆汁中的水和无机盐，使胆汁浓缩。进食后，尤其进高脂肪食物后，在小肠分泌的胆囊收缩素－促胰酶素作用下，胆囊持续收缩 30～60 分钟，胆总管括约肌松弛，将胆汁排入肠腔。

（二）胆管

肝外胆管管壁分黏膜、肌层和外膜三层。胆总管黏膜的上皮为单层柱状，有杯状细胞，固有层很薄，内有黏液性腺。肝管和胆总管的上 1/3 段肌层很薄，平滑肌分散；胆总管的中 1/3 段肌层渐厚，尤其是纵行平滑肌增多；胆总管下 1/3 段的肌层分内环行、外纵行两层。胆总管在与胰管汇合后，穿入十二指肠壁，局部扩大形成壶腹，此处的环行平滑肌增厚，形成壶腹括约肌，其舒缩作用控制了胆汁和胰液的排出。胆管外膜为较厚的结缔组织。

第三节　消化系统的发生

一、咽的发生及咽囊的演变

原始咽为消化管头端的膨大部，起自口咽膜，止于喉气管憩室起始部；呈左右宽、腹背窄，头端宽、尾端窄的扁漏斗形。口咽膜于第4周破裂，原始咽借原始口腔和原始鼻腔与外界相通。原始咽侧壁有5对膨向外侧的囊状突起称咽囊，分别与外侧的鳃沟相对。随着胚胎的发育，咽囊演化为一些重要的器官（图2-29）。

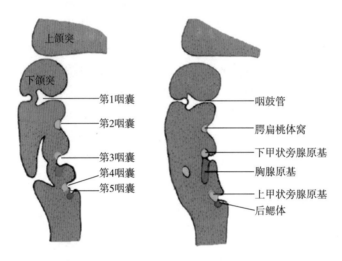

图2-29　咽囊的演化示意图

第1对咽囊：伸长演化为咽鼓管，末端膨大演化为中耳鼓室；第1鳃膜形成鼓膜，第1鳃沟形成外耳道。

第2对咽囊：演化为腭扁桃体，其内胚层细胞分化为扁桃体的表面上皮；上皮下的间充质分化为网状组织。

第3对咽囊：腹侧细胞增生，形成左右两条细胞索，为胸腺原基。胸腺原基的细胞分化为胸腺上皮细胞，由造血器官迁来的淋巴性造血干细胞增殖，分化为胸腺细胞。背侧细胞增生，下移至甲状腺原基背侧，分化为下一对甲状旁腺。

第4对咽囊：背侧细胞增生，并迁移至甲状腺背侧上方，形成上一对甲状旁腺；腹侧细胞逐渐退化。

第5对咽囊：形成一细胞团，称后鳃体（ultimobranchial body）。其部分细胞迁入甲状腺内，分化为滤泡旁细胞。也有学者认为，滤泡旁细胞来源于神经嵴细胞。

原始咽的其余部分形成咽，尾端与食管相通。

二、食管、胃的发生

原始咽尾侧的一段原始消化管起初较短，后随颈和胸部器官的发育而延长成为食管。其表面上皮由单层转变为复层，导致管腔极为狭窄甚至一度闭锁，至第8周管腔重新出现。

第4～5周时，食管尾侧的前肠膨大成梭形，为胃的原基。其背侧缘生长较快，形成胃大弯；腹侧缘生长较慢，形成胃小弯；胃大弯头端膨隆，形成胃底。胃背系膜发育快并突向左侧的网膜囊，使胃大弯由背侧转向左侧，胃小弯由腹侧转向右侧。胃沿胚体纵轴顺时针旋转 90°，并由原来的垂直方位变成由左上至右下的斜行方位（图 2 - 30）。

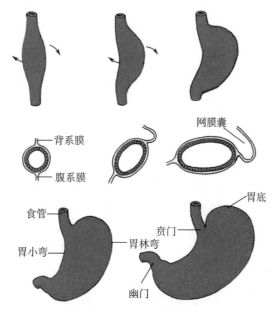

图 2 - 30　胃发生示意图

三、肠的发生

肠由胃以下的原始消化管分化而成。肠最初为一条直管，以背系膜连于腹后壁。第 5 周，由于肠的生长速度快，致使肠管向腹部弯曲而形成 U 形中肠襻（midgut loop），其背系膜内有肠系膜上动脉。中肠襻顶端连于卵黄蒂，以卵黄蒂为界，分为头支和尾支，尾支近卵黄蒂处形成突起，称盲肠突（cecal bud），为小肠和大肠的分界线，是盲肠和阑尾的原基（图 2 - 31）。

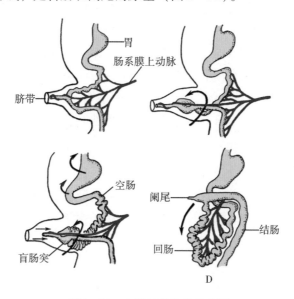

图 2 - 31　中肠襻的旋转示意图

肠祥生长迅速，至第 6 周，由于肝、肾的发育，腹腔容积相对减小，致使肠祥突入脐带内的胚外体腔，即脐腔（umbilical coelom），形成生理性脐疝。肠祥在脐腔中生长的同时，以肠系膜上动脉为轴作逆时针 90°旋转（腹面观），使肠祥由矢状位转为水平位，头支从上方转到右侧，尾支从下方转到左侧。第 10 周，由于腹腔容积增大，脐腔内肠祥陆续返回腹腔，脐腔闭锁。肠祥退回腹腔的过程中，头支在先，尾支随后，继续作逆时针旋转 180°。头支的头端转至左侧，头支演化为空肠和回肠的大部分，位于腹腔的中部；尾支的头端转向右侧，尾支主要演化为结肠，位居腹腔周边。盲肠突最初位于肝下，后降至右髂窝，升结肠随之形成。盲肠突的近段发育为盲肠，远段形成阑尾。随之，后肠前段形成横结肠左 1/3、降结肠和乙状结肠。

后肠的末段膨大，称泄殖腔，其腹侧与尿囊相连，腹侧末端有泄殖腔膜封闭。第 6 ~ 7 周，后肠与尿囊之间的间充质增生，形成尿直肠隔。其向尾端生长，抵达泄殖腔膜并与之融合，将泄殖腔分隔成背侧的原始直肠和腹侧的尿生殖窦。原始直肠将分化为直肠和肛管上段，尿生殖窦分化为膀胱和尿道。泄殖腔膜也被分为腹侧的尿生殖膜和背侧的肛膜。肛膜外下方有一浅凹，称肛凹。第 8 周时，肛膜破裂，肛凹加深，演化为肛管下段。肛管上段的上皮源于内胚层，肛管下段的上皮源于外胚层，两者分界线为齿状线。

四、肝和胆道系的发生

人胚发育第 4 周初，前肠末端腹侧壁的内胚层细胞增生，形成一向外突出的囊状肝憩室（hepatic diverticulum），为肝和胆的原基（图 2 – 32）。

（一）肝的发生

肝憩室生长迅速并伸入到原始横膈内。憩室末端膨大，分为头、尾两支。头支较大，形成肝的原基，尾支较小，形成胆囊及胆道的原基。头支生长迅速，很快形成树枝状分支，其近端分化为肝管及小叶间胆管，末端分支旺盛，形成肝细胞索，肝索上下叠加形成肝板，肝板互相连接成网。网间隙为肝血窦，由卵黄静脉和脐静脉反复分支形成。肝板与肝血窦围绕中央静脉，共同形成肝小叶。肝周围的原始横膈的间充质分化成肝被膜和肝内结缔组织。发育至第 8 周，肝细胞之间形成胆小管；第 3 个月开始合成胆汁。

胚胎肝的功能十分活跃，第 6 周时，造血干细胞从卵黄囊壁迁入肝，在肝血窦内外形成大量原始血细胞集落，开始造血，以红细胞为主，也有少量粒细胞系和巨核细胞系的细胞。第 6 个月之后肝脏造血功能逐渐降低，至出生时基本停止。目前已可分离胎肝的造血干细胞并用于某些血液病的治疗。胎胎早期肝细胞就开始合成并分泌多种血浆蛋白和甲胎蛋白（α – fetal protein，AFP）。至第 5 ~ 6 个月，几乎所有肝细胞都能合成 AFP。此后，肝脏 AFP 合成功能逐渐减弱，出生后不久即停止。正常成人 AFP 含量极低。在病理状态下，AFP 含量明显升高时，有助于原发性肝癌的诊断，也可用于提示肝癌手术切除的疗效。

（二）胆囊的发生

肝憩室尾支的近端伸长形成胆囊管，远端扩大形成胆囊。肝憩室的基部发育为胆总管，最初开口于十二指肠腹侧壁，后随十二指肠转位，开口逐渐移至十二指肠背侧，并与胰腺导管合并共同开口于十二指肠。

五、胰腺的发生

第 4 周末，前肠末端腹侧近肝憩室的尾缘，内胚层细胞增生，向外突出形成腹胰芽（ventral pancreas bud），其对侧细胞也增生形成背胰芽（dorsal pancreas bud），它们将分别形成腹胰和背胰。由于胃和十二指肠的旋转和肠壁的不均等生长，致使腹胰转向右侧，背胰转向左侧，进而腹胰转至背胰的下方并与之融合，形成单一的胰腺。在发育过程中，胰芽反复分支，形成各级导管及其末端的腺泡；一些上皮细胞游离进入间充质，分化为胰岛。腹胰形成胰头下半部，背胰形成胰头上半部、胰体和胰尾。腹胰管与背胰管远侧端通连，形成胰腺的主胰管，与胆总管汇合共同开口于十二指肠。背胰的近端导管退化或形成副胰管，可直接开口于十二指肠（图2-32）。第5个月胰岛开始行使内分泌功能。

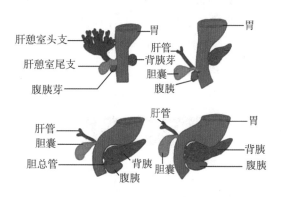

图2-32 肝、胆、胰的发生示意图

六、消化系统先天畸形

1. 甲状舌管囊肿 由于连接舌与甲状腺的甲状舌管未完全退化，残存部分的上皮细胞分化为黏液性细胞，黏液聚集形成小的囊肿，并可随吞咽活动上下移动。囊肿过于胀大时可发生穿孔，开口于皮肤或舌盲孔处，称甲状舌管瘘。

2. 消化管狭窄或闭锁 常见于食管和十二指肠。在其发生过程中，管壁曾一度出现上皮细胞过度增生，致使管腔狭窄或闭锁，当管腔重建受阻时，则引起管腔的狭窄或闭锁。

3. 回肠憩室 又称梅克尔憩室（Meckel's diverticulum），由卵黄蒂近端退化不全引起，表现为距回盲部40~50cm处回肠壁上的囊状突起，其顶端可有一纤维索连于脐（图2-33）。患者多无症状，偶尔可引起肠梗阻或肠扭转。

4. 脐瘘 又称脐粪瘘，由于卵黄蒂未退化，在脐与肠之间残存一瘘管所致。当腹压增高时，粪便可通过瘘管从脐部溢出（图2-33）。

5. 先天性脐疝 由于脐腔未能闭锁，导致脐部仍留有一腔与腹腔相通。当腹内压增高时，肠管便从脐部膨出，甚至造成嵌顿疝（图2-33）。

6. 先天性巨结肠 又称Hirschsprung病，多见于乙状结肠。由于神经嵴细胞未能迁至该处肠壁中，致使壁内副交感神经节细胞缺如。肠壁收缩无力，肠腔内容物淤积，久之造成肠管扩大，形成巨结肠。

7. 肛门闭锁 由于肛膜闭锁或肛凹未能与直肠末端相通所致，该畸形常伴有各种直肠瘘（图2-34）。

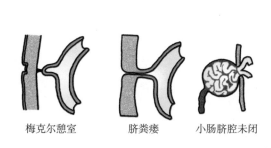

图2-33 梅克尔憩室、脐粪瘘及先天性脐疝示意图

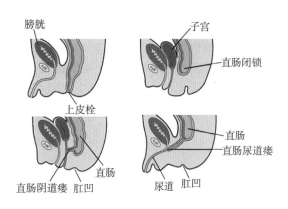

图2-34 肛门闭锁示意图

8. 肠袢转位异常 肠袢在发育过程中未发生旋转或转位不全或反向转位所致,可表现为左位阑尾和肝、右位胃和乙状结肠等,并可影响胸腔器官,形成右位心。这类异常又统称内脏反位,临床中易致误诊。

9. 消化系统的其他先天畸形 包括胆管闭锁和环状胰等。肝内、外胆道在发育过程中也出现过管腔暂时性闭锁,之后重建的演变过程,如管腔重建受阻,可能导致胆管闭锁,常于出生后出现先天性新生儿阻塞性黄疸。腹胰转位或背腹两胰融合过程的异常,可形成环绕十二指肠的环状胰(anular pancreas),压迫十二指肠和胆总管,甚至引起十二指肠梗阻。

目标检测

答案解析

一、单项选择题

1. 消化道管壁分层描述正确的是
   - A. 内膜、中膜、外膜
   - B. 内膜、中膜、浆膜
   - C. 内膜、中膜、纤维膜
   - D. 内皮、肌层、纤维膜
   - E. 黏膜、黏膜下层、肌层、外膜

2. 消化管壁内的神经丛可位于
   - A. 黏膜层
   - B. 固有膜
   - C. 肌层
   - D. 外膜
   - E. 以上均不对

3. 以下描述中与壁细胞无关的是
   - A. 细胞质嗜酸性
   - B. 可分泌盐酸
   - C. 胞质内富含酶原颗粒
   - D. 细胞核圆而深染
   - E. 细胞内含内分泌小管

4. 消化管的潘氏细胞分布在
   - A. 胃幽门腺底部
   - B. 小肠腺底部
   - C. 大肠腺底部
   - D. 胃底腺底部
   - E. 以上都对

5. 可因下列细胞退化所致糖尿病的是
   - A. 胰岛 A 细胞
   - B. 胰岛 B 细胞
   - C. 胰岛 D 细胞
   - D. 胰岛 PP 细胞
   - E. 泡心细胞

6. 窦周隙存在于
   - A. 肝小叶之间
   - B. 肝细胞之间
   - C. 肝细胞和胆小管
   - D. 肝板之间
   - E. 肝细胞与内皮之间

二、问答题

1. 简述消化管壁的一般结构特点。
2. 比较胃黏膜和小肠黏膜的异同及其与功能关系。
3. 试述小肠绒毛结构及其与功能的关系。
4. 简述肝小叶的基本结构。

第三章 消化系统功能

1. 掌握 消化道平滑肌的生理特性；胃液的组成、作用及消化期胃液分泌的调节；胃的运动形式；胰液的成分、作用及调节；胆汁的作用、分泌和排放；消化期小肠的运动形式；小肠内主要营养物质的吸收；胆汁酸和胆色素的代谢，黄疸的类型。

2. 熟悉 消化道的神经支配；胃肠激素对消化器官功能活动的调节；影响胃液分泌的几种主要内源性物质；胃的排空和呕吐；吸收的部位和途经；生物转化的反应类型和特点。

3. 了解 消化腺的分泌功能；唾液及分泌、咀嚼与吞咽；小肠液的分泌；肝脏功能概述；大肠的消化和吸收功能以及胆汁酸的功能。

4. 学会观察消化道平滑肌正常运动以及乙酰胆碱、去甲肾上腺素等因素对其影响的实验方法；学会对黄疸的类型进行初步分析和鉴别。

⇒ **案例引导**

临床案例 患者，男，55 岁，近一年反复出现进餐后上腹疼痛，偶有嗳气、反酸，无呕吐，无黑便，经胃镜检查后诊断为胃溃疡，幽门螺杆菌（＋）。

讨论 1. 生理情况下胃黏膜的防御机制有哪些？
2. 分析患者出现上述表现的原因和机制。

第一节 概 述

消化系统的基本功能是消化食物和吸收营养物质，为机体提供水、电解质及各种营养物质，以满足机体新陈代谢的需要，还能排泄某些代谢产物，主要包括以下几个方面的活动：①将摄入的食物进行研磨并同消化液混合形成食糜，通过消化道的运动将内容物向下推进；②分泌消化液并对各种食物进行消化；③吸收各种营养物质；④消化活动的调节。

人体需要从外界摄入的物质有六大类，包括水、无机盐、维生素和蛋白质、脂肪、糖类；其中前三类属于小分子物质，不需要消化就可以被机体吸收利用，后三类为天然大分子物质，不能被机体直接利用，需要在消化道内被分解为小分子物质后，才能被机体吸收利用。

食物在消化道内被分解为可吸收的小分子物质的过程，称为消化（digestion）。消化有两种方式：一是机械性消化（mechanical digestion），即通过咀嚼、吞咽和消化道肌肉的收缩和舒张，将食物磨碎，并使之与消化液充分混合，同时把食物不断向消化道的远端推送；二是化学性消化（chemical digestion），即通过消化腺分泌消化液，由消化液中的酶分别把蛋白质、脂肪和糖类等大分子物质分解为可被吸收的小分子物质。这两种消化方式相互配合，共同作用，为消化道内各种营养物质分解成为可吸收状态创造有利条件。消化道内的水、维生素、无机盐及消化后的各种营养成分透过消化道黏膜进入血液或淋巴液的过程，称为吸收（absorption）。消化和吸收两个相辅相成、紧密联系，并受神经和体液因素的调节。未被消化和吸收的食物残渣则以粪便的形式被排出体外。

一、消化道平滑肌的生理特性

（一）消化道平滑肌的一般生理特性

人的消化道是由口腔、咽、食管、胃、小肠、大肠和肛门共同组成的肌性管道。在整个消化道中，除口腔、咽、食管上端的肌组织以及肛门外括约肌为骨骼肌外，其余部分的肌组织均属于平滑肌。消化道通过这些肌肉的舒缩活动完成对食物的机械性消化；同时消化道的运动对食物的化学性消化和吸收也有促进作用。

消化道平滑肌和其他肌肉组织一样，具有兴奋性、传导性和收缩性，但这些特性的表现均有其自身的特点。

1. 对牵张、温度和化学刺激敏感 消化道平滑肌对电刺激不敏感，而对机械牵拉、温度和化学性刺激较为敏感。消化道平滑肌的这一特性与它所处的生理环境密切相关。例如，温度升高、乙酰胆碱、突然牵拉胃肠等均可引起平滑肌收缩，而肾上腺素可使平滑肌舒张。

2. 紧张性收缩 消化道平滑肌经常保持在一种微弱的持续收缩状态，即具有一定的紧张性。这对于维持消化道腔内的基础压力、保持胃肠的形状和位置具有重要的生理意义。平滑肌的各种收缩活动也都在紧张性的基础上进行。

3. 富有伸展性 作为中空容纳性器官，消化道平滑肌能适应接纳食物的需要进行很大的伸展，可比原长度长 2 ~ 3 倍，以增加其容积。这有利于消化道容纳更多的食物而不发生明显的压力变化和运动障碍。

4. 自动节律性 消化道平滑肌在离体后，置于适宜的人工环境内仍能自动进行良好的节律性收缩和舒张，但其节律较慢，远不如心肌规则。

5. 兴奋性较低，收缩缓慢 消化道平滑肌的兴奋性较骨骼肌低，其收缩的潜伏期、收缩期和舒张期所占的时间均比骨骼肌长很多，一次舒缩时程可达 20 秒以上，而且变异较大。这一特点与平滑肌细胞 ATP 水解过程和横桥构型变化缓慢、肌质网不发达、Ca^{2+} 回收较慢有关。

（二）消化道平滑肌的电生理特性

消化道平滑肌细胞的电活动较骨骼肌复杂，其电位变化主要有静息电位、慢波电位和动作电位等三种形式。平滑肌的电生理特性与其收缩特性密切相关。

1. 静息电位 消化道平滑肌细胞的静息电位较小，极不稳定，波动较大，实测值为 $-50 \sim -60mV$。主要由 K^+ 外流产生；此外，Na^+、Cl^-、Ca^{2+} 和生电性钠泵等也都参与静息电位的形成，这可能是其绝对值略小于骨骼肌和神经细胞的原因。

2. 慢波电位 安静状态下，消化道平滑肌细胞在静息电位的基础上，自动产生节律性的轻度去极化和复极化的电位波动，由于其频率较慢，故称为慢波（slow wave）；因其决定着消化道平滑肌的收缩节律，故又称基本电节律（basal electrical rhythm，BER）。消化道不同部位平滑肌的慢波频率不同，在人类，胃的慢波频率 3 次/分，十二指肠 12 次/分，回肠末端为 8 ~ 9 次/分。慢波的幅度为 10 ~ 15mV，持续时间为数秒至十几秒。

慢波起源于消化道纵行肌和环行肌之间的 Cajal 间质细胞（interstitial cell of Cajal，ICC）。ICC 是一种兼有成纤维细胞和平滑肌细胞特性的间质细胞，具有较长的突起并相互连接，也连接平滑肌细胞，在连接处形成缝隙连接。ICC 产生的慢波可以电紧张的形式通过低电阻的缝隙连接快速传给纵行肌和环行肌层。实验表明，慢波活动受自主神经调节，交感神经活动增强时，慢波的幅度减小；副交感神经活动增强时，其幅度则增加。但去除平滑肌的神经支配或用药物阻断神经冲动后，慢波仍然存在，提示慢波的产生并不依赖于神经。实验还观察到，在纵行肌和环行肌交界处慢波波幅最大，并从交界向两肌层传播；若去除两肌层交界处的 ICC，慢波消失；电刺激带有 ICC 的游离小肠肌条可产生慢波。表明 ICC 是慢波产生的必要条件。关于慢波产生的离子基础，目前尚不十分清楚。实验提示，它的产生可能与细胞膜上生电性钠泵的周期性减弱或停止有关。

3. 动作电位 当 BER 的电位波动使细胞膜去极化达到阈电位时，可触发一个或多个动作电位，随后出现肌肉收缩。消化道平滑肌细胞动作电位的去极化主要由一种开放较慢的通道介导的内向离子流（主要是 Ca^{2+}，也有 Na^+）引起，复极化是由 K^+ 通道开放，K^+ 外流所致。锋电位上升较慢，幅值较低，持续时间较长（$10 \sim 20ms$），频率 $1 \sim 10$ 次/秒。动作电位数目的多少与肌肉收缩的幅度之间存在很好的相关性，每个慢波上出现的动作电位数目越多，触发平滑肌收缩的 Ca^{2+} 内流量越多，肌肉收缩力越大（图 3-1）。

平滑肌细胞存在机械阈（mechanical threshold）和电阈（electrical threshold）两个临界膜电位值。当慢波去极化达到或超过机械阈时，细胞内 Ca^{2+} 浓度增加到足以激活肌细胞收缩水平，平滑肌细胞出现小幅度收缩，收缩幅度与慢波幅度呈正相关；当慢波去极化达到或超过电阈时，可引发动作电位，由于此时 Ca^{2+} 内流量远大于慢波去极化达机械阈时的 Ca^{2+} 内流量，所以平滑肌收缩幅度明显增大，并随动作电位频率的增高而加大。可见，动作电位与收缩之间存在很好的相关性，每个慢波上所出现的动作电位数目可作为收缩力大小的指标。

综上所述，BER 是平滑肌的起步电位，控制着平滑肌收缩的节律，并决定消化道运动的方向、节律和速度。

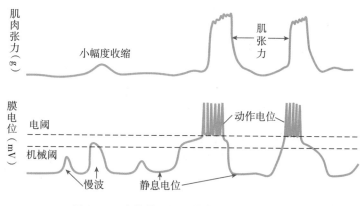

图 3-1 消化道平滑肌的电活动与收缩形式

二、消化腺的分泌功能

人每日由各种消化腺分泌的消化液总量可达 $6 \sim 8L$。消化液主要由有机物（主要含多种消化酶、黏液、抗体等）、离子和水组成。消化液的主要功能为：①稀释食物，使胃肠内容物与血浆渗透压接近，以利于吸收；②提供适宜的 pH 环境，以适应消化酶活性的需要；③由多种消化酶水解食物中的大分子营养物质，使之便于被吸收；④通过分泌黏液、抗体和大量液体，保护消化道黏膜，以防物理性和化学性损伤。

消化腺分泌消化液是腺细胞主动活动的过程，它包括从血液内摄取原料，在细胞内合成分泌物，以酶原颗粒和囊泡等形式存储以及将分泌物由细胞内排出等一系列复杂活动。对消化腺分泌细胞的兴奋 - 分泌耦联的研究表明，腺细胞膜中存在着多种受体，不同的刺激物与相应的受体结合，可引起细胞内一系列的生化反应，最终导致分泌物的释放。

三、消化道的神经支配

(一) 外来神经

支配消化道的自主神经被称为外来神经,包括交感神经和副交感神经。除口腔、咽、食管上段和肛门外括约肌外,几乎整个消化道都受副交感神经和交感神经双重支配,其中以副交感神经对胃肠功能的作用为主。

1. 副交感神经 支配消化道的副交感神经主要来自迷走神经和盆神经,其节前纤维直接终止于消化道的壁内神经元,与壁内神经元形成突触,然后发出节后纤维支配消化道的腺细胞、上皮细胞和平滑肌细胞 (图 3 - 2)。副交感神经的大部分节后纤维释放的递质是乙酰胆碱 (acetylcholine,ACh),通过激活 M 受体,作用于胃肠道平滑肌和消化腺,促进消化道的运动和消化腺的分泌,但对消化道的括约肌则起抑制作用,这一作用可被阿托品 (atropine) 阻断。少数副交感神经节后纤维释放某些肽类物质,如血管活性肠肽 (vasoactive intestinal peptide,VIP)、P 物质、脑啡肽和生长抑素 (somatostatin,SS) 等,因而有肽能神经之称,在胃的容受性舒张、机械刺激引起的小肠充血等过程中起调节作用。

2. 交感神经 支配消化道的交感神经节前纤维来自第 5 胸段至第 2 腰段脊髓侧角,在腹腔神经节和肠系膜神经节内换元后,节后纤维分布到胃、小肠和大肠。节后纤维末梢释放的递质为去甲肾上腺素。可抑制内在神经丛的活动,使胃肠运动减弱,消化腺分泌减少,而消化道括约肌收缩。

(二) 内在神经丛

消化道除受外来自主神经支配外,还受内在神经系统的调控。胃肠道的内在神经系统又称为肠神经系统 (enteric nervous system,ENS),是由大量不同类型的神经元和神经纤维组成的复杂的神经网络,分布于食管中段到肛门的绝大部分消化道管壁内。内在神经丛由无数的神经元和神经纤维组成,神经元包括感觉神经元、运动神经元和大量中间神经元,各种神经元之间通过短的神经纤维形成网络联系,把胃肠壁的各种感受器和效应器联系在一起,构成了一个相对独立而完整的网络整合系统,因此有"肠脑 (gut brain)"之称,可通过局部反射对胃肠道活动发挥重要的调节作用。切除外来神经后,食物对胃肠道的刺激仍能引起胃肠运动及腺体分泌,此时的作用主要是通过内在神经系统的局部反射来完成,但在完整的机体内,ENS 的活动受副交感和交感神经的调节。

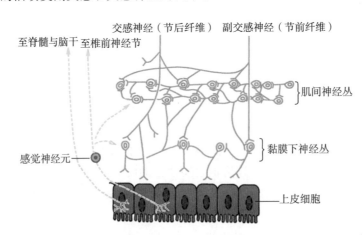

图 3 - 2 消化道内在神经丛与外来神经的关系示意图

肠神经系统根据所在位置分为黏膜下神经丛 (submucosal plexus) 和肌间神经丛 (myenteric plexus),两者合称为壁内神经丛 (图 3 - 2)。①黏膜下神经丛:位于消化道黏膜下层,主要调节腺细胞和上皮细胞的功能,也可支配黏膜下血管,调节胃肠道的局部血流量;②肌间神经丛:位于环行肌与纵行肌之间，主要支配平滑肌，调节胃肠运动，包括胃肠紧张性收缩、节律性收缩的强度与频率等。两种神经丛之间还存在着复杂的纤维联系。

四、消化道的内分泌功能

（一）消化道的内分泌细胞

在胃肠道黏膜内存在着 40 多种内分泌细胞，常单个散在于胃肠道黏膜上皮细胞之间，不同类型内分泌细胞的分布各异。消化道的内分泌细胞包括两种类型：开放型细胞和闭合型细胞（图 3 - 3）。

1. 开放型细胞　大部分胃肠道内分泌细胞属于开放型细胞，其细胞呈锥形，顶端有微绒毛突起伸入胃肠腔内，直接感受胃肠腔内食物成分和 pH 的刺激，触发细胞的分泌活动；开放型细胞的细胞核大，密度低，线粒体散布于分泌颗粒之间，分泌颗粒集中在细胞基底部，如分泌促胃液素的 G 细胞。

2. 封闭型细胞　少数胃肠内分泌细胞属于封闭型细胞。细胞顶端无微绒毛，不直接接触胃肠腔内环境，主要分布在胃底、胃体的泌酸区和胰岛内。细胞呈卵圆形、锥形，位于基膜上，核居中，核下聚集分泌颗粒，其分泌受神经和周围内环境变化的影响，如分泌生长抑素的 D 细胞。

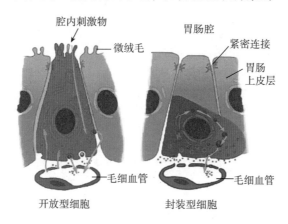

图 3 - 3　消化道开放型与封闭型内分泌细胞模式图

（二）APUD 细胞的概念

APUD 细胞（amine precursor uptake and decarboxylation cell）是指体内具有摄取胺的前体、进行脱羧而产生肽类或活性胺能力的内分泌细胞的统称，来源于胚胎外胚层的神经内分泌程序细胞。消化道内所有内分泌细胞都属于 APUD 细胞。截至目前，除了消化道，丘脑、垂体、松果体、胰岛、呼吸道、泌尿生殖道、纵隔腹后壁的嗜铬组织、甲状腺、甲状旁腺、肾上腺髓质、交感神经节等部位也含有 APUD 细胞。

消化道黏膜中内分泌细胞的总数远超过体内其他内分泌细胞的总和，因此消化道被认为是体内最大也是最复杂的内分泌器官。由于这些内分泌细胞合成和释放的多种激素主要在消化道内发挥作用，因此把这些激素合称为胃肠激素（gastrointestinal hormone），又称胃肠肽（gastrointestinal peptide）。迄今已被鉴定的胃肠激素约 30 多种，其中主要的有促胃液素（胃泌素）、促胰液素、缩胆囊素（cholecystokinin，CCK）及抑胃肽（gastric inhibitory polypeptide，GIP）等，与神经系统共同调节着消化系统的运动、分泌和吸收功能。

（三）胃肠激素的分泌方式

胃肠激素分泌后作用于靶细胞的方式有多种。多数胃肠激素被直接释放入血液，经血液循环运输至靶器官或靶细胞起作用，称为远距分泌，如促胃液素、促胰液素、CCK、GIP 等；有些胃肠激素并不直接释放入血，而是通过细胞间隙扩散至周围邻近的靶细胞，在局部发挥作用，为旁分泌，如胃窦部和胰岛内的 D 细胞释放的生长抑素；促胃液素、胰多肽（pancreatic polypeptide，PP）等则沿着细胞与细胞之间的缝隙被直接释放进入胃、肠腔，再作用于靶细胞，这种方式为腔分泌。此外，VIP、P 物质和蛙皮素等胃肠激素可作为胃肠道肽能神经元的递质或调质而起作用，为神经分泌；还有些胃肠激素分泌到细胞外，扩散到细胞间隙，再反过来作用于分泌该激素的细胞自身，为自分泌。

（四）胃肠激素的生理作用

1. 调节消化腺的分泌和消化道的运动　这是胃肠激素的主要生理作用。几种主要胃肠激素的作用见表 3 - 1。

表 3 - 1　几种主要胃肠激素比较

名称	分泌细胞	分布部位	主要生理作用	引起释放的刺激因素
促胃液素	G 细胞	胃窦、十二指肠、空肠上段	促进胃酸和胃蛋白酶原分泌，使胃窦和幽门括约肌收缩，延缓胃排空，促进胃肠运动和胃肠上皮生长；促进胰液（主要是酶）分泌、胆汁分泌	蛋白质消化产物 迷走神经兴奋 胃窦部扩张
促胰液素	S 细胞	小肠上部	促进胰液和胆汁（主要是水和 HCO_3^-）的分泌，抑制胃酸分泌和胃肠运动，收缩幽门括约肌，抑制胃排空，促进胰腺组织生长	盐酸 蛋白质消化产物 脂肪酸
缩胆囊素（CCK）	I 细胞	小肠上部	促进胰液（胰酶）分泌、胆囊收缩，增强小肠和结肠运动，抑制胃排空，增强幽门括约肌收缩，松弛 Oddi 括约肌，促进胰腺组织生长	蛋白质消化产物 脂肪酸 盐酸
抑胃肽（GIP）	K 细胞	小肠上部	促进胰岛素分泌，抑制胃酸和胃蛋白酶分泌，抑制胃排空	葡萄糖 脂肪酸 氨基酸
胃动素	Mo 细胞	小肠	促进消化间期胃和小肠的运动	迷走神经 盐酸 脂肪
生长抑素（SS）	D 细胞	胃、小肠、胰等	抑制胃液、胰液分泌，抑制促胃液素、促胰液素和胰岛素的分泌	蛋白 脂肪酸 盐酸

2. 调节其他激素的释放　食物消化时，从胃肠释放的抑胃肽（gastric inhibitory polypeptide，GIP）有很强的刺激胰岛素分泌的作用。因此，与静脉注射相同剂量的葡萄糖比较，口服葡萄糖能引起更多的胰岛素分泌。此外影响其他激素释放的胃肠激素还有生长抑素、胰多肽、VIP、促胃液素释放肽等，它们对生长激素、胰岛素、胰高血糖素、促胃液素等的释放均有调节作用。

3. 营养作用　有些胃肠激素具有刺激消化道组织的代谢和促进生长的作用，称为营养作用（trophic action）。例如，胃泌素能刺激胃泌酸部位黏膜和十二指肠黏膜的蛋白质、RNA 和 DNA 的合成，从而促进其生长。此外小肠黏膜内 I 细胞释放的缩胆囊素也具有重要的营养作用，它能引起胰腺内 DNA、RNA 和蛋白质的合成增加，促进胰腺外分泌组织的生长。

有些激素除了存在于胃肠道外，还同时存在于脑组织内，在脑和胃肠道中双重分布的肽类物质被统称为脑 - 肠肽（brain - gut peptide）。脑肠肽不仅在外周调节着胃肠道的各种功能，而且在中枢也参与对胃肠道生理功能的调节。已知的脑肠肽有促胃液素、缩胆囊素、P 物质、生长抑素、神经降压素等 20 余种。

第二节 口腔内消化和吞咽

食物的消化是从口腔开始的，其停留时间为 15~20 秒。在口腔内，食物通过咀嚼磨碎，与唾液混合，形成食团而被吞咽。唾液中的酶对食物有较弱的化学性消化作用。

一、唾液的分泌

人的口腔内有三对大唾液腺，即腮腺、下颌下腺和舌下腺，此外还有无数散在分布的小唾液腺。唾液（saliva 或 salivary juice）就是由这些大小唾液腺分泌的混合液。

（一）唾液的性质、成分及作用

唾液为无色无味近于中性（pH 6.7~7.1）的低渗黏稠液体。成人每日分泌量为 1~1.5L。唾液中水分约占 99%。有机物主要为黏蛋白、唾液淀粉酶（salivary amylase）、溶菌酶、免疫球蛋白（IgA、IgG、IgM）、激肽释放酶和血型物质等。无机物有 Na^+、K^+、Ca^{2+}、Cl^- 和 SCN^-（硫氰酸盐）等，与血浆大致相同。此外，还含有一定量的气体，如 O_2、N_2、NH_3 和 CO_2。

唾液的生理作用包括：①湿润和溶解食物，使之便于吞咽，并有助于引起味觉；②唾液淀粉酶可水解少量淀粉为麦芽糖，该酶的最适 pH 为 7.0，pH 低于 4.5 时将完全失活，因此随食物入胃后不久便失去作用；③清洁和保护口腔，清除口腔内食物残渣，唾液中的溶菌酶和免疫球蛋白有杀灭细菌和病毒的作用；④排泄作用：进入体内的某些异物（如铅、汞、碘、药物等）可随唾液排出，有些毒性很强的微生物如狂犬病毒、脊髓灰质炎病毒等也可通过唾液分泌而被排泄，具有传染性。

（二）唾液分泌的调节

在安静情况下，唾液约以 0.5ml/min 的速度分泌，量少稀薄，称为基础分泌（basic secretion），其主要功能是湿润口腔。进食时唾液分泌明显增多，完全属于神经反射性调节，包括条件反射和非条件反射。进食时，食物对舌、口腔和咽部黏膜的机械性、化学性和温热性刺激引起的唾液分泌为非条件反射性唾液分泌。其反射调节过程是：食物进入口腔，刺激舌、口腔和咽部黏膜的机械性、化学性和温热性感受器，冲动沿第Ⅴ、Ⅶ、Ⅸ、Ⅹ对脑神经传入，到达延髓的上涎核和下涎核初级中枢，以及下丘脑和大脑皮质的嗅觉、味觉感受区，然后通过第Ⅶ、Ⅸ对脑神经中的副交感和交感神经纤维到达唾液腺（以副交感神经为主）。副交感神经兴奋时，其末梢释放 ACh，作用于腺细胞膜上的 M 受体，引起细胞内 IP_3 生成，触发细胞内钙库释放 Ca^{2+}，使腺细胞分泌功能加强，腺体的肌上皮细胞收缩，腺体血管舒张，腺体血流量增加，最终使唾液分泌增多。副交感神经兴奋引起的唾液分泌，主要为量多而固体成分少的稀薄的唾液分泌。M 受体拮抗剂阿托品（atropine）可阻断上述作用而抑制唾液分泌。唾液腺还受交感神经的支配。交感节后纤维末梢释放的去甲肾上腺素，可作用于腺细胞膜上的 β 受体，引起细胞内 cAMP 增高，使唾液腺分泌量少而固体成分多的黏稠的唾液。进食过程中，食物的性状、颜色、气味、进食环境、进食信号乃至语言文字描述引起的唾液分泌为条件反射性唾液分泌，是在大脑皮质参与下实现的。"望梅止渴"是条件反射性唾液分泌的典型例子。

其他因素如前列腺素能通过 ACh 释放间接促进唾液分泌，血糖浓度升高可改变副交感中枢的兴奋性使唾液分泌增加。此外，在睡眠、疲劳、失水、恐惧等情况下，可通过抑制延髓唾液分泌中枢的活动使唾液分泌减少（图 3-4）。

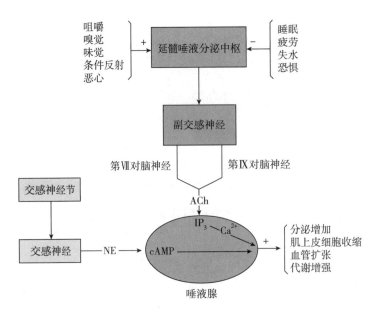

图 3-4　唾液分泌的神经调节

二、咀嚼和吞咽

（一）咀嚼

咀嚼（mastication）是由咀嚼肌群按一定顺序收缩所完成的复杂的节律性动作。咀嚼肌（包括咬肌、颞肌、翼内肌、翼外肌等）属于骨骼肌，由躯体运动神经支配，可做随意运动，受大脑皮质控制。当食物触及齿龈、硬腭前部和舌表面时，口腔内感受器和咀嚼肌的本体感受器受到刺激，产生传入冲动，引起节律性的咀嚼活动。

咀嚼的作用是：①切碎、研磨、搅拌和湿润食物，使食物与唾液混合而成食团，便于吞咽；②使唾液淀粉酶与食物充分接触，利于化学性消化；③加强食物对口腔内各种感受器的刺激，反射性地引起胃、胰、肝和胆囊等消化器官的活动加强，为下一步消化和吸收做好准备。

（二）吞咽

吞咽（deglutition）是指口腔内的食团经咽和食管进入胃的过程。吞咽动作由口腔和咽、喉以及食管密切配合的一系列高度协调的反射活动组成。根据食团在吞咽时经过的部位不同，可将吞咽动作分为三个时期。

1. 口腔期　口腔期是指食团从口腔进入咽的时期。主要通过舌的运动把食团由舌背推向咽部。这是一种随意运动，受大脑皮质控制。

2. 咽期　咽期是指食团从咽部进入食管上端的时期。其基本过程是，食团刺激软腭和咽部的触觉感受器，冲动传到延髓和脑桥下端网状结构的吞咽中枢，引起一系列快速反射动作，包括软腭上举，咽后壁向前突出，以封闭鼻、口、喉通路，防止食物进入气管或逆流到鼻腔，食管上括约肌舒张，便于食团从咽部进入食管。

3. 食管期　食管期是指食团由食管上端经贲门进入胃的时期。当食团通过食管上端括约肌后，该括约肌反射性收缩，食管即产生由上而下的蠕动，将食团推送入胃。蠕动（peristalsis）是空腔器官平滑肌普遍存在的一种运动形式，由平滑肌的顺序舒缩引起，形成一种向前推进的波形运动。蠕动反射通常包含两个部分：一是食团上端食管的兴奋性反应，表现为环行肌收缩和纵行肌舒张；二是食团下端食管的抑制性反应，表现为纵行肌收缩和环行肌舒张。这样，在食团上端食管出现一收缩波，食团下端食管出现一舒张波，使食团受到挤压而被推送入胃。

吞咽过程所需时间很短，在直立位咽水时只需 1 秒，一般不超过 15 秒。昏迷或脑神经功能障碍（如偏瘫）的患者，因吞咽功能障碍，进食尤其是流质食物时容易误入气管。

在正常情况下，胃内的食糜或其他内容物不会向食管逆流。形态学观察表明，食管下端近胃贲门处解剖上并不存在括约肌，但此处有一段长 3~5cm 的高压区，其压力比胃内压高 5~10mmHg，成为阻止胃内容物逆流入食管的一道屏障，起到生理性括约肌的作用，故将其称为食管下括约肌（lower esophageal sphincter, LES）。LES 受迷走神经抑制性和兴奋性纤维的双重支配。当食物进入食管后，刺激食管壁上的机械感受器，迷走神经中的抑制性纤维兴奋，末梢释放 VIP 和 NO，LES 舒张，允许食物进入胃内；食团进入胃后，迷走神经的兴奋性纤维兴奋，末梢释放 ACh，LES 收缩，可防止胃内容物反流入食管。

体液因素也能影响食管下括约肌的活动，如食物入胃后，可引起促胃液素和胃动素等的释放，使 LES 收缩；而促胰液素、缩胆囊素等则能使其舒张。此外，妊娠、过量饮酒和吸烟等可使食管下括约肌的张力降低。

第三节　胃内消化

胃是消化道中最膨大的部分，其容量为 1~2L，具有暂时储存和初步消化食物的功能。食物入胃后，经过机械性和化学性消化，与胃液充分混合成半流体的消化物，形成食糜（chyme），然后逐步、分批地通过幽门，排入十二指肠。

一、胃液的分泌

胃对食物的化学性消化是通过胃黏膜中多种外分泌腺细胞分泌的胃液来实现的。胃黏膜中有三种外分泌腺：①贲门腺，分布在胃与食管连接处宽 1~4cm 的环状区内，为黏液腺，分泌碱性黏液；②胃底腺（泌酸腺），为混合腺，分布在胃底的大部及胃体的全部，包括壁细胞、主细胞和黏液颈细胞，它们分别分泌盐酸、胃蛋白酶原、黏液和内因子；③幽门腺，分布于幽门部，主要由黏液细胞组成，分泌碱性黏液和少量胃蛋白酶原。胃液主要是由这三种腺体和胃黏膜上皮细胞的分泌物组成。另外，胃黏膜内还含有多种内分泌细胞，通过分泌胃肠激素来调节消化道和消化腺的活动。常见的内分泌细胞有：①G 细胞，分布于胃窦部，分泌促胃液素和促肾上腺皮质激素（ACTH）样物质；②D 细胞，分布于胃底、胃体和胃窦的黏膜内，分泌生长抑素；③肠嗜铬样细胞（enterochromaffin–like cell, ECL cell），分布于胃底、胃体黏膜，合成和释放组胺。

（一）胃液的性质、成分和作用

纯净的胃液（gastric juice）是一种无色透明的酸性液体，pH 0.9~1.5，正常成年人每日分泌 1.5~2.5L，其主要成分有盐酸、胃蛋白酶原、黏液和内因子，其余为水、HCO_3^-、Na^+、K^+ 等无机物。

1. 盐酸　胃液中的盐酸（hydrochloric acid, HCl）也称胃酸（gastric acid），由壁细胞分泌。胃酸有两种存在形式：一种呈游离状态，称为游离酸；另一种与蛋白质结合，称为结合酸，两者在胃液中的总浓度称为胃液总酸度。空腹 6 小时后，在无任何食物刺激的情况下，胃酸也有少量分泌，称为基础胃酸分泌。基础胃酸分泌在不同人或同一人在不同时间有所不同，平均 0~5mmol/h，且有昼夜节律性，即早晨 5~11 时分泌率最低，下午 6 时至次晨 1 时分泌率最高。基础胃酸分泌量受迷走神经的紧张性和少量促胃液素自发释放的影响。在食物或药物（促胃液素或组胺）的刺激下，胃酸分泌量可进一步增加。正常成人的最大胃酸分泌量可达 20~25mmol/h。HCl 的分泌量与壁细胞的数目和功能状态直接相关，男性的胃酸分泌量多于女性，50岁以后，分泌速率有所下降。

胃液中的H^+浓度为150～170mmol/L，比血浆H^+浓度高300万～400万倍。因此，H^+的分泌是壁细胞逆巨大的浓度梯度而进行的主动过程，是依靠壁细胞顶端膜上的质子泵（proton pump），即H^+泵实现的。质子泵是一种镶嵌于细胞膜内可逆向转运H^+、K^+和催化ATP水解的酶，故也称H^+–K^+–ATP酶。同时，壁细胞内含有丰富的碳酸酐酶（carbonic anhydrase，CA），在它的催化下，由细胞代谢产生的CO_2和由血浆中摄取的CO_2可迅速地水合而形成H_2CO_3，H_2CO_3随即解离成H^+和HCO_3^-。H^+在顶端膜上的质子泵的作用下，主动转运到分泌小管中，同时驱动一个K^+从分泌小管腔进入胞内；与此同时，顶端膜上的K^+通道和Cl^-通道也开放，使进入细胞内的K^+又回到分泌小管腔的同时，细胞内的Cl^-也通过Cl^-通道进入分泌小管腔，并与H^+结合形成HCl并进入胃腔。细胞内的HCO_3^-在基底侧通过基底膜上的Cl^-–HCO_3^-逆向转运体与Cl^-交换后进入血液；在消化期，由于胃酸大量分泌的同时有大量HCO_3^-进入血液，使血液暂时碱化，形成"餐后碱潮"。另外，壁细胞基底侧膜上还存在Na^+–K^+泵，可以将细胞内的Na^+泵出细胞转运至血液，同时将K^+泵入细胞内，以补充由细胞转运至分泌小管腔内的部分K^+（图3–5）。

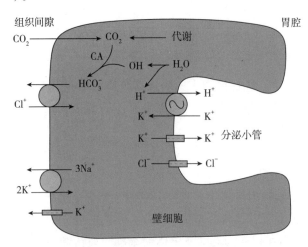

图3–5　胃黏膜壁细胞分泌盐酸的基本过程模式图

通过上述的离子交换过程可以看出，质子泵在壁细胞分泌盐酸的过程中具有重要作用，质子泵是各种因素引起胃酸分泌的最后通路。因此，胃酸分泌可被质子泵选择性抑制剂奥美拉唑所阻断，该药物已在临床上用于治疗消化性溃疡。

盐酸的生理作用：①激活胃蛋白酶原，使之转化为有活性的胃蛋白酶，并为胃蛋白酶提供适宜的酸性环境；②促进食物中的蛋白质变性，使之易于消化；③杀灭随食物进入胃内的细菌；④盐酸随食糜进入小肠后，可引起促胰液素和缩胆囊素的分泌，进而促进胰液、胆汁和小肠液的分泌；⑤盐酸造成的酸性环境有利于小肠对铁和钙的吸收。临床上，胃酸分泌不足，常引起食欲不振、腹胀、腹泻等消化不良和贫血症状，如慢性萎缩性胃炎；但由于盐酸属于强酸，如果分泌过多，将会对胃和十二指肠黏膜造成侵蚀作用，是消化性溃疡发病的重要原因之一。

2. 胃蛋白酶原　胃蛋白酶原（pepsinogen）主要由主细胞合成和分泌。黏液颈细胞、贲门腺和幽门腺的黏液细胞以及十二指肠近端的腺体也能少量分泌胃蛋白酶原。胃蛋白酶原以无活性的酶原形式储存在细胞内。进食、迷走神经兴奋及促胃液素等刺激可促进其释放。胃蛋白酶原进入胃腔后，在HCl作用下，从酶原分子中脱去一个小分子肽段后，转变成有活性的胃蛋白酶（pepsin）。已被激活的胃蛋白酶对胃蛋白酶原也有激活作用（正反馈）。胃蛋白酶可水解食物中的蛋白质，使之分解成䏈和胨、少量多肽及游离氨基酸。胃蛋白酶只有在酸性环境中才能发挥作用，其最适pH为2.0～3.5。当pH大于5.0

时，胃蛋白酶就会发生不可逆变性而完全失活。

3. 内因子　内因子（intrinsic factor）是壁细胞分泌的一种糖蛋白。内因子有两个活性部位，一个活性部位与进入胃内的维生素 B_{12} 结合，形成内因子 – 维生素 B_{12} 复合物，可保护维生素 B_{12} 免遭肠内水解酶的破坏。当内因子 – 维生素 B_{12} 复合物运行至回肠末端时，内因子的另一活性部位与回肠黏膜细胞膜的相应受体结合，促进维生素 B_{12} 的吸收。若内因子缺乏（如胃大部切除、慢性萎缩性胃炎或泌酸功能降低等），或产生抗内因子抗体时，可因维生素 B_{12} 吸收障碍而影响红细胞生成，引起巨幼红细胞贫血。能促使胃酸分泌的各种刺激，如迷走神经兴奋、促胃液素、组胺等，均可使内因子分泌增多。

4. 黏液和碳酸氢盐　胃液中含有大量的黏液（mucus），它们是由胃黏膜表面的上皮细胞、黏液颈细胞、贲门腺和幽门腺的黏液细胞共同分泌的，其主要成分为糖蛋白，具有较高的黏滞性和形成凝胶的特性。黏液分泌后在胃黏膜表面形成一层厚约 $500\mu m$ 的保护层，为胃黏膜上皮细胞厚度的 $10 \sim 20$ 倍。胃黏液的作用：①具有润滑作用，有利于食糜在胃内的往返运动；②保护胃黏膜，减少粗糙食物对胃黏膜的机械损伤；③黏液呈中性或弱碱性，可降低胃液的酸度，减弱胃蛋白酶的活性；④由于黏液具有较高的黏滞性，在胃黏膜表面形成的黏液层能减慢胃腔中的 H^+ 向胃壁的扩散速度。

胃黏膜内的非泌酸细胞能分泌 HCO_3^-，另外，组织液中少量的 HCO_3^- 也能渗入胃腔内。基础状态下，其分泌速率仅为 H^+ 分泌速率的 5%，进食时，分泌速率增加。研究表明，单独的黏液或碳酸氢盐的分泌都不能有效地保护胃黏膜免受胃腔内盐酸和胃蛋白酶的损伤，而进入胃内的 HCO_3^- 与胃黏膜表面的黏液联合形成一个厚 $0.5 \sim 1.5mm$ 的抗胃黏膜损伤的屏障，称为黏液 – 碳酸氢盐屏障（mucus – bicarbonate barrier）（图 $3-6$），它能有效地保护胃黏膜免受胃内盐酸和胃蛋白酶的损伤。当胃腔内的 H^+ 通过黏液层向黏膜细胞方向扩散时，其移动速度明显减慢，并不断地与上皮细胞分泌的 HCO_3^- 在黏液层中发生中和作用，使黏液层中形成一个 pH 梯度，即黏液层近胃腔侧呈酸性，pH 约 2.0，而近上皮细胞侧呈中性，pH 约 7.0。因此，胃黏膜表面的黏液层可有效地阻挡 H^+ 的逆向扩散，保护胃黏膜免受 H^+ 的直接侵蚀，避免胃蛋白酶原在上皮细胞侧被激活而产生对胃黏膜的消化作用。

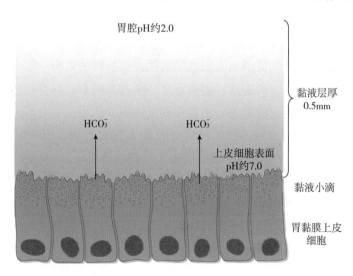

图 3 – 6　胃黏液 – 碳酸氢盐屏障

（二）胃和十二指肠黏膜的保护作用

黏液 – 碳酸氢盐屏障是胃黏膜保护的第一道防线，除此之外，胃黏膜上皮细胞的顶端膜和相邻细胞侧膜之间存在紧密连接，称为胃黏膜屏障（gastric mucosal barrier），可防止胃腔内的 H^+ 向黏膜上皮细胞内扩散及阻止 Na^+ 从黏膜向胃腔内扩散，成为胃黏膜保护的第二道防线。近年来发现，胃和十二指肠黏膜和肌层中含有高浓度的某些前列腺素（prostaglandin，PG）和表皮生长因子（epidermal growth factor，EGF），它们能抑制胃酸和胃蛋白酶原的分泌、刺激黏液和碳酸氢盐的分泌、促进胃黏膜黏液糖蛋白的合成、扩张胃黏膜的微血管、增加黏膜的血流量等，从而参与胃黏膜损伤后的修复和抗炎作用。另外，胃黏膜上皮细胞具有较强的自我更新能力。胃黏膜由于其功能的特殊性，是机体中细胞更新较快的组织之一，衰老的细胞通过细胞凋亡途经被清除，并通过位于胃颈部的干细胞增殖分化进行补充，胃黏膜结构保持完整和黏膜损伤后的及时修复是胃黏膜保护机制的重要方面，许多胃黏膜病变的发生、发展都和细胞更新过程发生异常有关。

乙醇、胆盐、阿司匹林类药物、肾上腺素以及幽门螺杆菌感染等，均可破坏和削弱上述保护作用，严重时可造成胃黏膜的损伤，引起胃炎或溃疡。

（三）胃液分泌的调节

空腹时，胃液的分泌量很少。进食后，在神经体液的调节下胃液大量分泌，进食是胃液分泌的自然刺激。

1. 影响胃酸分泌的内源性物质

（1）乙酰胆碱（acetylcholine，ACh）　大部分支配胃的副交感神经节后纤维和部分肠壁内神经末梢均可释放。它可直接作用于壁细胞的 M 受体，引起胃酸分泌；也可作用于胃泌酸区黏膜内的肠嗜铬样（ECL）细胞，引起组胺释放，间接促进壁细胞分泌胃酸。另外，ACh 还可作用于胃和小肠黏膜中的 D 细胞，其作用是抑制 D 细胞释放生长抑素（somatostatin），消除或减弱它对 G 细胞释放促胃液素的抑制作用，实质上起增强促胃液素释放的作用。上述由 ACh 的作用均可被胆碱能受体阻断剂阿托品所阻断，故临床上可通过应用阿托品减少胃酸的分泌以治疗消化性溃疡。

（2）促胃液素　促胃液素（gastrin）是由胃窦及十二指肠和空肠上段黏膜中 G 细胞分泌的一种胃肠激素。促胃液素释放后进入循环血液，被运送到靶细胞发挥作用，其作用较为广泛：①可促进胃酸和胃蛋白酶原的分泌；②刺激 ECL 细胞引起组胺分泌，而间接促进胃液的分泌；③促进消化道黏膜的生长和刺激胃、肠、胰的蛋白质合成；④加强胃肠运动和胆囊收缩，促进胰液、胆汁的分泌。

迷走神经兴奋时释放促胃液素释放肽（gastrin - releasing peptide，GRP，又称铃蟾素，bombesin），可促进促胃液素的分泌。促胃液素的分泌和作用也受其他胃肠激素的影响，如生长抑素可抑制 G 细胞分泌促胃液素，还能抑制促胃液素基因的表达；促胰液素、胰高血糖素、抑胃肽和血管活性肠肽对促胃液素的分泌都有抑制作用。胃酸对促胃液素的分泌具有负反馈调节作用。

（3）组胺　组胺（histamine）由胃泌酸区黏膜中的 ECL 细胞分泌，以旁分泌的方式作用于邻近壁细胞的 H_2 型受体，具有极强的促进胃酸分泌的作用。

现已证明，ECL 细胞膜中存在促胃液素受体和胆碱受体。促胃液素和 ACh 可通过作用于各自的受体引起 ECL 细胞释放组胺，间接调节胃酸分泌。可见，三种内源性泌酸物质不仅可各自独立刺激壁细胞分泌胃酸，三者之间还存在复杂的相互关系（图 3 - 7）。组胺被认为是胃酸分泌的重要调控因素，抑制 H_2 受体也能部分抑制促胃液素和 ACh 的促胃酸分泌作用。西咪替丁（cimetidine）及其类似物可阻断组胺与 H_2 受体结合，不仅可阻断壁细胞对组胺的反应，而且能降低壁细胞对促胃液素和 ACh 的敏感性，是临床上常用的抑酸药物。

（4）生长抑素　生长抑素（somatostatin，SS）是由胃窦、胃底和胃体部黏膜 D 细胞分泌的一种胃肠激素，对胃的分泌和运动都有很强的抑制作用。SS 分泌后通过旁分泌的方式作用于壁细胞、ECL 细胞和 G 细胞，可直接抑制壁细胞的功能，还可通过抑制促胃液素和组胺的作用来间接抑制胃液的分泌。

此外，CCK、促胰液素、胰高血糖素、GIP、VIP 也能抑制胃酸的分泌。

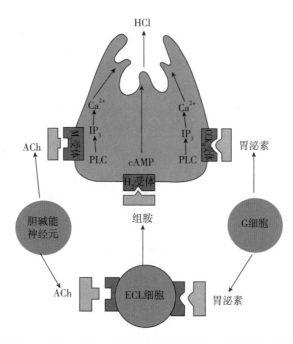

图 3 - 7 乙酰胆碱（ACh）、组胺、促胃液素等刺激壁细胞分泌胃酸的细胞机制示意图

引起壁细胞分泌胃酸的大多数刺激物均能促进主细胞分泌胃蛋白酶原及黏液细胞分泌黏液。迷走神经递质 ACh 是主细胞分泌胃蛋白酶原的强刺激物；促胃液素也可直接作用于主细胞促进胃蛋白酶原的分泌；十二指肠黏膜中的内分泌细胞分泌的促胰液素和缩胆囊素也能刺激胃蛋白酶原的分泌。

2. 消化期胃液分泌 进食后可刺激胃液大量分泌，此时的胃液分泌称为消化期胃液分泌。根据消化道接受食物刺激的部位，将消化期的胃液分泌分为头期、胃期和肠期三个时相。实际上，这三个时期几乎是同时开始、互相重叠的，它们都受神经和体液的双重调节，但头期主要接受神经调节，肠期主要接受体液调节。

（1）头期胃液分泌 进食时食物的颜色、形状、气味、声音以及咀嚼、吞咽动作，可刺激眼、耳、鼻、口腔、咽等处的感受器，通过传入冲动反射性地引起胃液分泌，称为头期（cephalic phase）胃液分泌。其机制可用"假饲（sham feeding）"实验证实，即事先将狗的食管和胃做成食管瘘和胃瘘，当狗进食时，摄取的食物从食管瘘流出体外，并未进入胃内，但在胃瘘处可收集到大量胃液（图 3 - 8）。

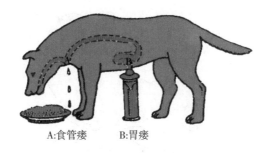

A:食管瘘　　B:胃瘘

图 3 - 8 假饲示意图

引起头期胃液分泌的机制包括条件反射和非条件反射。前者是指食物的颜色、形状、气味、声音等对视、听、嗅觉器官的刺激引起的反射；后者则是当咀嚼和吞咽时，食物刺激口腔、舌和咽等处的机械和化学感受器，冲动沿传入神经纤维（Ⅴ、Ⅶ、Ⅸ、Ⅹ 对脑神经）到达中枢（延髓、下丘脑、边缘叶和大脑皮质），再由迷走神经传出引起胃液分泌。迷走神经是条件反射和非条件反射的共同传出神经，其末梢主要支配胃腺和胃窦部的 G 细胞，既可直接促进胃液分泌，也可通过促胃液素间接促进胃液分泌。在人类的头期胃液分泌中，以直接作用为主。切断迷走神经可导致头期胃液分泌消失，可见迷走神经是头期胃液分泌的唯一传出通路。

头期胃液分泌的特点是持续时间长（2~4小时），分泌量大，约占消化期分泌总量的30%，酸度及胃蛋白酶原的含量均很高，故消化能力强，但受情绪、食欲的影响十分明显。

（2）**胃期胃液分泌**　进食后，食物进入胃内，可直接刺激胃壁上的机械感受器和化学感受器，促进胃液大量分泌，称为胃期（gastric phase）胃液分泌。胃期胃液分泌机制既有神经调节，也有体液调节，其主要作用途径是：①食物直接扩张胃，刺激胃底、胃体的感受器，冲动沿迷走神经中的传入纤维传至中枢，再通过迷走神经中的传出纤维引起胃液分泌，这一反射称为迷走–迷走反射（vago–vagal reflex）；食物扩张胃也能引起壁内神经丛短反射，直接或通过促胃液素间接引起胃腺分泌；②扩张刺激幽门部的感受器，通过壁内神经丛作用于G细胞，释放促胃液素引起胃液分泌；③食物中的化学成分（以蛋白质的消化产物刺激作用最强，如多肽、氨基酸）直接作用于G细胞，释放促胃液素引起胃液分泌。

胃期胃液分泌的特点是胃液酸度高、分泌量大，占消化期胃液分泌量的60%，持续时间很长，可达3~4小时，胃酸的最大分泌率发生在进食后1小时左右；但胃蛋白酶的含量较头期少，故消化能力较头期弱。

（3）**肠期胃液分泌**　食糜进入小肠上段（主要是十二指肠）后可引起胃液分泌轻度增加，称为肠期（intestinal phase）胃液分泌。食糜进入小肠后，通过对小肠黏膜的机械性和化学性刺激，使十二指肠黏膜的G细胞释放促胃液素，同时还刺激小肠释放肠泌酸素（entero–oxyntin）等来刺激胃酸分泌。实验观察到，将食糜、肉的提取液、蛋白胨液等由瘘管注入十二指肠内，也可引起胃液分泌的增加，说明当食物离开胃进入小肠后，还有继续刺激胃液分泌的作用；切断支配胃的迷走神经后，这种分泌仍然存在，提示肠期胃液分泌主要是通过体液调节机制实现的，神经调节可能并不重要。

肠期胃液分泌的特点是分泌量少，仅占消化期胃液分泌量的10%，酸度低，胃蛋白酶原含量少，故消化力不很强。因此，胃液的分泌以头期、胃期最为重要，而肠期的分泌则较次要（图3–9）。

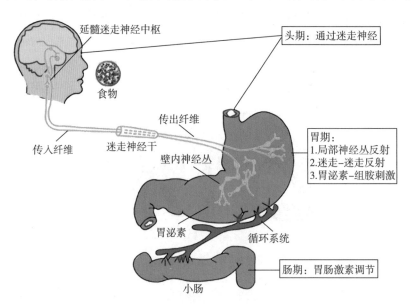

图3–9　消化期胃液分泌的时相及其调节

3. 抑制胃液分泌的主要因素

（1）**盐酸**　消化期在食物入胃后可刺激HCl分泌。当HCl分泌过多时，胃窦内pH降到1.2~1.5

或十二指肠内 pH 降到 2.5 以下时，胃酸分泌即受到抑制，这是典型的负反馈调节，对于防止胃酸过多、保护胃黏膜具有重要意义。其作用机制可能是：①HCl 可直接抑制胃窦黏膜 G 细胞分泌促胃液素，使胃液分泌减少；②HCl 刺激胃窦黏膜 D 细胞分泌生长抑素，间接抑制促胃液素和胃酸的分泌；③胃酸可刺激十二指肠黏膜释放促胰液素和球抑胃素（bulbogastrone），促胰液素对促胃液素引起的胃酸分泌有明显的抑制作用，球抑胃素是一种能抑制胃酸分泌的肽类激素。

（2）脂肪 脂肪及其消化产物进入十二指肠后，可刺激小肠黏膜分泌多种胃肠激素，如促胰液素、缩胆囊素、抑胃肽、神经降压素和胰高血糖素等，这些具有抑制胃液分泌和胃运动作用的激素，统称为肠抑胃素（enterogastrone）。

20 世纪 30 年代，我国生理学家林可胜等就从小肠黏膜中提取到一种物质，将此物注入血液中后可使胃液分泌的量、酸度和消化能力降低，并抑制胃的运动。他将此物命名为肠抑胃素。然而，肠抑胃素至今未能提纯。现认为它可能不是一个独立的激素，而是若干具有此类作用的激素（如上述）的总称。

（3）高张溶液 消化期当食糜进入十二指肠后，肠腔内形成的高张溶液可刺激小肠内的渗透压感受器，通过肠 - 胃反射（entero - gastric reflex）反射性地抑制胃液分泌；也能通过刺激小肠黏膜释放若干种胃肠激素抑制胃液分泌。

二、胃的运动

根据胃壁肌层结构和功能的特点，可将胃分为头区和尾区两部分。头区包括胃底和胃体的上 1/3，主要功能是容纳和暂时储存食物，调节胃内压及促进液体的排空；尾区为胃体的下 2/3 和胃窦，主要功能是磨碎食物，使之与胃液充分混合，形成食糜，并加快固体食物的排空。

（一）胃的运动形式

1. 容受性舒张 咀嚼和吞咽食物时，食物刺激口腔、咽、食管等处的牵张感受器，可反射性引起胃底和胃体（以头区为主）肌肉舒张，称为容受性舒张（receptive relaxation）。它能使胃的容量由空腹时的 50ml 增加到进餐后的 1.5L，胃容量虽然大大增加，而胃内压却无显著升高，以完成容纳储存食物的功能；同时防止食糜过早地排入十二指肠，利于食物在胃内消化。容受性舒张是通过迷走 - 迷走反射实现的，但参与该反射的迷走神经传出纤维属于抑制性纤维，其节后纤维释放的递质可能是 VIP 和 NO。

2. 紧张性收缩 胃壁平滑肌经常处于一定程度的缓慢持续收缩状态，称为紧张性收缩（tonic contraction）。紧张性收缩在空腹时即已存在，进食后逐渐加强。这种运动能使胃保持一定的形状和位置，防止胃下垂或胃扩张；也使胃内保持一定压力，有助于胃液渗入食团中促进化学性消化，并协助推动食糜向十二指肠移动；它还是其他运动形式的基础。

3. 蠕动 胃的蠕动以尾区为主。空腹时基本上不出现蠕动，食物入胃后约 5 分钟，蠕动便开始。胃的蠕动由胃中部开始，并向幽门方向推进。蠕动波约需 1 分钟到达幽门，频率约每分钟 3 次，表现为一波未平，一波又起。蠕动初期较弱，在向幽门推进的过程中逐渐加强，速度也明显加快，当接近幽门时明显增强。当幽门括约肌舒张时，在蠕动波产生的压力下，胃窦内少量（1~2ml）食糜被排入十二指肠，这种作用称为幽门泵；当幽门括约肌收缩时，食糜将被反向推回（图 3 - 10）。食糜的这种后退有利于食糜和消化液的混合，利于化学性消化，还可以对块状食物起碾磨粉碎作用。

胃的蠕动受胃平滑肌基本电节律的控制，胃的慢波起源于胃大弯上部，沿纵行肌向幽门方向传播。胃平滑肌的收缩通常发生在慢波出现后 6~9 秒内，动作电位出现后 1~2 秒内。神经和体液因素可通过影响胃的基本电节律和动作电位而影响胃蠕动。迷走神经兴奋、促胃液素、胃动素等可使基本电节律和动作电位的频率增加，从而使蠕动的频率和幅度增加；交感神经兴奋、促胰液素和 GIP 则作用相反，使胃蠕动的频率和幅度降低。

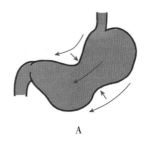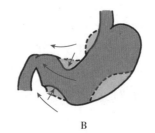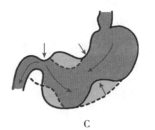

A　　　　　　　B　　　　　　　C

图 3-10　胃蠕动示意图

（二）胃排空及其影响因素

食糜由胃排入十二指肠的过程称为胃排空（gastric emptying）。一般食物入胃后 5 分钟左右就开始胃排空，排空速度因食物的物理性状、化学组成及胃的运动情况而异。液体食物较固体食物排空快，小颗粒食物比大块食物快，等张溶液较高张或低张溶液快。三大营养物质中糖类食物排空最快，蛋白质次之，脂肪最慢。混合食物通常需要 4~6 小时完全排空。

胃排空的直接动力是胃和十二指肠内的压力差，而其原动力则为平滑肌的收缩。当胃运动加强使胃内压大于十二指肠内压时，便发生一次胃排空，而胃运动被抑制时则可延缓胃排空。胃的排空是间断进行的，其速率受胃和十二指肠两方面因素的影响，而且都与神经和体液调节有关。

1. 胃内因素促进胃排空　食糜对胃壁的机械扩张刺激，通过迷走-迷走反射和壁内神经丛局部反射，引起胃运动的加强，促进胃排空。此外，食物对胃的扩张刺激和食物中某些化学成分可引起胃幽门部 G 细胞释放促胃液素。促胃液素能促进胃的运动，也能增强幽门括约肌的收缩，其总效应是延缓胃排空。

2. 十二指肠内因素抑制胃排空　在十二指肠壁上存在着多种感受器，当食糜进入十二指肠后，食糜中的酸、脂肪及蛋白消化产物和高渗溶液以及对肠壁的机械扩张均可刺激这些感受器，通过肠-胃反射（entero-gastric reflex）抑制胃的运动，延缓胃排空。同时食糜（特别是胃酸和脂肪）进入十二指肠后，还可刺激小肠黏膜释放 CCK、促胰液素、抑胃肽等，均可抑制胃运动和胃排空。

可见，在食糜进入十二指肠后，受十二指肠内因素的抑制，胃运动减弱而使胃排空暂停；随着胃酸被中和，消化产物被吸收，对胃运动的抑制作用逐渐减弱并消失，胃的运动又逐渐增强，胃排空再次发生。如此反复，直至食糜全部由胃排入十二指肠。胃内因素与十二指肠内因素互相消长，互相更替，自动控制着胃排空，使胃内容物的排空能较好地适应十二指肠内消化和吸收的速度。

（三）消化间期胃的运动

空腹（或称消化间期）时，胃的运动并未完全停止，而是以间歇性强力收缩伴有较长时间的静息期为特点的周期性运动，称为消化间期移行性复合运动（migrating motor complex，MMC）。MMC 始于胃体上 1/3，并向肠道方向传播。MMC 的每一周期为 90~120 分钟，分为四个时相。Ⅰ相为运动静止期，此时只能记录到慢波电位而不出现胃运动，可持续 45~60 分钟。Ⅱ相出现不规律的锋电位，并开始出现不规则的蠕动，持续 30~45 分钟。Ⅲ相内每个慢波电位上均出现成簇的锋电位，并出现连续规则的强力收缩，持续 5~10 分钟；Ⅳ相是转向下一周期Ⅰ相的短暂过渡期，持续约 5 分钟（图 3-11）。

MMC 使胃肠在消化间期保持断续的运动，特别是Ⅲ相的强力收缩通过胃时，能将未消化的食物残渣、空腹时吞下的唾液以及胃黏液、脱落的细胞碎片和细菌等清除干净，因而起"清道夫"的作用。MMC 的发生和移行受内在神经系统和胃肠激素的调节。Ⅰ相的产生可能与 NO 释放有关，Ⅲ相的形成则与胃动素的分泌有关。若消化间期的这种移行性复合运动减弱，可引起功能性消化不良及肠道内细菌过度繁殖等病症。

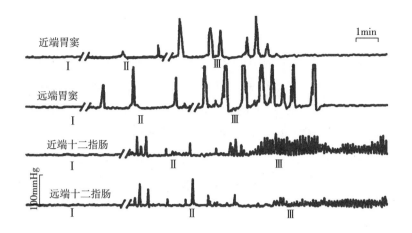

图 3 – 11　消化间期移行性复合运动（MMC）的时相变化

（四）呕吐

呕吐（vomiting）是将胃及部分肠内容物从口腔强力驱出的动作。机械和化学的刺激作用于舌根、咽部、胃、肠、胆总管、腹膜、泌尿生殖器官、视觉和内耳前庭器官（如晕船时）等处的感受器，均可引发呕吐。呕吐前常有恶心、流涎、呼吸急促和心率加快而不规则等表现。呕吐时先深吸气、声门和鼻咽通道关闭，接着胃窦部、膈肌和腹壁肌强烈收缩挤压胃，胃上部和食管下端舒张，使胃内容物经食管从口腔驱出。剧烈呕吐时，十二指肠和空肠上段也强烈收缩，使十二指肠内容物倒流入胃，故呕吐物中有时混有胆汁和小肠液。

呕吐是一种具有保护意义的防御反射，其中枢在延髓。如消化道炎症、胆绞痛、肾绞痛、盆腔炎等病变刺激胃肠道感受器，通过迷走神经、交感神经传入中枢；晕车、晕船时刺激前庭器官，经前庭神经传入中枢；视觉、嗅觉刺激在传入间脑和大脑皮质后，再作用于呕吐中枢；而颅内压升高时可直接刺激呕吐中枢。传出冲动沿迷走神经、交感神经、膈神经和脊神经等传至胃、小肠、膈肌和腹壁肌等，引起呕吐。

呕吐可将胃肠内有害物质排出体外，但持续、剧烈的呕吐可影响进食和正常消化活动，并使大量的消化液丢失，可导致水、电解质和酸碱平衡的紊乱。

第四节　小肠内消化

食糜由胃进入十二指肠后即开始了小肠内的消化。小肠内消化是整个消化过程中最重要的阶段。在小肠内，食糜受到胰液、胆汁和小肠液的化学性消化以及小肠运动的机械性消化，食物在小肠内停留的时间随食物的性质而有不同，混合性食物一般在小肠内停留 3 ~ 8 小时。绝大部分营养物质也都在此处被吸收，因而食物在经过小肠后消化过程基本完成，未被消化的食物残渣从小肠进入大肠。

一、胰液的分泌

胰腺是兼有外分泌和内分泌功能的腺体。胰腺的内分泌功能与糖代谢调节有关，而外分泌功能与食物的消化密切相关，其外分泌产物胰液是消化能力最强的消化液。

（一）胰液的性质、成分和作用

胰液（pancreatic juice）是一种无色透明的弱碱性液体，pH 为 7.8 ~ 8.4，渗透压与血浆相等。正常成人每日分泌的胰液量为 1~2L。

胰液中含有无机物和有机物两类成分。在无机成分中，水含量最多，约占 97.6%。负离子为 HCO_3^- 和 Cl^-。HCO_3^- 的含量很高，它是由胰腺内的小导管细胞分泌的。导管细胞内含有较高浓度的碳酸酐酶，在它的催化下，CO_2 可水化为 H_2CO_3，而后解离成 HCO_3^-。胰液中的 HCO_3^- 浓度随分泌速度的增加而增加，最高可达 140mmol/L，是血浆浓度的 5 倍。HCO_3^- 的主要作用是中和进入十二指肠的胃酸，使肠黏膜免受强酸的侵蚀；同时也提供小肠内多种消化酶活动的最适 pH 环境（pH 7~8）。除 HCO_3^- 外，占第二位的负离子是 Cl^-。胰液中的 Cl^- 浓度随 HCO_3^- 浓度的变化而变化，当胰液分泌速率加快时，HCO_3^- 浓度升高时，Cl^- 浓度出现下降，但负离子的总浓度保持恒定。胰液中的正离子有 Na^+、K^+、Ca^{2+} 等，它们在胰液中的浓度与血浆中的浓度非常接近，不随分泌速度的改变而改变。

胰液中的有机物主要是蛋白质，含量从 0.1%~10% 不等，随分泌速度的不同而有所不同。胰液中的蛋白质主要是多种消化酶，含有分解三大营养物质的各种酶，如淀粉酶、脂肪酶、蛋白水解酶等，均由腺泡细胞分泌。

1. 胰淀粉酶　胰淀粉酶（pancreatic amylase）是一种 α - 淀粉酶，对生的和熟的淀粉水解效率都很高，消化产物为糊精、麦芽糖。胰淀粉酶作用的最适 pH 为 6.7~7.0，不需要激活就具有活性。正常人胰腺分泌的淀粉酶只有少量进入血液，但患胰腺炎时，大量淀粉酶进入血液。因此，血液、尿液中淀粉酶含量均增加，对于早期诊断胰腺炎具有重要价值。

2. 胰脂肪酶　胰脂肪酶（pancreatic lipase）属于糖蛋白，可水解中性脂肪为三酰甘油为脂肪酸、一酰甘油和甘油。它的最适 pH 为 7.5~8.5。

目前认为，胰脂肪酶只有在胰腺分泌的另一种小分子蛋白质，即辅脂酶（colipase）存在的条件下才能发挥作用。由于胆盐具有去垢剂特性，可将附着于胆盐微胶粒（即乳化的脂滴）表面的蛋白质清除下去，而辅脂酶对胆盐微胶粒却有较高的亲和力，当胰脂肪酶、辅脂酶和胆盐形成三元复合物时，便可防止胆盐将脂肪酶从脂滴表面清除下去。因此，辅脂酶的作用可比喻为附着在脂滴表面的"锚"。

胰液中还含有一定量的胆固醇酯酶和磷脂酶 A_2，可分别水解胆固醇酯和卵磷脂。

3. 胰蛋白酶和糜蛋白酶　这两种酶均以无活性的酶原形式存在于胰液中。小肠液中的肠激酶（enterokinase）是激活胰蛋白酶原（trypsinogen）的特异性酶，可使胰蛋白酶原变为有活性的胰蛋白酶（trypsin），已被激活的胰蛋白酶也能激活胰蛋白酶原而形成正反馈，加速其活化。此外，酸、组织液等也能使胰蛋白酶原活化。糜蛋白酶原（chymotrypsinogen）主要在胰蛋白酶作用下转化为有活性的糜蛋白酶（chymotrypsin）。胰蛋白酶和糜蛋白酶的作用极为相似，都能分解蛋白质为胨和胨，当两者一同作用于蛋白质时，则可将蛋白质消化为小分子多肽和游离氨基酸；糜蛋白酶还有较强的凝乳作用。

此外，正常胰液中还含有羧基肽酶、核糖核酸酶、脱氧核糖核酸酶等水解酶。它们也以酶原的形式分泌，在已活化的胰蛋白酶作用下激活。激活后，羧基肽酶可作用于多肽末端的肽键，释出具有自由羧基的氨基酸，核酸酶则可使相应的核酸部分水解为单核苷酸。正常情况下，胰液中的蛋白水解酶不会对胰腺组织本身产生消化作用，这是因为这些水解酶是以无活性的酶原形式分泌的，此外胰腺腺泡还能同时分泌蛋白酶抑制剂，可阻止胰蛋白酶原被激活。但是胰液中蛋白酶抑制剂的作用是有一定限度的，当胰腺导管阻塞或暴饮暴食时，由于胰液大量分泌，排出受阻，引起小导管或胰腺腺泡破裂，胰蛋白酶原大量渗入到胰腺间质，被组织液激活，胰腺组织将被自身消化，发生急性胰腺炎。

胰液由于含有水解糖、脂肪和蛋白质三类营养物质的消化酶，因而是最重要的一种消化液。临床和实验均证明，当胰液分泌障碍时，即使其他消化液分泌都正常，食物中的脂肪和蛋白质仍不能完全消化和吸收，常可引起脂肪泻，同时脂溶性维生素 A、D、E 和 K 的吸收也受到影响，但糖的消化和吸收一般不受影响。

（二）胰液分泌的调节

在非消化期，胰液几乎不分泌或很少分泌。进食 1~3 分钟后，胰液便开始分泌。所以，食物是刺激胰液分泌的自然因素。进食时胰液分泌受神经和体液双重控制，但以体液调节为主。

1. 神经调节 食物的性状、气味以及食物对口腔、食管、胃和小肠的刺激都可通过神经反射（包括条件反射和非条件反射）引起胰液分泌。反射的传出神经主要是迷走神经。切断迷走神经或注射阿托品阻断迷走神经的作用，均可显著减少胰液分泌。迷走神经可通过其末梢释放 ACh 直接作用于胰腺，也可通过引起促胃液素的释放，间接引起胰腺分泌（图 3-12）。迷走神经主要作用于胰腺的腺泡细胞，对小导管细胞的作用较弱，因此，迷走神经兴奋引起胰液分泌的特点是水和碳酸氢盐含量很少，而酶的含量却很丰富。

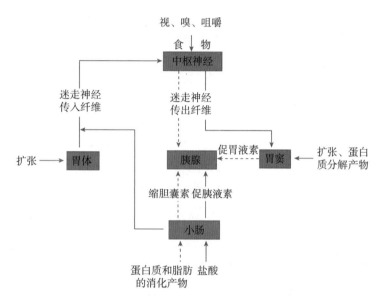

图 3-12 胰液分泌的神经和体液调节示意图
实线表示引起水样分泌；虚线表示引起酶的分泌

内脏大神经（属于交感神经）对胰液分泌的影响不很明显。一方面，内脏大神经中的胆碱能纤维可促进胰液分泌；另一方面，由于肾上腺素能纤维可促使胰腺血管收缩，导致胰液分泌的水源明显不足而影响胰液分泌。

2. 体液调节 调节胰液分泌的体液因素主要有促胰液素和缩胆囊素。

（1）促胰液素 促胰液素是历史上第一个被发现的激素，为一碱性多肽，由 27 个氨基酸组成。当酸性食糜进入小肠后，可刺激小肠黏膜释放促胰液素。小肠上段黏膜含促胰液素较多，距幽门越远，含量越小。产生促胰液素的细胞为十二指肠和空肠上段的 S 细胞。生理学家王志均教授等曾在具有移植胰的狗体内观察引起促胰液素释放的因素，结果表明，HCl 是最强的刺激因素，其次为蛋白质分解产物和脂酸钠，糖类几乎没有刺激作用。引起小肠内促胰液素释放的 pH 阈值为 4.5。迷走神经兴奋不引起促胰液素释放；切除小肠的外来神经后，盐酸在小肠内仍能引起胰液分泌，说明促胰液素的释放不依赖于肠外来神经。

促胰液素主要作用于胰腺小导管上皮细胞，使其分泌大量的水和 HCO_3^-，因而使胰液的分泌量大为增加，而酶的含量却很低。HCO_3^- 的作用主要是中和进入十二指肠的盐酸，保护小肠黏膜不被胃酸侵蚀。此外，HCO_3^- 使小肠的 pH 呈弱碱性，为胰酶提供适宜的 pH 环境。此外，抑制胃泌素的释放和胃酸分泌是促胰液素的另一个生理作用。

（2）缩胆囊素　缩胆囊素是十二指肠和上段空肠的黏膜 I 细胞分泌的一种多肽，由 33 个氨基酸组成。缩胆囊素的一个重要作用是促进胰液中各种酶的分泌，故也称促胰酶素（pancreozymin，PZ）；缩胆囊素还可作用于迷走神经传入纤维，通过迷走 – 迷走反射刺激胰酶分泌。它的另一重要作用是促进胆囊强烈收缩，排出胆汁。缩胆囊素对胰腺组织还有营养作用，可促进胰组织蛋白质和核糖核酸的合成。研究表明，胆囊收缩素在调节协调胃肠活动方面起作用，是进食量控制的重要介质。引起缩胆囊素释放的因素按由强至弱的顺序为蛋白质分解产物（胨和胨）、脂酸钠、盐酸、脂肪；糖类没有刺激作用。

影响胰液分泌的体液因素还有胃窦分泌的促胃液素、小肠分泌的血管活性肠肽等，它们在作用上分别与缩胆囊素和促胰液素相似。

近年来的资料表明，促胰液素和缩胆囊素对胰液分泌的作用是通过不同机制实现的，前者以 cAMP 为第二信使，后者则是通过磷脂酰肌醇系统、在 Ca^{2+} 介导下起作用的。

促胰液素和缩胆囊素之间存在协同作用，即一个激素可加强另一个激素的作用。此外，迷走神经对促胰液素也有加强作用，在阻断迷走神经后，促胰液素引起的胰液分泌量将大大减少。激素之间以及激素与神经之间的协同作用，对进餐时胰液的大量分泌具有重要意义。

二、胆汁的分泌和排出

胆汁（bile）是由肝细胞分泌的，是一个持续不断分泌过程，但是排放入十二指肠却是间断的。在非消化期，肝脏分泌的胆汁主要经肝总管和胆囊管储存于胆囊内，少量间断进入小肠。进食后，食物及消化液可刺激胆囊收缩，将储存于胆囊内的胆汁排入十二指肠，同时，肝细胞分泌的胆汁也可直接排入十二指肠。直接从肝细胞分泌的胆汁称为肝胆汁，储存在胆囊内并由胆囊排出的胆汁称为胆囊胆汁。

（一）胆汁的性质、成分和作用

1. 胆汁的性质和成分　胆汁是一种有色、味苦、较黏稠的液体。肝胆汁呈金黄色，透明清亮，呈弱碱性（pH 7.4）。胆囊胆汁因被浓缩而颜色加深，为深棕色，因 HCO_3^- 在胆囊中被吸收而呈弱酸性（pH 6.8）。成年人每日分泌胆汁 0.8 ~ 1.0L。胆汁成分较复杂，无机成分有水、Na^+、K^+、Ca^{2+}、HCO_3^- 等，有机成分主要含有胆盐、卵磷脂、胆固醇和胆色素等。因此，胆汁是唯一不含消化酶的消化液。胆汁中最重要的成分是胆盐，它是由胆汁酸与甘氨酸或牛磺酸结合形成的钠盐或钾盐，占胆汁中固体成分的 50%，其主要作用是促进脂肪的消化和吸收；胆色素是血红素的分解产物，是决定胆汁颜色的主要成分；胆固醇是肝脏脂肪代谢的产物。

胆盐与卵磷脂都是双嗜性分子，因而可聚合成微胶粒（micelle），胆固醇可溶入微胶粒中。卵磷脂是胆固醇的有效溶剂，胆固醇的溶解量取决于胆汁中它与卵磷脂的适当比例。当胆固醇含量过多或卵磷脂含量过少时，胆固醇就可从胆汁中析出而形成胆固醇结石。另外，胆汁中绝大部分胆红素在正常情况下以溶于水的结合形式（双葡萄糖醛酸胆红素）存在，仅约 1% 以不溶于水的游离形式存在，后者能与 Ca^{2+} 结合成胆红素钙而发生沉淀，在某些情况下使游离型胆红素增多，便有可能形成胆红素结石。

2. 胆汁的作用　胆汁中虽不含消化酶，但是胆汁的主要作用是促进脂肪的消化和吸收，其对脂肪的消化和吸收主要依赖于胆盐。

（1）乳化脂肪，促进脂肪的消化　胆汁中的胆盐、卵磷脂和胆固醇等均可作为乳化剂，降低脂肪的表面张力，使脂肪乳化成微滴分散在水性的肠液中，因而可增加胰脂肪酶的作用面积，促进脂肪的分解，利于脂肪的消化。

（2）促进脂肪和脂溶性维生素的吸收　在小肠绒毛表面覆盖有一层不流动水层，即静水层，脂肪分解产物（脂肪酸和甘油一酯等）不易穿过静水层到达肠黏膜表面而被上皮细胞吸收。肠腔中的脂肪分解产物，如脂肪酸、一酰甘油等均可掺入由胆盐聚合成的微胶粒中，形成水溶性的混合微胶粒

（mixed micelle）。混合微胶粒则很容易穿过静水层而到达肠黏膜表面，从而促进脂肪分解产物的吸收。如果胆盐缺乏，食入的脂肪 40% 左右将不能被吸收。胆汁的这一作用，也有助于脂溶性维生素 A、D、E、K 的吸收。

（3）中和胃酸及促进胆汁自身分泌　胆汁排入十二指肠后，可中和一部分胃酸；进入小肠的胆盐 90% 以上由回肠黏膜吸收入血，通过门静脉回到肝脏再形成胆汁，这一过程称为胆盐的肠 - 肝循环（enterohepatic circulation）。吸收返回到肝脏的胆盐有刺激肝胆汁分泌的作用，称为胆盐的利胆作用（图 3 - 13）。当胆道阻塞或肿瘤压迫胆管，导致胆汁排放困难时，可造成脂肪的消化吸收不良和脂溶性维生素吸收障碍，同时由于胆管内压力升高，一部分胆汁进入血液可发生黄疸。

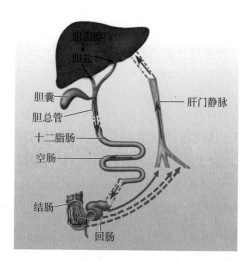

图 3 - 13　胆盐的肠 - 肝循环示意图
实线表示来自肝脏的胆盐，虚线表示由细菌作用产生的胆盐，合成胆盐的正常速率是 0.2g/d 左右

（二）胆汁分泌和排出的调节

食物是引起胆汁分泌和排出的自然刺激物，其中以高蛋白食物刺激作用最强，高脂肪和混合食物次之，而糖类食物作用最弱。胆汁的分泌和排出受神经和体液因素的调节，以体液调节为主。

1. 神经调节　神经对胆汁分泌和排放作用较弱。进食动作或食物对胃、小肠黏膜的刺激均可通过神经反射引起肝胆汁分泌少量增加，胆囊收缩轻度加强。反射的传出途径是迷走神经。切断两侧迷走神经，或应用胆碱能受体阻断剂，均可阻断这种反应。迷走神经通过其末梢释放 ACh，可直接作用于肝细胞和胆囊，增加胆汁分泌和引起胆囊收缩，也可通过促胃液素的释放，间接引起胆汁分泌增加。

2. 体液调节　有多种体液因素参与调节胆汁的分泌和排出。

（1）促胃液素　食物消化的头期和胃期，胃窦释放促胃液素，它可通过血液循环作用于肝细胞引起肝胆汁分泌；也可先引起盐酸分泌，然后由盐酸作用于十二指肠黏膜，使之释放促胰液素，而间接促进胆汁分泌。

（2）促胰液素　食物消化的肠期，促胰液素的主要作用是促进胰液分泌，对肝胆汁分泌也有一定刺激作用，主要促进胆管上皮而不是作用于肝细胞，所以它引起胆汁的分泌主要是分泌大量的水和 HCO_3^-，而刺激肝细胞分泌胆盐的作用不显著。

（3）缩胆囊素　食物消化的肠期，在蛋白质分解产物（胨和胨）、脂肪、酸性食糜等作用下，刺激小肠黏膜 I 细胞分泌缩胆囊素，它可通过血液循环作用于胆囊平滑肌和壶腹括约肌，引起胆囊收缩，壶腹括约肌舒张，促使大量胆汁排出；此外，也有较弱的促胆汁分泌的作用。

（4）胆盐　胆盐每循环一次约损失 5%，每次进餐后有 6～8g 胆盐排出。每次进餐后可进行 2～3

次肠 – 肝循环。通过胆盐的肠 – 肝循环返回肝脏的胆盐有刺激肝胆汁分泌的作用，但对胆囊的运动并无明显影响。

（三）胆囊的功能

胆囊的主要功能是：①储存和浓缩胆汁。在非消化期，壶腹括约肌收缩而胆囊舒张，因而肝胆汁经胆囊管流入胆囊内储存；在储存期，胆囊黏膜能吸收其中的水和无机盐类，使胆汁浓缩 4 ~ 10 倍。②调节胆管内压和排出胆汁。胆囊的收缩和舒张可调节胆管内压力。当壶腹括约肌收缩时，胆囊舒张，肝胆汁流入胆囊，胆管内压无明显升高；当胆囊收缩时，胆管内压力升高，壶腹括约肌舒张，胆囊内胆汁排入十二指肠。③分泌黏液。胆囊黏膜每天能分泌稠厚的黏液 20ml，保护胆道黏膜，不受浓缩胆汁的侵蚀和溶解。胆囊被摘除后，小肠内消化和吸收并无明显影响，这是因为肝胆汁可直接流入小肠的缘故。但一般这类患者进食油脂类食物以及蛋白饮食要适量，不要过量，过量之后有可能进一步诱发患者腹痛症状的发生。

三、小肠液的分泌

小肠内有两种腺体，即位于十二指肠黏膜下层的十二指肠腺和分布于整个小肠黏膜层的小肠腺。前者又称勃氏腺（Brunner gland），分泌含黏蛋白的碱性液体，黏稠度很高，其主要作用是保护十二指肠黏膜上皮，使之免受胃酸侵蚀；后者又称李氏腺（Lieberkühn crypt），分布于全部小肠的黏膜层内，其分泌液为小肠液的主要部分。

（一）小肠液的性质、成分和作用

小肠液是一种弱碱性液体，pH 约为 7.6，渗透压与血浆相等。小肠液的分泌量变化范围很大，成年人每日分泌量为 1 ~ 3L。小肠液中除了水和无机盐外，还有黏蛋白和肠激酶等。

小肠液的主要作用包括：①大量的小肠液可稀释消化产物，使其渗透压下降，有利于吸收。小肠液分泌后又很快被绒毛上皮重新吸收，这种液体的交流为小肠内营养物质的吸收提供一个大容量媒介。②小肠腺分泌的肠致活酶可使胰液中的胰蛋白酶原激活，变为有活性的胰蛋白酶，从而有利于蛋白质的消化。③保护十二指肠的上皮：十二指肠腺分泌碱性液体和黏蛋白，保护十二指肠的上皮，不被胃酸侵蚀。

在各种不同的条件下，小肠液的性状变化也很大，有时是较稀的液体，而有时则由于含有大量黏蛋白而很黏稠。小肠液还常混有脱落的肠上皮细胞、白细胞以及由肠上皮细胞分泌的免疫球蛋白。

近年来研究认为，真正由小肠腺分泌的酶只有肠激酶一种，它能将胰液中的胰蛋白酶原活化为胰蛋白酶，以利于蛋白质的消化。除肠腔内的消化酶对食物进行消化外，小肠对食物的消化还存在一种特殊的方式，在小肠上皮细胞的刷状缘和上皮细胞内含有多种消化酶，如分解寡肽的肽酶、分解双糖的蔗糖酶和麦芽糖酶等，这些酶可分别将寡肽和双糖进一步分解分氨基酸和单糖。但当这些酶随脱落的肠上皮细胞进入肠腔后，则对小肠内消化不再起作用。

（二）小肠液分泌的调节

小肠液呈常态性分泌，但在不同条件下，分泌量可有很大变化。食糜对局部黏膜的机械性刺激和化学性刺激均可通过肠壁内神经丛局部反射引起小肠液的分泌。小肠黏膜对扩张性刺激最为敏感，小肠内食糜的量越多，分泌也越多。刺激迷走神经可引起十二指肠腺分泌，但对其他部位的肠腺作用并不明显，研究表明，只有切断内脏大神经（取消了抑制性影响）后，刺激迷走神经才能引起小肠液的分泌。刺激交感神经则抑制十二指肠腺分泌，因此长期交感神经兴奋，十二指肠球部保护机制削弱，可能是导致其发生溃疡的原因之一。

此外，促胃液素、促胰液素、缩胆囊素和血管活性肠肽等都能刺激小肠液的分泌。

四、小肠的运动

（一）小肠的运动形式

1. 紧张性收缩 紧张性收缩是小肠进行其他运动的基础，使小肠保持一定的形状和位置，并使肠腔内保持一定的基础压力，有利于消化和吸收。当小肠紧张性增高时，肠内容物的混合与运送速度增快；而当小肠紧张性降低时，则肠内容物的混合与运送速度减慢。

2. 分节运动 分节运动（segmental motility）是一种以环行肌为主的节律性收缩和舒张交替进行的运动。这种形式的运动表现为食糜所在肠道的环行肌以一定的间隔交替收缩，把食糜分割成许多节段；随后，原收缩处舒张，原舒张处收缩，使原来节段的食糜分成两半，邻近的两半合在一起，形成新的节段。如此反复，食糜得以不断分开，又不断混合（图 3 – 14）。空腹时分节运动几乎不存在，食糜进入小肠后逐步加强。由上至下，小肠的分节运动存在频率梯度，小肠上部频率较高，在十二指肠约为 11 次/分，向小肠远端逐步降低，至回肠末端减为 8 次/分。分节运动的意义在于：①使食糜与消化液充分混合，有利于化学性消化；②增加食糜与小肠黏膜的紧密接触，并不断挤压肠壁以促进血液和淋巴回流，有助于吸收；③分节运动本身对食糜的推进作用很小，但分节运动存在由上而下的频率梯度，这种梯度有利于食糜往大肠方向移动，但分节运动并无推进肠内容物的作用。

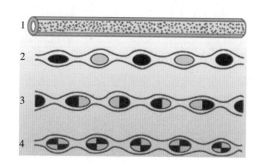

图 3 – 14 小肠分节运动示意图

1. 肠管表面观；2、3、4. 肠管纵切面观，表示不同阶段的食糜节段分割与合拢的情况

3. 蠕动 小肠的蠕动可发生在小肠的任何部位，推进速度为 0.5 ~ 2.0cm/s，行数厘米后消失。其作用是将食糜向小肠远端推进一段后，在新的肠段进行分节运动。此外，有一种传播很快（2 ~ 25cm/s）、很远的运动，称为蠕动冲（peristaltic rush），可一次把食糜从小肠始段推送到末端，有时可推送到大肠。蠕动冲由进食时的吞咽动作或食糜进入十二指肠而引起。有时在回肠末段可出现一种与一般蠕动方向相反的逆蠕动，其作用是防止食糜过早通过回盲瓣进入大肠，增加食糜在小肠内的停留时间，以便于对食糜进行更充分的消化和吸收。

小肠在非消化期也存在与胃相同的周期性移行性复合运动（MMC），它是胃 MMC 向下游传播而形成的，其意义与胃 MMC 相似。

（二）小肠运动的调节

1. 内在神经丛的作用 小肠的运动主要受肌间神经丛的调节，当机械、化学性刺激作用于小肠壁感受器时，可通过壁内神经丛（主要受肌间神经丛）引起的局部反射使小肠运动加强。研究证实，切断支配小肠的外来神经，蠕动仍可以进行；麻痹壁内神经丛后，蠕动消失。

2. 外来神经的作用 小肠运动受迷走神经和交感神经双重支配。一般来说，副交感神经兴奋时肠壁的紧张性升高，蠕动加强，而交感神经的作用则相反。但上述效果还与小肠平滑肌肌所处的的状态有关。如小肠平滑肌的紧张性高，则无论副交感或交感神经兴奋，都使之抑制；相反，如小肠平滑肌的紧张性低，则这两种神经兴奋都会增强小肠的运动。

3. 体液因素的作用 小肠壁内的神经丛和平滑肌对各种化学物质具有广泛的敏感性。除两种重要的神经递质乙酰胆碱和去甲肾上腺素外，还有一些肽类激素和胺，促胃液素、P 物质、脑啡肽、5 – 羟色胺等体液因素也可促进小肠的运动；促胰液素、生长抑素和肾上腺素等则起抑制作用。

（三）回盲括约肌的功能

回肠末端与盲肠交界处的环行肌明显加厚，具有括约肌的作用，称为回盲括约肌。该括约肌平时保持轻度的收缩状态，使回肠末端内压力升高，使之高于大肠内压力，一方面可防止小肠内容物过快排入大肠，有利于小肠的完全消化和吸收；另一方面能阻止大肠内食物残渣的倒流。食物入胃后，可通过胃 – 回肠反射使回肠蠕动加强，当蠕动波到达近回盲括约肌数厘米处时，括约肌舒张，这样，当蠕动波到达时，约有 4ml 内容物被推入大肠。肠内容物对盲肠的机械性扩张刺激可通过肠壁的内在神经丛的局部反射，使回盲括约肌收缩。小肠内容物向大肠的排放，除与回盲括约肌的活动有关外，还与食糜的流动性和回肠与结肠内的压力差有关：食糜越稀，通过回盲瓣就越容易；小肠腔内压力升高，也可迫使食糜通过括约肌。

第五节　大肠的功能

人类的大肠没有重要的消化活动。大肠的主要功能为：①吸收水分和无机盐，参与机体水、电解质平衡调节；②吸收由大肠内的细菌合成 B 族维生素和维生素 K 等物质；③为消化吸收后的食物残渣提供暂时储存场所，并将食物残渣转变为粪便。

一、大肠液的分泌

大肠液是由在肠黏膜表面的柱状上皮细胞及杯状细胞分泌的液体，其 pH 为 8.3 ~ 8.4。大肠的分泌物富含黏液和 HCO_3^-，此外还含有少量二肽酶和淀粉酶，但它们对物质的分解作用不大。大肠液的主要作用在于其中的黏液蛋白，它能润滑粪便和保护肠黏膜免受机械损伤。

大肠液的分泌主要由食物残渣对肠壁的机械性刺激而引起。刺激副交感神经可使分泌增加，而刺激交感神经则可使正在进行的分泌减少。迄今尚未发现重要的体液调节因素。

二、大肠的运动和排便

大肠的运动少而慢，对刺激的反应也较迟缓，这些特点与大肠作为粪便的暂时储存场所相适应。

（一）大肠运动的形式

1. 袋状往返运动 这是在空腹和安静时最常见的一种运动形式，类似于小肠分节运动，由环行肌无规律地收缩而引起，它使结肠出现一串结肠袋，结肠内压力升高，结肠袋内容物向前、后两个方向作短距离的位移，但并不向前推进。这种运动有助于促进水和无机盐的吸收。

2. 分节推进和多袋推进运动 分节推进运动是指环行肌有规律的收缩，将一个结肠袋内容物推移到邻近肠段，收缩结束后，肠内容物不返回原处；如果一段结肠上同时发生多个结肠袋的收缩，并且其内容物被推移到下一段，则称为多袋推进运动。进食后或副交感神经兴奋时可见这种运动。

3. 蠕动 大肠的蠕动是由一些稳定向前的收缩波所组成。收缩波前方的肌肉舒张，往往充有气体；

收缩波的后面则保持在收缩状态，使这段肠管闭合并排空。通常蠕动较缓慢，有利于大肠吸收水分和贮存粪便。

在大肠还有一种进行很快且前进很远的蠕动，称为集团蠕动（mass peristalsis）。它通常始于横结肠，可将一部分肠内容物推送至降结肠或乙状结肠。集团蠕动常见于进食后，最常发生在早餐后 60 分钟内，可能是胃内食糜进入十二指肠，由十二指肠 - 结肠反射引起。这一反射主要是通过内在神经丛的传递实现的。十二指肠 - 结肠反射敏感的人群，进餐时或餐后可有排便感觉，这种现象多见于儿童。

（二）排便

食物残渣在结肠内停留的时间较长，一般在十余小时。在这一过程中，食物残渣中的一部分水分被结肠黏膜吸收，剩余部分经结肠内细菌的发酵和腐败作用后形成粪便。粪便中除食物残渣外，还包括脱落的肠上皮细胞和大量的细菌。此外，机体的某些代谢产物，包括由肝排出的胆色素衍生物，以及由血液通过肠壁排至肠腔中的某些金属，如钙、镁、汞等的盐类，也随粪便排出体外。

粪便主要储存于结肠下部，因此正常人的直肠内通常没有粪便。当肠蠕动将粪便推入直肠时，可扩张刺激直肠壁内的感受器，冲动沿盆神经和腹下神经传至腰、骶段脊髓的初级排便中枢，同时上传到大脑皮层引起便意。若条件许可，即可发生排便反射（defecation reflex）。这时冲动由盆神经传出，使降结肠、乙状结肠和直肠收缩，肛门内括约肌舒张。同时阴部神经的传出冲动减少，使肛门外括约肌舒张，于是粪便被排出体外。在排便过程中，支配腹肌和膈肌的神经也兴奋，因而腹肌和膈肌收缩，腹内压增加，有助于粪便的排出。由于排便反射受大脑皮层的意识控制，当脊髓高位损伤时，初级中枢失去了大脑皮层的意识控制，可导致排便失禁。

正常人的直肠对粪便的机械性扩张刺激具有一定的感觉阈，当达到此感觉阈时即可产生便意。但若在粪便刺激直肠时，环境和条件不适宜排便，便意可受大脑皮层的抑制。人们若对便意经常予以制止，将使直肠对粪便刺激逐渐失去正常的敏感性，即感觉阈升高，加之粪便在结肠内停留过久，水分吸收过多而变得干硬，引起排便困难，这就是产生功能性便秘最常见的原因。因此，应养成定时排便的良好习惯，避免便秘以及痔疮、肛裂等相关疾病发生。此外，直肠黏膜炎症而敏感性提高时，即使肠内只有少量的粪便和黏液，也可以引起便意及排便反射，并在便后有未尽的感觉，称为"里急后重"，可能是结肠与直肠的病变引起，如细菌性腹泻、细菌性痢疾、溃疡性肠炎、结肠炎等感染性的肠道疾病。

（三）大肠内细菌的活动

大肠内有大量细菌，大多是大肠埃希菌、葡萄球菌等，它们主要来自食物和空气。据估计，粪便中的细菌占粪便固体重量的 20%～30%。大肠内的酸碱度和温度较适合于一般细菌的繁殖和活动。这些细菌通常不致病，细菌体内含有能分解食物残渣的酶，这些细菌的作用包括：①分解未被消化吸收的蛋白质、糖类和脂类；②合成多种 B 族维生素和维生素 K，这些维生素可被人体吸收利用；③将胆红素转化成尿胆素原，初级胆汁酸转化成次级胆汁酸，分解胆固醇、药物和某些食品添加剂；④使某些氨基酸转化为胺或氨。正常情况下，大肠产生的氨被吸收后在肝脏解毒（转化为尿素），如果产氨过多，即进入血液循环，严重时产生昏迷（肝性脑病）。此外，若滥用抗生素可导致菌群失调而致病。

（四）食物中纤维素对肠功能的影响

食物中的纤维素对肠功能和胃肠疾病具有重要影响，近年来已受到医学界的重视。一般认为，适当增加食物中纤维素的含量有益于增进健康，可预防便秘、痔疮、结肠癌等疾病的发生。食物中的纤维素对肠功能的影响主要有：①能与水结合而形成凝胶，可限制水的吸收，增加粪便的体积，有利于粪便的排出；②能刺激肠运动，缩短粪便在大肠内停留的时间，以减少有害物质对胃肠和整个机体的毒害作用；③可降低食物中热量的比例，减少高能量物质的摄取，有助于纠正不正常的肥胖；④有利于降低血浆胆固醇水平。纤维素可吸收胆汁酸，增加其在粪便中含量，使经过肠－肝循环回收的胆盐减少，有助于肝脏利用更多的血浆胆固醇合成新的胆汁酸，从而降低血浆胆固醇含量。

第六节　吸　收

吸收指食物的消化产物、水分、无机盐和维生素等透过消化道小分子物质通过消化道黏膜进入血液和淋巴液的过程。营养物质的吸收是在食物被消化的基础上进行的，消化是吸收的前提，吸收为机体提供营养物质，因此，吸收对维持人体正常生命活动十分重要。

一、吸收的部位和途径

消化道不同部位所吸收的物质和吸收速度是不同的，这主要取决于各部分消化道的组织结构，以及食物在各部位被消化的程度和停留时间。食物在口腔和食管内一般不被吸收。食物在胃内的吸收也很少，胃能吸收乙醇和少量水。小肠是吸收的主要部位，糖类、蛋白质和脂肪的消化产物大部分在十二指肠和空肠被吸收，回肠具有其独特的功能，即能主动吸收胆盐和维生素（图3－15）。食物中大部分营养在到达回肠时，通常已被吸收完毕，因此回肠是吸收功能的储备部分。小肠内容物在进入大肠后可被吸收的物质已非常少。大肠可吸收的主要是水和盐类，大肠一般可吸收大肠内容物中80%的水和90%的Na^+和Cl^-。

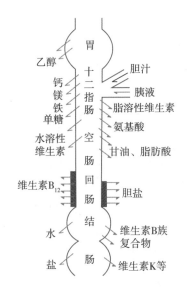

图3－15　各种物质在小肠吸收部位示意图

小肠在吸收中发挥主要作用的有利条件：①食物在小肠内已被消化为适于吸收的小分子物质；②小肠具有巨大的吸收面积，正常成年人的小肠长4～5m，小肠内面黏膜具有许多环状皱襞，皱襞上有大量绒毛，绒毛长0.5～1.5mm。每一条绒毛的外表面是一层柱状上皮细胞，而每一柱状上皮细胞的顶端膜上约有1700条微绒毛。由于环状皱襞、绒毛和微绒毛的存在，最终使小肠的吸收面积比同样长短的简单圆筒的面积增加约600倍，可达200～250m²（图3－16）；③食物在小肠内停留的时间较长（3～8小时），有充足的吸收时间；④小肠绒毛的特殊结构，有利于吸收。小肠绒毛内含有丰富的毛细血管、毛细淋巴管、平滑肌和神经纤维网等结构。动物在空腹时，绒毛不活动。进食则可引起绒毛产生节律性的伸缩和摆动。这些运动可加速绒毛内血液和淋巴流动，有助于吸收。绒毛运动由神经控制，刺激内脏神经可加强绒毛运动。绒毛运动还受小肠黏膜释放的一种胃肠激素缩肠绒毛素（villikinin）的调节。

营养物质可通过两条途径进入血液或淋巴：一条是跨细胞途径（transcellular pathway），即通过绒毛柱状上皮细胞的顶端膜进入细胞，再通过细胞基底侧膜进入血液或淋巴；另一条是细胞旁途径（paracellular pathway），即通过相邻上皮细胞之间的紧密连接进入细胞间隙，然后转入血液或淋巴（图3－17）。各种营养物质的吸收机制包括以下几种：被动转运（单纯扩散、易化扩散和渗透作用）、主动转运（原发性和继发性主动转运）及胞饮等。

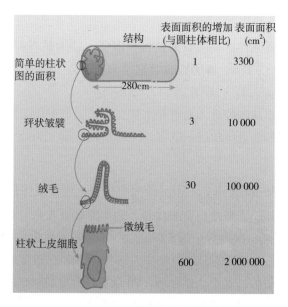

图 3 – 16　增加小肠表面积的机制示意图

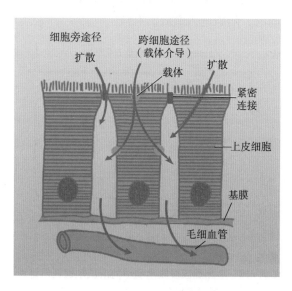

图 3 – 17　营养物质吸收途径模式图

二、小肠内主要物质的吸收

在小肠中被吸收的物质不仅包括经口摄入的食物和水，还包括各种消化腺分泌入消化道内的水、无机盐和某些有机成分。以水为例，人每日分泌入消化道内的各种消化液总量可达 6～8L，每日还饮水 1～2L，而每日由粪便中排出的水仅约 150ml。因此，由小肠每日吸收入体内的液体量可达 8L 以上，如此大量的水若不能重新回到体内势必造成严重脱水，致使内环境稳态遭受破坏。急性呕吐和腹泻时，在短时间内损失大量液体的严重性就在于此。

正常情况下，小肠每日还吸收数百克糖、100g 以上脂肪、50～100g 氨基酸以及 50～100g 离子等。实际上，小肠吸收的能力远超过这些数字，因而具有巨大的储备能力，机体需要时可发挥更大的吸收潜能。

（一）水的吸收

水的吸收都是跟随溶质的吸收而被动吸收的，各种溶质，特别是 NaCl 的主动吸收所产生的渗透压梯度是水吸收的主要动力（图 3 – 18）。细胞膜和细胞间的紧密连接对水的通透性都很大，而驱使水吸收的渗透压一般只有 $3 \sim 5 mOsm/（kg \cdot H_2O）$。

在十二指肠和空肠上部，水从肠腔进入血液和水从血液进入肠腔的量都很大，因此肠腔内液体的减少并不明显。在回肠，离开肠腔的液体比进入的多，因而肠内容量大为减少。

（二）无机盐的吸收

一般说来，单价碱性盐类如 Na^+、K^+、NH_4^+ 的吸收很快，多价碱性盐类则吸收很慢。凡能与 Ca^{2+} 结合而形成沉淀的盐，如硫酸盐、磷酸盐、草酸盐等，则不能被吸收。

1. 钠的吸收　成年人每日经口摄入 Na^+ 为 $5 \sim 8g$，每日分泌入消化液中的 Na^+ 为 $20 \sim 30g$，而每日大肠吸收的总 Na^+ 为 $25 \sim 35g$，说明肠内容物中 $95\% \sim 99\%$ 的 Na^+ 已被吸收，仅少量随粪便排出。

小肠黏膜上皮从肠腔内吸收 Na^+ 是个主动过程，动力来自上皮细胞基底侧膜中钠泵的活动。钠泵的活动造成细胞内低 Na^+ 且黏膜上皮细胞内的电位较膜外肠腔内低约 40mV，故 Na^+ 顺电 – 化学梯度，并与其他物质（如葡萄糖、氨基酸等逆浓度差）同向地转入细胞内。进入细胞内的 Na^+ 再在基底侧膜经钠泵被转运出细胞，进入组织间液，随后进入血液。

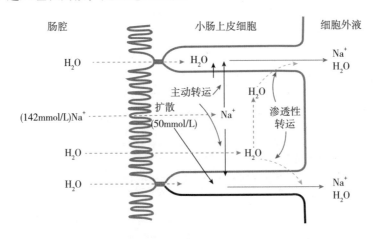

图 3 – 18　小肠黏膜吸收水和小的溶质的途径示意图

2. 铁的吸收　成年人每日吸收铁约 1mg，仅为每日摄入膳食铁的 5% 左右。铁的吸收与机体对铁的需要量有关，当服用相同剂量的铁后，缺铁患者可比正常人的铁吸收量高 $2 \sim 5$ 倍。食物中的铁绝大部分是高价铁（Fe^{3+}），不易被吸收，当它还原为亚铁（Fe^{2+}）时则较易被吸收。Fe^{2+} 的吸收速度要比相同量 Fe^{3+} 快 $2 \sim 15$ 倍。维生素 C 能将 Fe^{3+} 还原为 Fe^{2+} 而促进铁的吸收。铁在酸性环境中易溶解而便于被吸收，故胃液中的盐酸有促进铁吸收的作用，当胃酸分泌缺乏或胃大部切除的患者常伴发缺铁性贫血。

铁主要在小肠上部被吸收。肠黏膜细胞吸收无机铁是个主动过程，需要多种蛋白的协助转运。黏膜细胞顶端膜中存在的二价金属转运体（divalent metal transporter 1，DMT1）能将无机铁转运入细胞内，而黏膜细胞基底侧膜中存在的铁转运蛋白 l（ferroportin 1，FP1）则可将无机铁转运出细胞，使之进入血液，这两个过程都需要消耗能量。另一方面，肠黏膜吸收铁的能力取决于黏膜细胞内的含铁量。由肠腔吸收入黏膜细胞的无机铁，大部分被氧化为 Fe^{3+}，并与细胞内的脱铁铁蛋白（apoferritin）结合成铁蛋白（ferritin，Fe – BP），暂时储存在细胞内，以后缓慢向血液中释放；吸收入黏膜细胞的 Fe^{2+} 仅一小部分在尚未与脱铁铁蛋白结合前可以主动吸收的方式转移到血浆中。黏膜细胞在刚吸收铁而尚未将它们转移至血浆中时，则暂时失去其由肠腔再吸收铁的能力。这样，存积在黏膜细胞内的铁量，就成为再吸收铁的抑制因素。这种巧妙的平衡吸收机制，既保证了肠黏膜对铁的强大吸收能力，又能防止过量的铁进入人体形成铁超载（iron overload）。

3. 钙的吸收 食物中的钙20%~30%被吸收，大部分随粪便排出，吸收主要部位在十二指肠，只有溶解状态的钙才能被吸收。

影响钙吸收因素有：①维生素D：高活性的维生素D（1,25-二羟维生素 D_3）能促进小肠对 Ca^{2+} 的吸收；②机体对钙的需要量：儿童、孕妇和哺乳期妇女因对钙的需要量增大而吸收增多。食物中的钙必须变成 Ca^{2+} 才能被吸收，影响 Ca^{2+} 吸收的主要因素是维生素D和机体对钙的需要量；③肠腔内的酸度：酸性环境可增加对钙的吸收，而碱性环境不利于对钙的吸收。在 pH 约为 3 条件下，钙呈离子化状态，吸收最好；④磷酸盐、草酸盐等：肠内容物中磷酸过多，将使之形成不溶解的磷酸钙，使 Ca^{2+} 不能被吸收；⑤胆汁酸：脂肪分解释放的脂肪酸，可与 Ca^{2+} 结合成钙皂，后者可和胆汁酸结合，形成水溶性复合物而被吸收。

小肠黏膜对 Ca^{2+} 的吸收通过跨上皮细胞和细胞旁途径两种形式进行。十二指肠是跨上皮细胞主动吸收 Ca^{2+} 的主要部位，小肠各段都可通过细胞旁途径被动吸收 Ca^{2+}。从 Ca^{2+} 的吸收量来看，可能以后一种形式吸收的 Ca^{2+} 更多，部位以空肠和回肠更为主要。Ca^{2+} 吸收的跨上皮细胞途径包括以下三个步骤：①肠腔内 Ca^{2+} 经上皮细胞顶端膜中特异的钙通道顺电-化学梯度进入细胞；②进入胞质内的 Ca^{2+} 迅速与钙结合蛋白（calcium-binding protein，CaBP 或 calbindin）结合，以维持胞质中低水平的游离 Ca^{2+} 浓度，避免扰乱细胞内的信号转导和其他功能；③与钙结合蛋白结合的 Ca^{2+} 在被运送到基底侧膜处时，与钙结合蛋白分离，通过基底侧膜中的钙泵和 Na^+-Ca^{2+} 交换体被转运出细胞，然后进入血液。

以上参与 Ca^{2+} 吸收的特异钙通道、钙结合蛋白、钙泵和 Na^+-Ca^{2+} 交换体都受到 1,25-二羟维生素 D_3 的精细调控，其调控是通过影响基因表达来促进上述功能蛋白的合成而实现的。

4. 负离子的吸收 在小肠内吸收的负离子主要是 Cl^- 和 HCO_3^-。由钠泵产生的电位差可促进肠腔负离子向细胞内移动。肠腔中有大量的 HCO_3^-，Na^+-H^+ 交换进入肠腔中 H^+ 与其结合成 H_2CO_3，H_2CO_3 再解离成 CO_2 和 H_2O，CO_2 通过小肠黏膜上皮细胞被吸收入血，H_2O 则留在肠腔中。但有证据认为，负离子也可独立进行跨膜移动。

（三）糖的吸收

食物中的糖类一般须分解为单糖后才能被小肠上皮细胞吸收。各种单糖的吸收速率有很大差别，己糖的吸收很快，戊糖则很慢。在己糖中，又以半乳糖和葡萄糖的吸收为最快，果糖次之，甘露糖最慢，机制可能与单糖和转运载体的亲和力不同有关。

大部分单糖的吸收是个主动过程，它是逆浓度差进行的。在肠黏膜上皮细胞刷状缘膜中存在 Na^+-葡萄糖同向转运体，它能选择性地将葡萄糖或半乳糖通过黏膜细胞刷状缘从肠腔转运入细胞内，这种转运方式属于继发性主动转运（图3-19）。Na^+ 泵抑制剂哇巴因可抑制葡萄糖或半乳糖的吸收。进入细胞的单糖则以经载体易化扩散的方式离开细胞进入组织间液，随后入血。各种单糖与转运体的亲和力不同，因此吸收速率也不同。

（四）蛋白质的吸收

食物中的蛋白质经消化分解为氨基酸后，几乎全部被小肠吸收。蛋白质经加热处理后因变性而易于被消化，在十二指肠和近端空肠即被迅速吸收，未经加热处理的蛋白质则较难被消化，须到达回肠后才基本被吸收。

氨基酸的吸收与单糖相似，氨基酸自肠腔进入黏膜上皮细胞的过程也属于继发性主动转运。在小肠黏膜细胞刷状缘，目前已确定有三种主要的氨基酸运载系统，分别转运中性、酸性或碱性氨基酸。一般

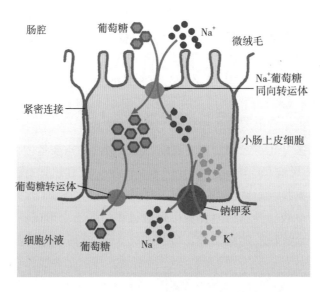

图 3 - 19　小肠黏膜吸收葡萄糖动转运机制示意图

说来，中性氨基酸的转运比酸性或碱性氨基酸速度快。进入上皮细胞的氨基酸也以经载体易化扩散的方式进入组织间液，然后经血液为机体利用，当蛋白质被小肠吸收后，门静脉血液中的氨基酸含量即刻增高。

蛋白质经水解生成的寡肽也能被吸收，小肠黏膜上皮细胞刷状缘膜中还存在二肽和三肽转运系统，许多二肽和三肽可被小肠上皮细胞吸收，进入细胞内的二肽和三肽可被细胞内的二肽酶和三肽酶进一步分解为氨基酸，再进入循环血液。婴儿的小肠黏膜上皮细胞可通过入胞和出胞作用吸收适量未经消化的蛋白质，例如对母体初乳中的免疫球蛋白 A 的吸收，并可以产生被动免疫。

此外，少量小分子食物蛋白可完整地进入血液，由于吸收量很少，从营养角度看并无多大意义，反而作为抗原引起过敏反应或中毒反应，这对人体是不利的。

（五）脂肪的吸收

脂肪酸、一酰甘油、胆固醇及其消化产物基本上都是脂溶性物质。在小肠内，这些脂溶性物质很快与胆汁中的胆盐形成混合微胶粒。由于胆盐的双嗜特性，它能携带脂肪消化产物通过覆盖于小肠黏膜上皮细胞表面的静水层到达上皮细胞表面。在这里，一酰甘油、脂肪酸和胆固醇等从混合微胶粒释出，透过上皮细胞脂质膜而进入细胞。脂肪的水解产物进入上皮细胞后的去路有两条：①长链脂肪酸及一酰甘油被吸收后，在肠上皮细胞的内质网中大部分重新合成为三酰甘油，并与细胞中生成的载脂蛋白合成乳糜微粒（chylomicron）。乳糜微粒形成后即进入高尔基复合体中，被质膜结构包裹而形成囊泡。当囊泡移行到细胞底侧膜时便与细胞膜融合，以出胞的方式释出其中的乳糜微粒，进入细胞间液的乳糜微粒再扩散进入淋巴循环（图 3 - 20）；②中、短链三酰甘油水解产生的脂肪酸和一酰甘油，在小肠上皮细胞中不再变化，它们是水溶性的，可直接扩散出细胞的基底膜侧进入血液而不进入淋巴循环。由于膳食中的动、植物油中含有 15 个以上碳原子的长链脂肪酸较多，所以脂肪的吸收途径以淋巴为主。

（六）胆固醇的吸收

肠道内的胆固醇主要来自食物和由肝脏分泌的胆汁。胆固醇分游离的胆固醇和酯化的胆固醇两种形式，胆汁中的胆固醇是游离的，而食物中的胆固醇部分是酯化的。酯化的胆固醇须经消化液中胆固醇酯酶的水解，使之变为游离胆固醇后才能被吸收。游离胆固醇通过形成混合微胶粒，在小肠上部被吸收。被吸收的胆固醇大部分在小肠黏膜上皮细胞内又重新酯化，生成胆固醇酯，最后与载脂蛋白一起组成乳糜微粒，经由淋巴系统进入循环血液。

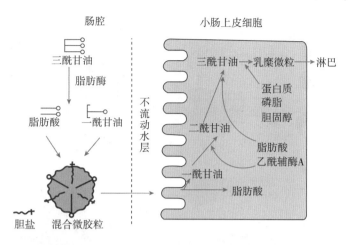

图 3 - 20　脂类在小肠内被消化和吸收的示意图

血中胆固醇总水平主要取决于肝脏对胆固醇的合成，但是限制消化道对胆固醇的吸收，仍是控制血浆胆固醇的主要途径。肠道对胆固醇的吸收受很多因素的影响。已知影响胆固醇吸收的因素有：①食物中胆固醇含量：胆固醇含量越高，其吸收也越多，但两者不呈线性关系。②食物中的脂肪和脂肪酸：可促进胆固醇的吸收，饮食中含饱和脂肪酸过高，可使血浆胆固醇升高。③植物固醇（如豆固醇、β-谷固醇）的含量：各种植物固醇通过竞争性抑制其掺入微胶粒中，妨碍其吸收。④胆盐的含量：胆盐可与胆固醇形成混合微胶粒，有助于胆固醇的吸收，凡能减少或消除胆盐的物质均可减少胆固醇的吸收，食物中不能被利用的纤维素、果胶、琼脂等易与胆盐结合而形成复合物，可阻碍微胶粒的形成，从而能降低胆固醇的吸收。⑤肠黏膜细胞载脂蛋白含量：能抑制肠黏膜细胞载脂蛋白合成的物质，可因妨碍乳糜微粒的形成而减少胆固醇的吸收。

血液中胆固醇含量过高，可导致动脉硬化，诱发心、脑血管疾病。因此，为预防该类疾病发生，应控制饮食，减少高脂肪、高胆固醇食物的摄取。

（七）维生素的吸收

大部分维生素在小肠上段被吸收，但是只有维生素 B_{12} 是在回肠被吸收的。大多数水溶性维生素（如维生素 B_1、B_2、B_6、PP、C 以及叶酸等）是通过依赖于 Na^+ 的同向转运体被吸收的。维生素 B_{12} 的吸收部位主要在回肠。存在于食物中的大多数维生素 B_{12} 是与蛋白质结合的。胃蛋白酶消化蛋白质的作用和胃内的低 pH 环境，使维生素 B_{12} 能从结合的形式释放出来，游离的维生素 B_{12} 迅速与一种称为 R 蛋白（R protein，transcobalamin，TC）的糖蛋白结合。R 蛋白存在于唾液和胃液中，它能在很宽的 pH 范围内与维生素 B_{12} 紧密结合。胃壁细胞分泌内因子是维生素结合蛋白，是维生素 B_{12} 吸收所必需的辅助因子，但内因子与维生素 B_{12} 结合的亲和力比 R 蛋白小，因此，胃中大多数维生素 B_{12} 与 R 蛋白结合。胰蛋白酶可在 R 蛋白与维生素 B_{12} 的连接处降解这一复合物，将维生素 B_{12} 释放出来，游离的维生素 B_{12} 随后与内因子结合。该复合物可高度抵抗胰蛋白酶的消化。回肠上皮细胞的顶端膜含有能识别和结合内因子-维生素 B_{12} 复合体的受体蛋白，转运 B_{12} 到肠上皮细胞中（图 3 - 21）。当机体发生慢性萎缩性胃炎或胃大部切除后，由于内因子分泌不足，可因维生素 B_{12} 吸收障碍而发生巨幼细胞性贫血，这种情况下，应采用胃肠以外的途径补充维生素 B_{12}。脂溶性维生素 A、D、E、K 的吸收与脂类消化产物相同。

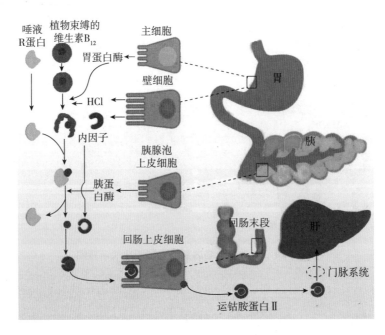

图 3 –21　小肠黏膜对维生素 B_{12} 的吸收

三、大肠的吸收功能

每日从小肠进入大肠的内容物有 1000～1500ml，大肠黏膜对水和电解质有很强的吸收能力，每天最多可吸收 5～8L 水和电解质，因而大肠中的水和电解质大部分被吸收，仅约 150ml 的水和少量 Na^+、Cl^- 随粪便排出。若粪便在大肠内停留时间过长，大肠内的水被进一步吸收，可使粪便变得干硬而引起便秘。当进入大肠的液体过多或大肠的吸收能力下降时，则可因水不能被正常吸收而引起腹泻。

大肠能吸收肠内细菌合成的 B 族维生素和维生素 K，以补充食物中维生素摄入的不足；此外大肠也能吸收由细菌分解食物残渣而产生的短链脂肪酸，如乙酸、丙酸和丁酸等。临床上可采用直肠灌药的方式作为给药途径，直肠给药时药物混合于直肠分泌液中，通过肠黏膜被吸收入黏膜下静脉丛，继续经直肠中静脉、下静脉和肛门静脉直接吸收进入体循环，不经过肝脏，从而避免了肝脏的首过效应；也可经由直肠上静脉经门静脉进入肝脏，代谢后再进入体循环。两种方式均不经过胃和小肠，避免了强酸、强碱和消化酶对药物的影响和破坏作用。因而直肠给药可显著地提高药物的生物利用度，同时也避免了药物对胃肠道的直接刺激。

四、肠道微生态的概念及生理意义

人体是一个共生微生物的载体，有超过人体细胞总数十倍的微生物广泛分布在人体表面的皮肤、口腔、消化道、呼吸道、生殖道等部位，其编码的基因在数量上远超乎人类自身编码的基因，达 150 倍以上。肠道微生物量占人体总微生物量的 78%，肠道菌群最显著的特征之一是其稳定性，若失去平衡则会发生各种肠内、外疾病。在肠道中就有上千种微生物定植或过路，消化道居住的大量微生物被统称为肠道微生物群。正常的肠道微生物群以其所处的宿主人类的微环境共同构成了肠道微生态。人类与肠道微生物通过协同进化形成互相依赖的共生复合体，能直接或间接地影响人体的多种生理功能。除了前文提及的分解食物、维生素和氨基酸的合成之外，人体和肠道微生物的相互作用，也是人体免疫系统发育和成熟的重要根源之一；肠道微生态能影响脂肪的储存、改善线粒体活性调节能量代谢；可能通过肠 – 脑轴与中枢神经系统进行交流对其调控，影响宿主的脑行为；促进血管生成；参与骨密度调节；正常肠道菌群，可促进肠道蠕动，进而促进机体对营养物质的消化吸收；肠道微生物的菌群屏障作用，又称定殖力，是机体免受外来细菌感染的一个可靠保证。侵入人体内的外籍菌很易引起宿主免疫细胞活化，产生特异抗体。肠道正常菌群还可以通过微生物菌群屏障参与肠黏膜屏障的构成。因此，肠道微生态的稳定对人类保持肠道上皮的完整性、抵抗肠道病原菌引起的感染性疾病是极其重要的。

第七节　肝胆的消化及代谢功能

一、概述

成人肝组织约重 1500g，是人体最大的实质性器官，同时也是人体内最大的腺体。约占体重的 2.5%。肝具有独特的结构特点，从而具备复杂多样的生化功能。

（一）肝的结构特点

1. 具有双重血液供应——肝动脉和门静脉　不仅能够从肝动脉获得，还可以从门静脉中获得各种营养物质，奠定了肝中代谢的物质基础。

2. 具有双重输出通道——肝静脉和胆道系统　一方面通过肝静脉与体循环相连，将肝中的代谢物运输到其他组织或排出体外；另一方面通过胆道系统可以与肠道相通，将胆汁排入肠道，也可以排出一些代谢废物和其他代谢产物。

3. 具有丰富的肝血窦　门静脉和肝动脉入肝后通过反复分支，最后进入肝血窦。血窦中血流速率减慢，扩大了肝细胞与血液的接触面积，从而为肝中进行的物质交换提供了时间保证。

4. 具有丰富的细胞器　含有丰富的内质网、线粒体、溶酶体、过氧化物酶体及丰富的酶系，有些甚至是肝所独有的，为肝代谢提供了重要的保障。

（二）肝的化学组成

肝的蛋白质含量极高，约占干重的 50% 左右，其中丰富的酶类使肝在代谢中占据了重要的地位。

肝被称为"物质代谢的中枢器官"，不仅在机体糖、脂、蛋白质、维生素、激素等物质代谢中位于中心地位，还具有生物转化、分泌和排泄等多方面的生理功能。

二、肝胆与营养物质代谢

肝胆系统在糖、脂、蛋白质及维生素等营养物质的代谢中起着关键的作用，是代谢的中枢。

（一）维持血糖浓度的恒定是肝在糖代谢中的主要作用

血糖是人体各组织器官能量的主要来源。正常情况下，血糖的来源与去路处于动态平衡。肝主要通过调节肝糖原合成和分解以及糖异生途径维持血糖的相对恒定，保障全身各组织，尤其是大脑和成熟红细胞的能量供应。

1. 糖原的合成与分解　肝细胞膜含有葡糖转运蛋白 2（$GLUT_2$），在肠道吸收入血的葡萄糖浓度升高时将葡萄糖摄入肝细胞中，可使肝细胞内的葡萄糖浓度与血糖浓度保持一致。肝细胞特异的己糖激酶同工酶 IV，即葡糖激酶，与葡萄糖的亲和力低，且不受其产物葡萄糖 – 6 – 磷酸抑制，在血糖浓度较高时，持续将肝细胞摄取的葡萄糖磷酸化成葡萄糖 – 6 – 磷酸，并进一步合成肝糖原贮存。饱食后肝糖原总量可达 75 ~ 100g，占肝重的 5% ~ 6%。血糖升高时，葡萄糖 – 6 – 磷酸还可在肝内转变成脂肪，并以极低密度脂蛋白（VLDL）的形式输出，贮存于脂肪组织。在空腹状态下，肝细胞内的葡萄糖 – 6 – 磷酸酶（该酶不存在于肌组织），可将肝糖原分解生成的葡萄糖 – 6 – 磷酸直接转化成葡萄糖以补充血糖。

由此可见，葡萄糖-6-磷酸是肝内糖代谢的枢纽物质。

2. 糖异生　肝细胞还存在一套完整的糖异生酶系，肝是糖异生最重要的器官。较长时间禁食时，由于肝糖原储存有限，糖原在12~18小时内几乎耗尽，此时肝可以通过糖异生将生糖氨基酸、乳酸及甘油等非糖物质转变成葡萄糖，以补充血糖，成为机体在长期饥饿状况下维持血糖相对恒定的主要途径。糖异生的主要原料生糖氨基酸来自肌组织蛋白质的分解。糖异生受多种激素调节，皮质醇、胰高血糖素和肾上腺素能够促进糖异生，而胰岛素对糖异生起抑制作用。此外，人体组织不能直接利用外源性半乳糖和甘露糖等其他单糖，但肝可将小肠吸收的其他单糖转化为葡萄糖，用以补充血糖。因此肝细胞严重受损时，易造成糖代谢紊乱。

3. 其他作用　磷酸戊糖途径在肝细胞中也很活跃，可为肝的生物转化作用提供NADPH。此外，肝细胞中的糖醛酸途径可将葡萄糖转化为UDP-葡糖醛酸（UDPGA），UDPGA是肝生物转化结合反应中最重要的结合物质。

（二）肝是脂质代谢的重要器官

在脂质的消化、吸收、分解、合成及运输等代谢过程中，肝均具有重要作用。

1. 脂质的消化吸收　肝细胞通过合成和分泌胆汁酸，帮助脂质（包括脂溶性维生素）的消化和吸收。患有肝胆疾病时，可导致胆汁分泌能力下降或胆汁排出障碍，造成脂质消化吸收不良，甚至出现脂肪泻和脂溶性维生素缺乏的临床症状。此外，肝胆系统疾病（如急慢性肝炎、肝硬化、胆道梗阻等）可以引起血中胆汁酸浓度的升高，因此血清胆汁酸水平已作为临床检测肝胆疾病的一个敏感指标。

2. 脂肪酸与三酰甘油　肝起到协调脂肪酸氧化供能和三酰甘油合成的作用。饱食状态下，肝将大量过剩的葡萄糖分解为乙酰CoA，并以之合成脂肪酸，再进一步合成三酰甘油，这是内源性三酰甘油的主要来源。肝也可将某些氨基酸经乙酰CoA转变成脂肪酸和三酰甘油。肝还可摄取来自消化道的外源性脂肪酸，其中一部分脂肪酸经β-氧化释放能量供肝利用，剩余部分用于合成三酰甘油。肝合成的内源性三酰甘油与肝合成的ApoB100等载脂蛋白、胆固醇和磷脂一起，组装成VLDL分泌入血，经血液运输至肝外组织被摄取和利用。饥饿状态下，机体脂肪动员增加，释放出的脂肪酸经血液运输至肝代谢。饥饿时肝中脂肪酸的β-氧化非常活跃，产生大量的乙酰CoA，一部分经三羧酸循环彻底氧化释放能量供肝利用，大部分则在肝细胞内合成酮体（乙酰乙酸、β-羟丁酸和丙酮）。肝是体内酮体生成的唯一器官。酮体是肝向肝外组织输出脂质能源的一种形式，使心、肾、骨骼肌尤其是脑在血糖浓度过低时，可以利用酮体供能。饥饿时酮体可占大脑能供的60%~70%，是糖供应不足时大脑的重要能源物质。

3. 胆固醇　肝是合成胆固醇的主要器官，人体3/4的胆固醇由肝合成，是空腹血浆胆固醇的主要来源。低密度脂蛋白（LDL）由VLDL代谢而来，是转运肝合成的内源性胆固醇的主要工具。肝同时也是转化及排出胆固醇的主要器官。胆汁酸的生成是肝对胆固醇进行转化的最重要途径。肝能够将胆固醇转化成胆汁酸，经胆道排出，并可通过肠-肝循环反复利用。肝对胆固醇的酯化也具有重要的作用，肝合成的卵磷脂-胆固醇脂酰基转移酶（LCAT），在血浆中将胆固醇转化为胆固醇酯以利运输。严重肝损伤时，胆固醇合成和LCAT的生成都会受到影响，故除血浆胆固醇含量减少外，血浆胆固醇酯的降低往往出现得更早、更明显。

4. 血浆脂蛋白　肝在血浆脂蛋白代谢中亦起着重要的作用。血浆中VLDL和高密度脂蛋白（HDL）主要在肝合成，同时肝细胞膜上有LDL受体，可与LDL特异结合并将其内吞入肝细胞降解。肝细胞合成的载脂蛋白ApoCⅡ可激活肝外组织毛细血管内皮细胞表面的脂蛋白脂肪酶（LPL），在血浆乳糜微粒（CM）和VLDL的三酰甘油分解代谢中具有不可或缺的作用。

5. 磷脂　磷脂（尤其是卵磷脂）在肝中的合成非常活跃。肝功能受损时，磷脂合成障碍，可影响VLDL的合成和分泌，导致肝细胞合成的三酰甘油不易运出而潴留于肝，成为脂肪肝发生的机制之一。

（三）肝内蛋白质代谢非常活跃

肝在人体蛋白质合成、分解和氨基酸代谢中有重要作用。

1. 蛋白质代谢 肝内蛋白质代谢活跃，更新速度约为肌肉蛋白质的 18 倍，除了合成满足自身结构和功能所需的蛋白外，还能合成多种血浆蛋白质，除 γ 球蛋白外，几乎所有的血浆蛋白均来自于肝，如清蛋白、凝血酶原、纤维蛋白原、铜蓝蛋白、部分凝血因子（Ⅰ、Ⅱ、Ⅴ、Ⅵ、Ⅸ和Ⅹ等）、多种载脂蛋白（ApoA、ApoB、ApoC、ApoE）和部分球蛋白（α_1-球蛋白、α_2-球蛋白、β-球蛋白）等。

肝功能严重受损时，肝内蛋白质合成障碍，由于清蛋白几乎均由肝实质细胞合成，血浆白蛋白含量降低。血浆白蛋白除了作为许多脂溶性物质（如游离脂肪酸、胆红素等）的非特异性运输载体外，也起着维持血浆胶体渗透压的重要作用。清蛋白含量的下降，导致血浆胶体渗透压的降低，患者可出现水肿或腹水。且由于肝细胞破坏或抗原性改变刺激免疫系统导致 γ-球蛋白水平升高，血浆白蛋白（A）与球蛋白（G）的比值（A/G）下降，甚至倒置，此种变化临床上可作为严重慢性肝细胞损伤的辅助诊断指标。此外，肝功能严重受损时，凝血酶原和凝血因子的合成减少，导致各脏器的出血倾向。胚胎期肝可合成甲胎蛋白（α-AFP），胎儿出生后其合成受到抑制，正常人血浆中很难检出，但原发性肝癌患者血浆中可再次检出此种蛋白质，是原发性肝癌的重要肿瘤标志物。

2. 氨基酸代谢 肝是体内除支链氨基酸（亮氨酸、异亮氨酸、缬氨酸）以外的所有氨基酸分解和转变的重要器官，含有丰富的氨基酸代谢酶类。转氨基、脱氨基、脱羧基、脱硫及转甲基等反应在肝中均很活跃。当肝细胞膜通透性增加或坏死时，主要定位于肝细胞的谷丙转氨酶逸出细胞进入血浆使血浆中该酶活性升高，临床上据此检测有助于肝病的诊断。

3. 氨的代谢 肝的另一重要功能是解除氨毒。肝通过鸟氨酸循环将有毒的氨合成无毒的尿素随尿排出。合成中所需的氨基甲酰磷酸合成酶Ⅰ及鸟氨酸氨基甲酰转移酶只存在于肝细胞线粒体。所以，肝是机体合成尿素的特异器官。此外，肝还可将氨转变成谷氨酰胺。肝功能严重受损时，肝解除氨毒的能力下降，导致血氨升高和氨中毒，是导致肝性脑病发生的重要生化机制之一。慢性肝功能不全或肝性脑病患者的血浆中，支链氨基酸与芳香族氨基酸的比值（支/芳比）降低，当病情改善时，血中支/芳比有所增高，表明支/芳比可作为肝功能受损的指标之一，具有一定的临床诊断价值。

4. 胺类代谢 肝也是胺类物质的重要生物转化器官。正常人体中，肝中的单胺氧化酶可将芳香族氨基酸脱羧基作用产生的苯乙胺、酪胺等加以氧化而清除。肝功能严重受损时，这些胺类得不到及时清除，进入脑组织后经羟化生成苯乙醇胺和羟苯乙醇胺，其化学结构与儿茶酚胺相似，称为假神经递质（false neurotransmitter），可取代正常神经递质，使大脑发生异常抑制，可能是引发肝性脑病的另一重要生化机制。

（四）肝参与多种维生素和微量元素的代谢

1. 维生素 肝在维生素的吸收、贮存及转化等方面起着重要作用。

肝合成和分泌胆汁酸，促进脂溶性维生素的吸收。肝是机体储存维生素 A、K、E、B_1、B_2、B_6、B_{12} 及泛酸和叶酸较多的器官，其中维生素 A、E、K 及维生素 B_{12} 主要储存于肝，肝中维生素 A 的含量占体内总量的 95%。在维生素的运输方面，肝合成和分泌的视黄醇结合蛋白能与视黄醇结合，帮助其在血液中运输。肝几乎不储存维生素 D，但可合成和分泌维生素 D 结合蛋白，与血浆中 85% 的维生素 D 代谢产物结合而运输。肝还参与多种维生素的转化。肝可将胡萝卜素转化为维生素 A，将维生素 PP 转变为辅酶Ⅰ（NAD^+）和辅酶Ⅱ（$NADP^+$），将泛酸转变为辅酶 A（CoA），将维生素 B_1 转变为焦磷酸硫胺素（TPP），将维生素 D_3 转化为 25-羟维生素 D_3 等。

2. 微量元素 肝也是一些微量元素如铜和铁的储存器官。威尔逊病（Wilson's disease）是一种常染色体隐性遗传病，由于铜代谢障碍导致血浆铜蓝蛋白水平降低，铜累积在肝和中枢神经系统，引起肝病变和相应神经症状。

（五）肝参与多种激素的灭活

多种激素在发挥其调节作用后，主要在肝中进行代谢转化使其活性降低或丧失，此过程称为激素的灭活（inactivation）。一些水溶性激素能与肝细胞膜上特异受体结合，通过内吞作用，进入肝细胞内进行代谢转化。一些类固醇激素则通过扩散作用进入肝细胞，与肝内的葡糖醛酸或活性硫酸等结合后灭活。肝细胞严重损伤时，激素的灭活功能降低，体内的雌激素、醛固酮、抗利尿激素等水平升高，可出现男性乳房女性化、蜘蛛痣、肝掌（雌激素使局部小动脉扩张）及水钠潴留等现象。

三、肝胆与非营养物质代谢

（一）肝的生物转化作用

1. 生物转化的概念　人体内有些物质既不能作为构建组织细胞的成分，又不能作为能源物质，其中还有一些对人体有一定的生物学效应或潜在的毒性作用，长期蓄积对人体有害，这些物质常被归为非营养物质。机体在排出这些物质之前，肝对非营养性物质进行化学转变，使脂溶性较强的物质获得极性基团，水溶性或极性增加，易于随胆汁或尿液排出体外，这一过程称为生物转化（biotransformation）。由于肝中酶的含量高、种类多，所以肝是体内进行生物转化作用最重要的器官，其他组织如肾、肺等也有一定的生物转化能力。非营养物质按其来源有内源性和外源性两类。内源性物质有胺类、胆红素等体内物质代谢的产物或代谢中间物以及各种生物活性物质（如激素、神经递质等）。外源性物质有药物、毒物、食品添加剂、环境化学污染物等和从肠道吸收的腐败产物，它们中的绝大部分因系脂溶性需经生物转化作用才能排出体外。

生物转化可对体内大部分非营养物质代谢处理，使有毒物质的毒性下降或去除，或使其生物学活性减低或丧失；另外，生物转化作用可以增加非营养物质的水溶性和极性，使其易于从尿液或胆汁排出体外。要特别注意的是，虽然有些物质经过生物转化作用后，增加了溶解性，但其毒性反而加强；还有的可能导致溶解性降低，不易排出体外。比如烟草中的多环芳烃类化合物 - 苯并（α）芘 ［benzo（α）pyrene，BaP］，是在经过生物转化后反而成为直接致癌物的。有的药物需经生物转化后才能成为有活性的药物，如环磷酰胺、百浪多息、水合氯醛和中药大黄等。因而，肝生物转化作用是解毒与致毒双重性的特点，不能简单地将肝的生物转化作用称为"解毒作用（detoxification）"。

2. 生物转化的反应类型及酶系　通常将肝的生物转化作用分为两相，第一相反应包括氧化（oxidation）、还原（reduction）和水解（hydrolysis）反应；结合反应（conjugation）属于第二相反应。许多物质通过第一相反应后，水溶性增加，极性增强，可大量排出体外。但有些物质经过第一相反应后改变不明显，需要进行第二相反应，结合极性更强的物质或基团，以进一步增加水溶性才能排出体外。很多情况下，一种物质需要连续进行多种反应才能达到目的，而同一种物质有的可进行多种不同的生物转化反应类型。

（1）氧化反应　是最重要和最多见的生物转化第一相反应。

1）单加氧酶系是参与第一相反应最重要的酶　该酶系存在于肝细胞微粒体中，以细胞色素 P450 单加氧酶（cytochrome P450 monooxygenase，CYP）系为特点。单加氧酶系是一个复合物，至少包括两种组分：一种是细胞色素 P450（血红素蛋白）；另一种是 NADPH - 细胞色素 P450 还原酶（以 FAD 为辅基）。作用时氧分子中的一个氧原子加到底物中，另一个氧原子则被 NADPH 还原为水分子，所以该酶又称羟化酶。单加氧酶系催化的基本反应如下：

$$RH + O_2 + NADPH + H^+ \xrightarrow{\text{单加氧酶系}} ROH + NADP^+ + H_2O$$

单加氧酶系是人体内一种重要的氧化酶系，此酶系特异性低，可催化多种底物进行不同类型反应，最常见的是羟化反应，并且能催化一种物质生成多种物质，进行多次羟化。底物通过羟化，极性增加，溶解度增大，易于随尿排出。

2）单胺氧化酶类（monoamine oxidase，MAO） 存在于肝细胞线粒体中，属于黄素酶类。此酶可催化蛋白质腐败作用等产生的脂肪族和芳香族胺类物质（如组胺、酪胺、色胺、尸胺、腐胺等）以及5-羟色胺、儿茶酚胺类等药物的氧化脱氨基反应，生成相应的醛类，从而进一步在醛脱氢酶催化下氧化成酸，失去生物活性。

$$RCH_2NH_2 + O_2 + H_2O \longrightarrow RCHO + NH_3 + H_2O_2$$
$$\text{胺} \qquad\qquad\qquad\qquad \text{醛}$$

$$RCHO + NAD^+ + H_2O \longrightarrow RCOOH + NADH + H^+$$
$$\text{醛} \qquad\qquad\qquad\qquad \text{酸}$$

3）脱氢酶系 肝细胞的细胞质存在非常活跃的以 NAD^+ 为辅酶的醇脱氢酶（alcohol dehydrogenase，ADH），可催化醇类氧化成醛，后者再由线粒体或细胞质中醛脱氢酶（aldehyde dehydrogenase，ALDH）催化生成相应的酸类。

$$RCH_2OH + NAD^+ \xrightarrow{\text{醇脱氢酶}} RCHO + NADH + H^+$$

$$RCHO + NAD^+ + H_2O \xrightarrow{\text{醛脱氢酶}} RCOOH + NADH + H^+$$

例如喝酒后，进入体内的乙醇（ethanol）主要在肝进行生物转化，由 ADH 与 ALDH 将乙醇最终氧化成乙酸。该过程导致肝细胞内细胞质中的 $NADH/NAD^+$ 比值升高，过多的 NADH 可将细胞质中丙酮酸还原成乳酸。酒精中毒时，乳酸和乙酸堆积可导致酸中毒和电解质平衡紊乱，还可使糖异生受阻引起低血糖。因此，肝病患者最好不喝酒，以免增加肝负担，加重病情。长期饮酒或慢性乙醇中毒除经 ADH 与 ALDH 氧化外，还可使肝内质网增殖，进而启动肝微粒体乙醇氧化系统（microsomal ethanol oxidizing system，MEOS）。MEOS 的产物是乙醛，仅在血中乙醇浓度很高时起作用。值得注意的是，乙醇诱导 MEOS 可增加肝对氧和 NADPH 的消耗，还可催化脂质过氧化产生羟乙基自由基，后者可进一步促进脂质过氧化，引发肝细胞氧化损伤。

经上述两种代谢途径，乙醇均生成乙醛，并在 ALDH 的催化下转化成乙酸。东方人群有30%～40%的人 ALDH 基因有变异，ALDH 活性低下，导致饮酒后乙醛在体内堆积，引起血管扩张、面部潮红、脉搏加快和心动过速等。

（2）还原反应 肝微粒体中含有硝基还原酶（nitroreductase）和偶氮还原酶（azoreductase），它们以 NADH 或 NADPH 为供氢载体，将硝基化合物（多见于食品防腐剂、工业试剂等）和偶氮化合物（常见于食品色素、化妆品、纺织与印刷工业等）还原生成相应的胺类，从而失去其致癌作用。如，硝基苯和偶氮苯经还原反应均可生成苯胺，后者再在单胺氧化酶的作用下，生成相应的酸。

（3）水解反应 肝细胞微粒体和细胞质中含有多种酯酶（esterases）、酰胺酶（amidase）和糖苷酶（glucosidase）等水解酶类，它们分别催化脂质、酰胺类及糖苷类化合物的水解，从而减低或消除其生物活性。这些水解产物通常还需要进一步反应才能完成生物转化作用，排出体外。

（4）结合反应　生物转化的第二相反应。第一相反应生成的产物若其水溶性不够，则需再进行第二相反应，生成极性更强的化合物。有些被转化的物质也可不经过第一相反应而直接进入第二相反应。肝细胞微粒体、细胞质或线粒体含有许多催化结合反应的酶类，常见的结合物或基团有葡糖醛酸、硫酸、乙酰基、甲基、氨基酸及谷胱甘肽等，其中最为普遍和最重要的是与葡糖醛酸的结合反应。

1）葡糖醛酸结合反应　糖醛酸循环代谢途径产生的尿苷二磷酸葡糖（UDPG）可由 UDPG 脱氢酶催化生成尿苷二磷酸葡糖醛酸（UDPGA）。

$$尿苷二磷酸葡糖 + NAD^+ \xrightarrow{\text{UDPG 脱氢酶}} 尿苷二磷酸葡糖醛酸 + NADH + H^+$$
$$（DUPG） \qquad\qquad （UDPGA）$$

在肝微粒体中含有非常活跃的 UDP - 葡糖醛酸基转移酶（UDP - glucuronosyltransferase，UGT），它以 UDPGA 作为葡糖醛酸的活性供体，在其催化下，可将具有多个羟基和可解离羧基的葡糖醛酸基转移到醇、酚、胺、羧酸类化合物的羟基、氨基及羧基上形成相应的 β - D - 葡糖醛酸苷，使其极性增加易排出体外。如类固醇激素、胆红素、吗啡和苯巴比妥类药物等数千种亲脂物均可在肝与葡糖醛酸结合而进行生物转化。葡糖醛酸类制剂可增加肝对被转化物质的生物转化作用，因而临床上常使用葡醛内酯治疗肝病。

2）硫酸结合反应　在肝硫酸基转移酶（sulfotransferase，SULT）催化下，以 3′-磷酸腺苷 5′-磷酰硫酸（PAPS）为活性硫酸供体，可使其硫酸基转移到类固醇、酚或芳香胺类等内、外源待转化物质的羟基上生成相应的硫酸酯，增加其水溶性易于排出，同时又可促进其失活。例如雌酮即由该反应形成了硫酸酯而灭活。

3）乙酰基结合反应　有些芳香族化合物以乙酰 CoA 为乙酰基的直接供体，在肝细胞乙酰基转移酶（acetyltrans - ferase）催化下，形成相应的乙酰化衍生物。例如，抗结核病药物异烟肼在肝内乙酰基转移酶催化下经乙酰化而失去活性。

此外，大部分磺胺类药物在肝内也通过这种形式灭活。但磺胺类药物经乙酰化后，其溶解度降低，在酸性尿中易形成结晶析出，对肾造成损伤。故在服用此类药物时应多喝水并服用适量的碳酸氢钠，以提高其溶解度，利于其随尿排出。

4）甲基结合反应　肝细胞中含有多种甲基转移酶，以 S - 腺苷甲硫氨酸（SAM）为活性甲基供体，催化含有氧、氮、硫等亲核基团化合物的甲基化反应。

5）谷胱甘肽结合反应　肝细胞质含有谷胱甘肽 S - 转移酶（glutathione S - transferase，GST），可催化含有亲电子中心的环氧化物和卤代化合物等异源物与谷胱甘肽（GSH）结合，生成 GSH 结合产物。主要参与对致癌物、环境污染物、抗肿瘤药物以及内源性活性物质的生物转化。GSH 不仅具有抗氧化作用，还可结合氧化修饰产物，减低其细胞毒性，增加水溶性使其易于排出体外。

6）其他结合反应　如甘氨酸主要参与含羧基异源物的结合转化。

3. 生物转化反应的特点

（1）反应类型的连续性与多样性　一种物质的生物转化常需经多步连续反应才可完成，如阿司匹林常先水解成水杨酸后再经与葡糖醛酸的结合反应才能完成生物转化作用排出体外。此外，同一种物质可以进行不同类型的生物转化反应，产生不同的转化产物，这体现了肝生物转化反应类型的多样性特点。例如，阿司匹林先水解生成水杨酸，后者既可与葡糖醛酸结合转化成 β - 葡糖醛酸苷，又可与甘氨酸结合成水杨酰甘氨酸，还可水解后先氧化成羟基水杨酸，再进行多种结合反应。

（2）解毒与致毒的双重性　有些致癌物质经氧化后丧失其活性（解毒），而有些本来无活性的物质经氧化后却生成有毒或致癌物质（致毒）。例如，发霉的谷物、花生等常含有黄曲霉素 B_1，经单加氧酶系作用生成的 2，3 - 环氧黄曲霉素，可与 DNA 分子中的鸟嘌呤结合引起 DNA 突变（图 3 - 22），成为导致原发性肝癌的重要危险因素。

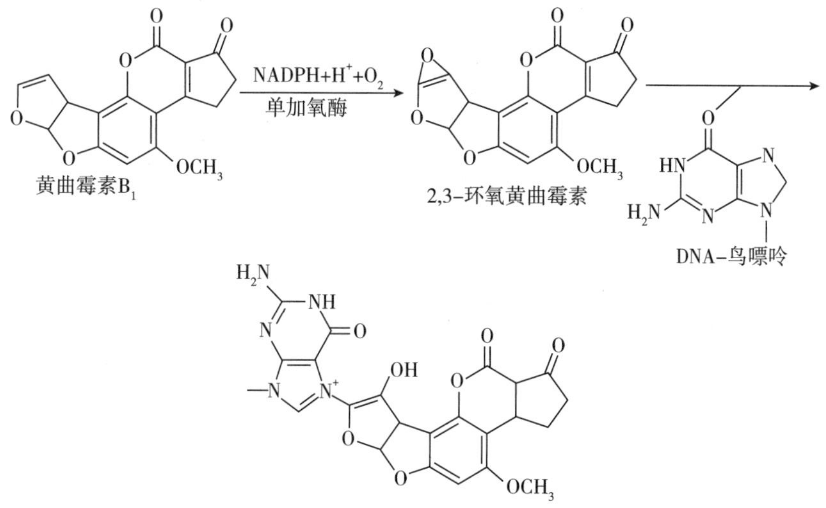

图 3 – 22　黄曲霉素 B_1 的生物转化

4. 生物转化作用的影响因素　生物转化作用受到年龄、性别、营养、疾病、遗传和药物等体内外多种因素的影响。

（1）年龄、性别、营养、疾病及遗传等因素的影响　人的生物转化酶有一个发育的过程，新生儿酶系发育不完善，转化能力弱，易发生药物及毒素中毒。老年人对药物的生物转化能力降低，药物在体内的半衰期延长。例如，安替匹林和消炎镇痛药保泰松的半衰期，老年人均比青年人要长，用药后易发生药物蓄积，副作用较大。因此，临床上对新生儿及老年人的药物应慎用。

女性对多种物质的转化能力比男性强，如氨基比林在男性体内的半衰期较女性为长。蛋白质的摄入可以增加肝细胞整体生物转化酶的活性，提高生物转化的效率。饥饿数天（7 天），可导致相应的生物转化反应水平降低。

肝受损严重时，生物转化功能降低。因此患者最好戒烟酒，应注意避免使用对肝有损伤作用的药物，以免增加肝负担，加重病情。

（2）药物或毒物的影响　长期服用苯巴比妥可诱导肝微粒体单加氧酶系的合成，使机体对苯巴比妥类催眠药的转化能力增强，这是其耐药性产生的重要因素之一。临床上可利用其诱导作用增强对其他某些药物的代谢以达到解毒的效果，如用苯巴比妥减低地高辛中毒。苯巴比妥还可增加机体对游离胆红素的结合转化反应，治疗新生儿黄疸。

由于多种物质在体内转化常由同一酶系的催化，因此同时服用多种药物时可使多种药物的生物转化作用相互抑制。例如保泰松可抑制双香豆素类药物的代谢，两者同时服用时保泰松可增强双香豆素的抗凝作用，易发生出血现象，因此同时服用多种药物时应予注意。

此外，食物中亦常含有诱导或抑制生物转化酶的物质。如烧烤食物、萝卜等含有肝微粒体单加氧酶系的诱导物；食物中的黄酮类也可抑制单加氧酶系的活性。

（二）胆汁与胆汁酸的代谢

1. 胆汁　胆汁（bile）由肝细胞分泌，初分泌称肝胆汁（hepatic bile），呈金黄色。肝胆汁进入胆囊后，浓缩 10～20 倍，成为暗褐色黏稠而不透明的胆囊胆汁（gallbladder bile）（表 3 –2），经胆总管排入十二指肠参与脂质的消化与吸收。

胆汁的主要固体成分是胆汁酸盐，占固体成分的 50% 左右。其次是无机盐、黏蛋白、磷脂、胆固醇、胆色素等。体内某些代谢产物及进入体内的药物、毒物、重金属盐等非营养物质，均经肝的生物转化后随胆汁排出体外。无论消化与排泄，都与其中的胆汁酸盐功能有关。

表3-2　两种胆汁的部分性质和化学组成百分比

	肝胆汁	胆囊胆汁
相对密度	1.009～1.013	1.026～1.032
水（%）	96～97	80～86
pH	7.1～8.5	5.5～7.7
黏蛋白和色（%）	0.1～0.9	1.0～4.0
胆汁酸盐（%）	0.2～2.0	1.5～10
胆色素（%）	0.05～0.17	0.2～1.5
胆固醇（%）	0.05～0.17	0.2～0.9
总固体（%）	3～4	14～20

2. 胆汁酸分类　正常人胆汁中的胆汁酸（bile acid）按照结构可分为游离胆汁酸（free bile acid）和结合胆汁酸（conjugated bile acid）两大类。游离胆汁酸包括胆酸（cholic acid）、鹅脱氧胆酸（chenodeoxycholic acid）、脱氧胆酸（deoxycholic acid）和石胆酸（lithocholic acid）四种。游离胆汁酸可分别与甘氨酸或牛磺酸结合生成相应的结合胆汁酸，包括甘氨胆酸（glycocholic acid）、牛磺胆酸（taurocholic acid）等。胆汁酸按其来源亦可分为初级胆汁酸（primary bile acid）和次级胆汁酸（secondary bile acid）两类。在肝细胞以胆固醇为原料直接合成的胆汁酸称为初级胆汁酸，包括胆酸、鹅脱氧胆酸及其与甘氨酸或牛磺酸的结合产物。初级胆汁酸随胆汁分泌进入肠道后，在小肠下段及大肠中受肠道细菌的作用，第7位α羟基脱氧生成的胆汁酸称为次级胆汁酸，主要包括脱氧胆酸和石胆酸及其结合产物。部分胆汁酸的结构见图3-23。

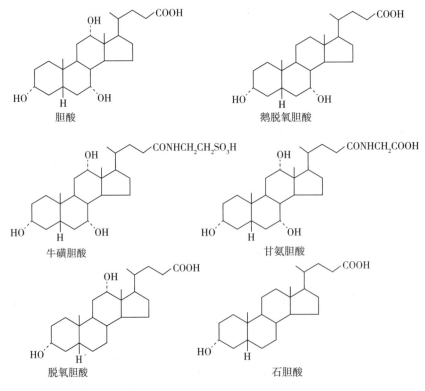

图3-23　几种胆汁酸的结构式

胆汁中所含的胆汁酸以结合型为主（占90%以上）。其中甘氨胆汁酸与牛磺胆汁酸的比例为3：1。初级胆汁酸与次级胆汁酸均以钠盐或钾盐的形式存在于胆汁中，形成相应的胆汁酸盐，简称胆盐（bile salts）。

3. 胆汁酸的代谢及胆汁酸的肠肝循环

（1）初级胆汁酸的生成　肝细胞以胆固醇为原料合成初级胆汁酸，这是胆固醇在体内的主要代谢去路。正常人每日约合成 1～1.5g 胆固醇，其中 0.4～0.6g 在肝内转化为胆汁酸。在肝的微粒体和细胞质中，胆固醇首先在胆固醇 7α－羟化酶（cholesterol 7α－hydroxylase）催化下生成 7α－羟胆固醇，再经历多步反应，生成 24 碳的胆烷酰 CoA，经水解生成初级游离胆汁酸即胆酸和鹅脱氧胆酸，也可直接与甘氨酸或牛磺酸结合生成相应的初级结合胆汁酸，以胆汁酸钠盐或钾盐的形式随胆汁入肠。胆固醇 7α－羟化酶是胆汁酸合成途径的关键酶，受终产物胆汁酸的负反馈调节。高胆固醇饮食在抑制 HMG－CoA 还原酶合成的同时，亦可诱导胆固醇 7α－羟化酶基因的表达。肝细胞通过这两个酶的协同作用维持肝细胞内胆固醇的水平。糖皮质激素、生长激素也可提高胆固醇 7α－羟化酶的活性。甲状腺素可诱导胆固醇 7α－羟化酶 mRNA 合成，所以甲状腺功能亢进患者血浆胆固醇水平偏低。

（2）次级胆汁酸的生成　初级胆汁酸随胆汁分泌进入肠道后，在小肠下段及大肠中，发生去结合反应和脱羟基作用，生成次级胆汁酸。其中胆酸脱去 7α－羟基生成脱氧胆酸；鹅脱氧胆酸脱去 7α－羟基生成石胆酸。这两种游离型次级胆汁酸还可经肠肝循环被重吸收入肝，并与甘氨酸或牛磺酸结合成为结合型次级胆汁酸。此外，肠菌还可将鹅脱氧胆酸 7α－羟基转化成 7β－羟基的熊去氧胆酸（ursodeoxycholic acid）。后者具有抗氧化应激作用，可在慢性肝病治疗时降低肝内因胆汁酸潴留引起的肝损伤，以减缓疾病的进程。

（3）胆汁酸的肠－肝循环　肝分泌进入肠道的各种胆汁酸，有95%以上被肠道重吸收，其余的（约为5%石胆酸）由于溶解度小，直接随粪便排出。大部分未经肠菌作用的结合型胆汁酸在回肠下部被主动重吸收，游离型胆汁酸则在小肠和大肠被动重吸收，经门静脉重新入肝。在肝内，游离胆汁酸被重新转变成结合胆汁酸，与重吸收及新合成的结合胆汁酸一起再次随胆汁入肠，胆汁酸在肝与肠之间的不断循环过程称为胆汁酸"肠－肝循环"（图3－13）。成人的胆汁酸代谢池有3～5g胆汁酸，难以满足每日正常膳食中脂质消化、吸收的需要。因此人体每天进行6～12次肠－肝循环，从肠道吸收的胆汁酸总量可达12～32g，利用有效的肠－肝循环可使有限的胆汁酸库存得以循环利用，从而满足机体对胆汁酸的生理需求。

4. 胆汁酸的生理功能

（1）促进脂质物质的消化与吸收　游离型或结合型胆汁酸分子的立体构型具有亲水和疏水两个侧面，内部既含有亲水性的羟基和羧基，又含有疏水性的烃核和甲基，位于分子的同一侧构成亲水面，而分子的另一侧构成疏水面。从而使胆汁酸具备很强的界面活性，是较强的乳化剂，可以降低油/水两相的界面张力，使脂质乳化成 $3～10\mu m$ 的细小微团，增加脂质与脂肪酶的附着面积，促进脂质的消化。其消化产物又能与胆盐结合，汇入磷脂等形成约 $20\mu m$ 的混合微团，便于通过小肠黏膜的表面水层，有利于脂质的吸收。

（2）抑制胆固醇结石的形成　人体内约99%的胆固醇以胆汁酸或直接形式随胆汁经肠道排出体外。胆汁中的胆固醇难溶于水，与胆汁酸及卵磷脂协同作用，使胆固醇分散形成可溶性的微团，使之不易析出沉淀而经胆道转运至肠道排出体外。若各种原因（胆汁酸或卵磷脂合成减少、高胆固醇血症等）造成胆汁中胆汁酸和卵磷脂与胆固醇的比例下降（小于10：1），则易发生胆固醇析出沉淀，形成胆结石（gallstone）。

（三）胆色素代谢

胆色素（bile pigment）是铁卟啉化合物在体内分解代谢的主要产物，正常时主要随胆汁排泄，包括胆绿素（biliverdin）、胆红素（bilirubin）、胆素原（bilinogen）和胆素（bilin）。胆色素代谢以胆红素代谢为中心，胆红素是人体胆汁的主要色素，呈橙黄色。

1. 胆红素的来源与生成

（1）胆红素的来源　体内铁卟啉类化合物包括血红蛋白、肌红蛋白、细胞色素、过氧化氢酶和过氧化物酶等。胆红素80%以上来自衰老红细胞破坏所释放的血红蛋白的分解，健康成人每天可生成250～350mg胆红素。还有小部分胆红素来自造血过程中红细胞的过早破坏（无效红细胞生成），或其他各种含血红素蛋白如细胞色素P450等。

红细胞的平均寿命约为120天。每天约6g血红蛋白来自衰老红细胞的分解。衰老的红细胞被肝、脾、骨髓等单核－吞噬细胞系统识别并吞噬，释出的血红蛋白分解为珠蛋白与血红素，其中珠蛋白按一般蛋白质代谢途径进行分解，血红素则经一系列反应由单核－吞噬细胞系统降解转变成胆红素。

（2）胆红素的生成　血红素是由4个吡咯环连接而成的环形化合物，并螯合1个二价铁离子，在单核－吞噬细胞系统细胞微粒体的血红素加氧酶（heme oxygenase，HO）作用下，血红素可转变成线性四吡咯结构的水溶性胆绿素。释出的Fe^{2+}氧化为Fe^{3+}进入铁代谢池，可供机体再利用。

生成的胆绿素在胞质活性很强的胆绿素还原酶（biliverdin reductase）作用下，迅速还原为胆红素（图3-24），这一反应由NADPH供氢。胆红素是难溶于水的脂溶性物质，极易透过各种细胞膜，也可透过血－脑屏障，具有很强的细胞毒性，特别是在脑细胞内与一些神经核团结合，干扰脑细胞的正常代谢及功能，临床上称为胆红素脑病（bilirubin encephalopathy）或核黄疸（kemicterus）。

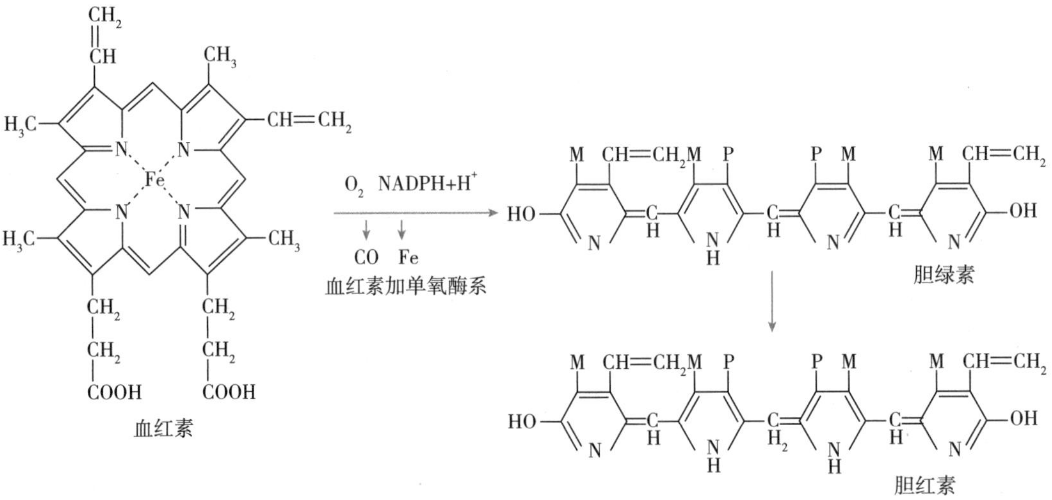

图3-24　胆红素的生成

P：—CH_3CH_2COOH；M：—CH_3

胆红素过量时对人体有害，但适宜水平的胆红素是人体内强有力的内源性抗氧化剂，可有效地清除超氧化物和过氧化自由基。这种抗氧化作用是通过胆绿素还原酶循环来实现的：胆红素氧化成胆绿素，再在胆绿素还原酶催化下，还原成胆红素。

2. 胆红素在血中的运输　在单核－吞噬细胞系统生成的胆红素是亲脂的，在血浆中以胆红素－白蛋白复合体形式存在并进行运输。血浆白蛋白（albumin）与胆红素的结合，不仅使胆红素具有亲水性有利于运输，而且分子量变大限制它自由透入细胞，从而降低了毒性作用。正常情况下血浆白蛋白结合胆红素的潜力很大，每100ml血浆白蛋白可结合25mg胆红素，而正常人血浆胆红素的含量仅为3.4～17.1μmol/L（0.2～1.0mg/dl），这种结合足以阻止游离胆红素进入组织而产生毒性作用。

但若白蛋白含量明显降低、结合部位被其他物质占据或胆红素与结合部位之间的亲和力下降，如某些有机阴离子（如磺胺药、利尿剂、水杨酸、镇痛药、胆汁酸、脂肪酸等）可竞争性地结合白蛋白，从而使胆红素游离，容易导致核黄疸的发生。有黄疸倾向的病人或新生儿生理性黄疸期，应慎用上述药物。因此，血浆白蛋白与胆红素的结合仅起到暂时性的解毒作用，这种未经肝结合转化的，在血浆中与白蛋白结合运输的胆红素称为未结合胆红素（unconjugated bilirubin）或游离胆红素、血胆红素。未结合胆红素不能直接与重氮试剂反应，只有在加入乙醇或尿素等破坏氢键后才能与重氮试剂反应，生成紫红色偶氮化合物，故未结合胆红素又称为间接胆红素（indirect bilirubin）。

3. 胆红素的肝内代谢

（1）肝细胞对胆红素的摄取　血中的胆红素以胆红素 - 白蛋白复合体的形式运输到肝后，先与白蛋白分离，然后迅速被肝细胞摄取。胆红素可以自由双向通透肝血窦肝细胞膜表面而进入肝细胞。

胆红素进入肝细胞细胞质中，主要与 Y 蛋白或 Z 蛋白两种配体蛋白（ligandin）相结合，因 Y 蛋白对胆红素的亲和力较强，故优先与其结合。配体蛋白是胆红素在肝细胞质的主要载体，含量丰富，对胆红素有高亲和力。配体蛋白通过与胆红素的结合阻止其再入血，并以胆红素 - Y 蛋白或胆红素 - Z 蛋白形式将胆红素携带至肝细胞滑面内质网。

（2）肝细胞对胆红素的转化作用　在滑面内质网游离胆红素进行生物转化的第二相反应，通过 UDP - 葡糖醛酸基转移酶（UDP - glucuronosyltransferase，UGT）的催化，由尿苷二磷酸葡糖醛酸（UDPGA）提供葡糖醛酸基，结合后转化为葡糖醛酸胆红素（bilirubin glucuronide），这些在肝与葡糖醛酸结合转化的胆红素称为结合胆红素（conjugated bilirubin）或肝胆红素。主要生成胆红素葡糖醛酸二酯和少量胆红素葡糖醛酸一酯，两者均可被分泌入胆汁。此外，尚有少量胆红素与硫酸结合生成硫酸酯。胆红素与葡糖醛酸的结合是肝脏对有毒性胆红素一种根本性的生物转化解毒方式。因其可迅速、直接与重氮试剂发生反应，故结合胆红素又称为直接反应胆红素或直接胆红素（direct bilirubin）。结合胆红素与未结合胆红素不同理化性质的比较见表 3 - 3。

$$\text{胆红素} + \text{UDP - 葡萄糖醛酸} \xrightarrow{\text{UDP - 葡糖醛酸基转移酶}} \text{胆红素葡糖醛酸一酯} + \text{UDP}$$

$$\text{胆红素葡糖醛酸一酯} + \text{UDP - 葡糖醛酸} \xrightarrow{\text{UDP - 葡糖醛酸基转移酶}} \text{胆红素葡糖醛酸二酯} + \text{UDP}$$

表 3 - 3　两种胆红素理化性质比较

理化性质	未结合胆红素	结合胆红素
其他名称	间接胆红素、血胆红素、游离胆红素	直接胆红素、肝胆红素
与葡糖醛酸结合	未	结合
水溶性	小	大
脂溶性	大	小
细胞毒性	大	小
能否经肾排泄	不能	能

（3）肝对胆红素的排泄　经转化后生成的结合胆红素水溶性强，被肝细胞分泌到毛细胆管随胆汁排入小肠，定位于肝细胞膜胆小管域的多耐药相关蛋白 2（multidrug resistance - like protein 2，MRP2）是肝细胞向胆小管分泌结合胆红素的转运蛋白质。肝细胞向胆小管分泌结合胆红素是一个逆浓度梯度的主动转运过程，此过程被认为是肝脏代谢胆红素的限速步骤，也是肝处理胆红素的关键环节。胆红素排泄一旦发生障碍，结合胆红素就可反流入血。对 UDP - 葡糖醛酸基转移酶具有诱导作用的苯巴比妥等药物对结合胆红素从肝细胞到胆汁的分泌也同样具有诱导作用，胆红素的结合转化与分泌构成相互协调的

功能体系。血浆中的胆红素通过肝细胞膜的自由扩散、肝细胞质内配体蛋白的转运、内质网的葡糖醛酸基转移酶的催化和肝细胞膜的主动分泌等共同作用，不断地被肝细胞摄取、转化与排泄，从而得以清除。

4. 胆红素的肝外代谢

（1）胆素原的生成　结合胆红素随胆汁进入肠道后，在回肠末段及结肠细菌作用下，先脱去葡糖醛酸基，并被还原生成尿胆素原（urobilinogen）和粪胆素原（stercobilinogen），它们统称为胆素原。大多数胆素原随粪便排出体外，在肠道下段，无色的胆素原接触空气后被氧化为相应的黄褐色的尿胆素（urobilin）和粪胆素（stercobilin）。胆素是粪便的主要颜色来源，当胆道完全梗阻时，因结合胆红素不能排入肠道，无法形成胆素原和粪胆素，故粪便呈现灰白色。

（2）胆素原的肠肝循环　生理情况下，小肠下段生成的胆素原绝大多数被氧化为胆素后随粪便排出体外，但同时有 10% ~ 20% 可被肠道重吸收，再经门静脉入肝，其中被重吸收的大部分（约 90%）以原形经胆汁再次排入肠腔，从而构成胆素原的肠肝循环（enterohepatic urobilinogen cycle）。其余的小部分（10%）胆素原进入体循环经肾小球滤出随尿排出，即为尿胆素原（图 3 - 25）。正常成人每日随尿排出尿胆素原 0.5 ~ 4.0mg。无色的尿胆素原与空气接触后被氧化成黄色的尿胆素，成为尿的主要有色成分。临床上将尿胆素原、尿胆素和尿胆红素合称为尿三胆，是黄疸类别诊断的常用指标，正常情况下尿中检测不到尿胆红素。

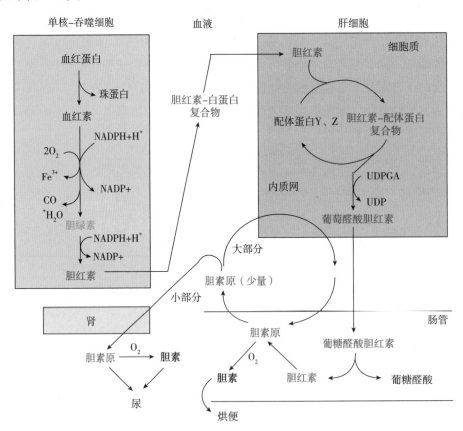

图 3 - 25　胆红素的生成与胆素原的肠肝循环

5. 黄疸　正常成人血清中胆红素总量为 3.4 ~ 17.1μmol/L（0.2 ~ 1.0mg/dl），其中未结合胆红素约占 4/5，其余为结合胆红素。未结合胆红素是有毒的脂溶性物质，具有细胞毒性。只有胆红素通过在肝细胞内与葡糖醛酸结合（结合胆红素）才是对胆红素的彻底解毒方式。正常成人肝对胆红素有强大的处理能力，每天生成 250 ~ 350mg 胆红素，但肝每天可清除达 3000mg 以上的胆红素，故正常人血中胆红素的含量极低。

若出现体内胆红素生成过多，或肝对胆红素的摄取、转化及排泄能力下降等，均可引起血胆红素增多。血胆红素含量超过 $17.1\mu mol/L$（$10mg/L$）称为高胆红素血症（hyperbilirubinemia）。胆红素为橙黄色物质，由于巩膜、皮肤、指甲床下等含有较多弹性蛋白，对胆红素有较高亲和力，故易被黄染。过量的胆红素扩散进入组织造成黄染现象，这一体征称之为黄疸（jaundice）。黄疸的程度取决于血胆红素的浓度，当血浆胆红素在 $17.1\sim34.2\mu mol/L$（$10\sim20mg/L$）时，肉眼未见黄染现象，称为隐性黄疸（occult jaundice）。当血胆红素浓度超过 $34.2\mu mol/L$（$20mg/L$）时，肉眼可见皮肤、黏膜及巩膜等黄染，称为显性黄疸（clinical jaundice）。

临床上常根据黄疸的病因不同，将其分为三类，分别称为溶血性黄疸、肝细胞性黄疸和阻塞性黄疸。

（1）溶血性黄疸（hemolytic jaundice）　又称为肝前性黄疸（prehepatic jaundice）。是由于多种原因（某些药物、恶性疟疾、过敏、镰状细胞贫血、蚕豆病及输血不当等）导致红细胞被大量破坏，单核-吞噬细胞系统产生胆红素过多，超过了肝细胞处理胆红素的能力，造成血中未结合胆红素浓度显著增高而引起的。常见特征为：①血中总胆红素、未结合胆红素含量升高；②尿胆红素阴性；③过多的胆红素进入胆道系统，使得胆素原和胆素含量增多尿色和粪便颜色加深；④可伴有其他特征，如贫血、脾大及末梢血液网织红细胞增多等。

（2）肝细胞性黄疸（hepatocellular jaundice）　又称为肝原性黄疸（hepatic jaundice）。常见于肝实质性疾病如各种肝炎、肝硬化、肝肿瘤等引发的肝损伤。由于肝功能受损，造成其摄取、转化和排泄胆红素的能力降低而引起黄疸。一方面肝摄取胆红素障碍，造成血中未结合胆红素升高；另一方面肝细胞受损肿胀，压迫毛细胆管，造成肝内毛细胆管阻塞，使肝内部分结合胆红素返流入血，造成血中结合胆红素亦增高。此外，经肠肝循环入肝的胆素原可经损伤的肝细胞进入体循环，并从尿中排出，使尿胆素原升高。其常见特征为：①血中未结合胆红素和结合胆红素均升高；②尿胆红素呈阳性；③尿胆素原升高，但若胆小管堵塞严重，则尿胆素原反而降低；④粪胆素原含量正常或降低。由于肝功能障碍，结合胆红素在肝内生成减少，粪便颜色可能变浅；⑤其他特征如血清谷丙转氨酶（ALT）及谷草转氨酶（AST）活性明显升高。

（3）阻塞性黄疸（obstructive jaundice）　又称为肝后性黄疸（posthepatic jaundice）。常见于胆管炎、肿瘤（尤其胰头癌）、胆结石或先天性胆管闭锁等疾病。由于多种因素引起胆管系统阻塞，胆汁排泄受阻，使胆小管和毛细胆管内压力增高而破裂，导致结合胆红素反流入血，使血中结合胆红素明显升高。其常见特征为：①血中结合胆红素显著升高；②大量结合胆红素从肾小球滤出，导致尿胆红素呈强阳性，尿色加深，可呈茶色；③由于胆管阻塞，胆素原减少，完全阻塞者粪便可呈灰白色或白陶土色；④其他特征如皮肤瘙痒、心动过缓，血清胆固醇和碱性磷酸酶（ALP）活性明显升高等。

三种黄疸的鉴别总结见表 3-4。

表 3-4　三种黄疸的鉴别

指标	正常	溶血性黄疸	肝细胞性黄疸	阻塞性黄疸
血浆				
结合胆红素	极少	不变或微增	↑	↑↑
未结合胆红素	$0\sim8mg/L$	↑↑	↑	不变
尿液				
尿胆红素	-	-	++	++
尿胆素原	少量	↑	不确定	↓
尿胆素	少量	↑	不确定	↓

续表

指标	正常	溶血性黄疸	肝细胞性黄疸	阻塞性黄疸
粪便				
粪胆素原	40~280 mg/L/24h	↑	正常或↓	↓或-
粪便颜色	正常	加深	正常或变浅	变浅或白陶土色

注："－"代表阴性；"＋＋"代表强阳性

答案解析

目标检测

一、单项选择题

1. 在下列消化液中，不含消化酶的是
   A. 唾液　　　　B. 胆汁　　　　C. 胃液　　　　D. 胰液　　　　E. 小肠液

2. 对胃液中盐酸作用的描述，错误的是
   A. 激活胃蛋白酶原　　　　　　　　B. 提供胃蛋白酶所需的最适宜的 pH 环境
   C. 使蛋白质变性，易于水解　　　　D. 杀死进入胃内的细菌
   E. 抑制铁和钙的吸收

3. 激活胃蛋白酶原的物质是
   A. 盐酸　　　　B. 组织液　　　　C. 肠致活酶（肠激酶）
   D. 胰蛋白酶　　　　E. 糜蛋白酶

4. 对脂肪和蛋白质的消化，作用最强的消化液是
   A. 唾液　　　　B. 胰液　　　　C. 胃液　　　　D. 小肠液　　　　E. 胆汁

5. 使消化管保持一定形态和位置的运动形式是
   A. 蠕动　　　　B. 容受性舒张　　　　C. 分节运动　　　　D. 紧张性收缩　　　　E. 集团蠕动

6. 下列属于结合胆汁酸的是
   A. 胆酸　　　　B. 鹅脱氧胆酸　　　　C. 脱氧胆酸　　　　D. 石胆酸　　　　E. 牛磺胆酸

7. 胃的容受性舒张主要通过下列哪一条途径实现的
   A. 交感神经　　　　B. 迷走神经　　　　C. 内在神经丛　　　　D. 促胰液素　　　　E. 促胃液素

8. 营养物质吸收的主要部位是
   A. 口腔　　　　B. 胃　　　　C. 十二指肠和空肠
   D. 回肠　　　　E. 大肠

9. 消化道平滑肌的生理特性描述正确的是
   A. 兴奋性比骨骼肌高　　　　　　　B. 对化学刺激不敏感
   C. 对切割、烧灼刺激敏感　　　　　D. 具有自动节律性活动
   E. 对温度变化不敏感

10. 肝的生物转化作用分为两相，下列属于第一相反应的是
    A. 氧化反应　　　　　　　　　　　B. 硫酸结合反应
    C. 葡糖醛酸结合反应　　　　　　　D. 乙酰基结合反应
    E. 谷胱甘肽结合反应

二、问答题

1. 试比较消化道平滑肌与骨骼肌、心肌在一般特性和电生理特性方面的区别。

2. 试从胃酸分泌的影响因素以及调节机制分析消化性溃疡药物的种类和机制。

3. 如何理解肝是多种物质代谢的中枢？

4. 试述肝脏在胆红素代谢中作用及两种胆红素区别。

5. 患者，男，45 岁，因"节日饮酒，饭后突然腹部疼痛"到某医院急诊就诊，诊断为胃穿孔，做了胃大部切除术、术后患者情况良好、逐步恢复。请思考以下问题。

行胃大部切除术或回肠切除术后的患者可出现贫血，可能有什么类型的贫血？为什么？如何治疗？

第四章　消化道疾病

📖 **学习目标**

1. **掌握**　慢性胃炎、消化性溃疡病的病理变化和临床病理联系。
2. **熟悉**　Barrett 食管、阑尾炎、食道癌、胃癌、大肠癌的病理变化和临床病理联系。
3. **了解**　食管炎、胃炎、消化性溃疡病及消化道常见肿瘤的病因和发病机制。
4. 学会分析胃炎、消化性溃疡病和消化道常见肿瘤的临床表现产生的病理基础，培养临床思维能力。

⇒ **案例引导**

　　临床案例　患者，男，36 岁，警察。间断性上腹部疼痛 3 年，加重 1 个月伴恶心、呕吐 1 天。患者于 3 年前出现无明显诱因的上腹部疼痛，呈空虚隐痛，常于饥饿时明显，进食后可缓解，伴反酸、嗳气。自以为消化不良，未加注意。此后病情反复，偶有黑便，近 1 个月来，患者上腹部疼痛症状加重且频繁。1 天前，感疼痛剧烈，呈刀割样，阵发性发作，伴恶心、呕吐，呕吐物为食物残渣及胃液，遂入院诊治。既往体健，饮食不规律。否认高血压、糖尿病史及传染病史。吸烟史 20 年，平均 10 支/日，有饮酒嗜好 10 年，每日约 100ml。

　　讨论　1. 初步判断患者患何种疾病？该疾病与患者的生活习惯和职业是否有关？

　　　　　2. 该疾病的大体和镜下表现如何？

　　　　　3. 该疾病的并发症有哪些？该患者有哪些并发症？

　　　　　4. 请给出推荐的治疗用药方案。

　　消化道直接与外界相通，可成为多种病原微生物和毒物入侵的门户，所以消化道是患病率较高的部位。胃炎、溃疡病和阑尾炎是临床常见的炎症性疾病；食管癌、胃癌和大肠癌是常见的恶性肿瘤。本章主要介绍消化道常见的炎症性疾病及恶性肿瘤。

第一节　食管炎

　　食管炎是指由任何原因引起的食管黏膜的炎症。常由化学性因素和感染性因素引起。化学性因素包括酒精、腐蚀性酸和碱、过热的食品、重度吸烟、细胞毒性抗癌药物以及放射性药物等。感染性食管炎虽可发生于健康的个体，但多见于免疫抑制的患者。反流性食管炎是食管炎中的常见类型，其可并发 Barrett 食管。

一、反流性食管炎

　　反流性食管炎（reflux esophagitis，RE）属于胃食管反流性疾病（gastroesophageal reflux disease，GERD），是由于胃液反流至食管引起的食管下部黏膜慢性炎症。临床以胸骨后或剑突下烧灼感，时有酸性物质反流的感觉为突出症状，亦可出现疼痛、吞咽困难、呕血和黑便。但要强调的是，有时临床症状的严重程度与食管炎的组织学改变程度并不一致。

1. 病因和发病机制 因功能性或器质性疾病导致食管抗反流屏障的结构和功能异常、食管的清除作用及食管黏膜对反流物的抵抗力降低，胃内容物逆流入食管下段损伤食管黏膜，引起炎症。其本质上属于化学性因素引起的食管炎。

2. 病理变化 胃镜观察，大多仅表现为局部黏膜充血。光镜下，其主要病变有：①早期表现为上皮层内嗜酸性粒细胞浸润，出现溃疡时上皮内可见中性粒细胞浸润；②基底细胞增生，可占上皮总厚度的20%以上；③固有膜乳头延长，可延至上皮层的上1/3。长期胃液反流刺激，病变经久不愈，可致食管壁环状纤维化并可导致管腔狭窄。长期慢性炎症的病例可形成 Barrett 食管。

二、Barrett 食管

Barrett 食管（Barrett esophagus）是指食管远端黏膜的鳞状上皮被化生的柱状上皮取代。化生的柱状上皮可呈异型增生进而形成腺癌，因此，Barrett 食管属于癌前病变。

1. 病因和发病机制 Barrett 食管形成的主要原因是胃、十二指肠内容物反流入食管。Barrett 食管黏膜上皮癌变机制尚未阐明，但已证明在这些上皮中存在分子遗传学改变，如 $p53$ 基因的突变和过度表达。有迹象表明 Barrett 食管的发生具有遗传倾向。

2. 病理变化 肉眼观，Barrett 食管黏膜呈不规则形的橘红色、天鹅绒样改变，在灰白色正常食管黏膜的背景上呈补丁状、岛状或环状分布，可继发糜烂、溃疡、食管狭窄和裂孔疝。光镜下，Barrett 食管黏膜由类似胃黏膜或小肠黏膜的上皮细胞和腺体所构成。腺体排列紊乱，常有腺体的扩张、萎缩，有不同程度的纤维化及炎细胞浸润。Barrett 食管黏膜的柱状上皮细胞兼有鳞状上皮和柱状上皮细胞的超微结构和细胞化学特征。

Barrett 食管的主要并发症与反流性食管炎一样，包括消化性溃疡、狭窄、出血，并可发生异型增生和腺癌。

第二节 胃 炎

胃炎（gastritis）是指胃黏膜的炎性病变，系消化系统常见疾病，可分为急性胃炎和慢性胃炎。急性胃炎常有明确的病因，慢性胃炎病因及发病机制较复杂，目前尚未完全明了。

一、急性胃炎

急性胃炎常由理化因素及病原生物感染引起，常可分为以下几种类型。

1. 急性刺激性胃炎（acute irritated gastritis） 又称单纯性胃炎。多因暴饮暴食、食用过热或刺激性食品以及烈性酒所致。病变表现为黏膜充血、水肿，有黏液附着，或可见糜烂。

2. 急性出血性胃炎（acute hemorrhagic gastritis） 多因服用某些非甾体抗炎药如阿司匹林或过度饮酒引起，也可由创伤及手术等引起的应激反应诱发。病变表现为胃黏膜急性出血合并轻度糜烂，或多发性浅表溃疡形成。

3. 急性感染性胃炎（acute infective gastritis） 少见，可由化脓菌经血道（如败血症或脓毒血症时）或胃外伤直接感染所致，可呈急性蜂窝织炎性改变。

二、慢性胃炎

慢性胃炎（chronic gastritis）是胃黏膜的慢性非特异性炎症，临床发病率高。

（一）病因和发病机制

目前尚未完全明了，认为主要与以下因素有关：①幽门螺杆菌（H. pylori，Hp）感染。Hp 是一微弯曲棒状革兰阴性杆菌，常见于胃黏膜表面或胃小凹内，不侵入黏膜层固有腺体内。Hp 可分泌尿素酶、细胞毒素相关蛋白及细胞空泡毒素等物质而致病。②急性胃炎反复发作，或长期慢性刺激，如长期过度饮酒、吸烟，滥用水杨酸类药物，喜食热烫及刺激性食物等。③十二指肠液反流对胃黏膜损伤。④自身免疫性损伤。

（二）类型及病理变化

慢性胃炎根据病理变化的不同，一般分为非萎缩性胃炎、慢性萎缩性胃炎和特殊类型的胃炎。

1. 非萎缩性胃炎（non – atrophic gastritis） 即慢性浅表性胃炎（chronic superficial gastritis），又称慢性单纯性胃炎，是胃炎最常见的类型，国内胃镜检出率达20% ~40%，病变以胃窦部最常见。胃镜下，病变呈多灶性或弥漫性，黏膜充血、水肿，呈淡红色，可伴有点状出血和糜烂，表面可有灰黄或灰白色黏液性渗出物覆盖。光镜下，病变主要表现为黏膜浅层固有膜内淋巴细胞、浆细胞为主的炎细胞浸润，有时可见少量嗜酸性细胞和中性粒细胞的浸润。但腺体保持完整，无萎缩性改变。严重者炎症可累及黏膜深层。

结局：大多经治疗或合理饮食而痊愈。少数转变为慢性萎缩性胃炎。

2. 慢性萎缩性胃炎（chronic atrophic gastritis） 本病以胃黏膜萎缩变薄，黏膜腺体减少或消失并伴有肠上皮化生为特点。患者除可出现消化不良、食欲不佳、上腹部不适等症状外，还可出现胃酸减少或缺乏、消瘦及贫血等症状。

根据病因和发病机制，将慢性萎缩性胃炎主要分为自身免疫性胃炎（A 型胃炎）、Hp 感染性胃炎（B 型胃炎）（表4 –1），我国患者多属于 B 型。两型胃黏膜病变基本类似。胃镜下：胃黏膜由正常的橘红色变为灰白色或灰绿色，黏膜层变薄，皱襞变浅甚至消失，黏膜下血管清晰可见，偶有出血及糜烂。

表4 –1　慢性萎缩性胃炎 A、B 型比较表

	A 型胃炎	B 型胃炎
病因和发病机制	自身免疫	H. pylori 感染（60% ~70%）
病变部位	胃体部或胃底部	胃窦部
抗壁细胞和内因子抗体	阳性	阴性
胃泌素分泌	升高	正常至降低
胃酸分泌	明显降低	升高至轻度降低
维生素 B_{12} 水平	降低	正常
恶性贫血	常有	无
伴发消化性溃疡	无	高

镜下病变主要表现为：①病变区胃黏膜变薄，腺体数量减少，体积变小，部分可呈囊性扩张，胃小凹变浅；②黏膜全层内有多量淋巴细胞、浆细胞浸润，病程长的病例可形成淋巴滤泡；③胃黏膜内可见纤维组织增生；④可出现肠上皮化生（图4 –1）和假幽门腺化生，但以肠上皮化生为常见。在肠上皮化生中，可出现细胞不典型增生。

肠上皮化生可分为完全型（小肠型或 I 型化生）和不完全型（Ⅱ型化生）两类。完全型化生与小肠上皮相似，含有杯状细胞、吸收细胞和潘氏细胞。免疫组化检测胃黏蛋白（包括 MUC5AC 和 MUC6）表达减少，表达肠黏蛋白（CD10）。不完全型化生又可根据其黏液的组织化学反应，分为胃型（Ⅱa型）和结肠型（Ⅱb 型）化生。Ⅱa 型化生的柱状细胞像胃的腺窝上皮细胞，分泌中性黏液，Ⅱb 型化

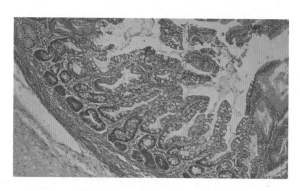

图 4-1　慢性萎缩性胃炎伴肠上皮化生（光镜下）

生的柱状细胞分泌硫酸黏液，免疫组化检测同时表达胃黏蛋白与 MUC2。目前一般认为结肠型不完全化生与肠型胃癌的关系较密切。

在慢性萎缩性胃炎中，有时还可见假幽门腺化生，主要见于胃体和胃底部，是指腺体的壁细胞和主细胞减少或消失，被类似幽门腺的黏液分泌细胞所取代。

临床病理联系　本型胃炎因胃腺体萎缩、壁细胞和主细胞减少或消失，胃液分泌减少，患者出现消化不良、食欲不佳和上腹部不适等症状。A 型患者由于壁细胞破坏明显，内因子缺乏，维生素 B_{12} 吸收障碍，故易发生恶性贫血。萎缩性胃炎伴有不同程度的肠腺化生，在化生过程中，伴随局部上皮细胞的不断增生，若出现异型增生，则可能导致癌变。

3. 特殊类型的胃炎　主要有以下几类。

（1）慢性肥厚性胃炎（chronic hypertrophic gastritis）　又称 Menetrier 病。病变常发生在胃底及胃体部，以胃黏膜皱襞粗大加深变宽，呈脑回状为特征。光镜下，胃小凹腺体肥大增生，腺管延长，甚至可穿过黏膜肌层。黏膜表面黏液分泌细胞数量增多，分泌功能增强。黏膜固有层炎细胞浸润不显著。

（2）疣状胃炎（gastritis verrucosa）　原因不明。病变多见于胃窦部。其特征性病变是胃黏膜出现许多中心凹陷的疣状突起病灶。光镜下可见病灶中心凹陷部胃黏膜上皮变性坏死并脱落，伴有急性炎性渗出物覆盖。

（3）淋巴细胞性胃炎（lymphocytic gastritis）　胃黏膜表面上皮和腺窝上皮内有大量成熟的 T 淋巴细胞浸润，绝大部分是 $CD8^+$ 的抑制性 T 细胞。

（4）嗜酸性胃炎（eosinophilic gastritis）　胃窦部的胃壁全层有大量嗜酸性细胞浸润。患者外周血中嗜酸性粒细胞和血清 IgE 升高，其发生可能与过敏有关。固醇类激素治疗有效。临床上多见于中年妇女，主要症状为腹痛，常有幽门梗阻症状。

（5）肉芽肿性胃炎（granulomatous gastritis）　其病理特征是黏膜内的上皮样肉芽肿形成。

第三节　消化性溃疡病

消化性溃疡病（peptic ulcer disease），亦称消化性溃疡（peptic ulcer）或慢性消化性溃疡（chronic peptic ulcer），是以胃或十二指肠黏膜形成慢性溃疡为特征的一种常见病，多见于成人（年龄在 20～50 岁）。本病多反复发作呈慢性经过，临床上，患者有周期性上腹部疼痛、反酸、嗳气等症状。

一、消化性溃疡病的病理

十二指肠溃疡病较胃溃疡病多见，前者约占 70%，后者占 25%，胃和十二指肠溃疡两者并存的复合性溃疡只占5%。

（一）病因和发病机制

消化性溃疡病的病因与发病机制复杂，至今尚未完全清楚。目前一般认为消化性溃疡的发病机制是胃酸、胃蛋白酶的侵袭作用与黏膜的防御能力间失去平衡，胃酸和胃蛋白酶对黏膜产生自我消化。造成黏膜屏障的破坏和（或）胃酸、胃蛋白酶的分泌增加的因素均可导致消化性溃疡的发生。

1. 幽门螺杆菌感染　大量研究表明，幽门螺杆菌（*Hp*）感染是消化性溃疡的主要病因。*Hp* 可释放一种细菌型血小板激活因子，促进表面毛细血管内血栓形成而导致血管阻塞、黏膜缺血等破坏胃、十二指肠黏膜防御屏障；*Hp* 能分泌尿素酶、蛋白酶、磷酸酯酶和促进上皮细胞释放炎症介质（白细胞三烯和趋化因子等），导致黏膜上皮和血管内皮的损伤；*Hp* 还能促进胃黏膜 G 细胞增生和胃泌素的分泌，导致胃酸分泌增加。体外实验发现 *Hp* 易于黏附到表达 O 型血抗原的细胞上，这是否与 O 型血人群胃溃疡病发病率较高有关尚待进一步研究。

2. 长期服用非甾体抗炎药物　如阿司匹林等，除直接刺激胃黏膜造成损伤外，还可抑制胃黏膜前列腺素的合成，影响血液循环，使黏膜屏障功能减弱。

3. 神经－内分泌功能失调　长期精神因素刺激可引起大脑皮层功能失调，从而导致自主神经功能紊乱。迷走神经功能亢进可促使胃酸分泌增多，这与十二指肠溃疡发生有关；而迷走神经兴奋性降低，胃蠕动减弱，通过胃泌素分泌增加，进而促使胃酸分泌增加，促进胃溃疡形成。

4. 胃排空延缓和胆汁反流　主要与胃溃疡的形成有关。

5. 遗传因素　溃疡病在一些家庭中有高发趋势，提示本病的发生也可能与遗传因素有关。

6. 其他　吸烟、长期使用肾上腺皮质激素可抑制胃黏膜前列腺素合成，损伤黏膜防御功能；高钙血症可促进胃酸、胃蛋白酶的分泌，从而导致溃疡形成。

（二）病理变化

肉眼观，胃溃疡多位于胃小弯侧，近幽门部多见。溃疡常一个，呈圆形或椭圆形，直径多在 2cm 以内。溃疡边缘整齐，状如刀切，底部平坦、洁净，常穿越黏膜下层，深达肌层甚至浆膜层。由于胃的蠕动，一般溃疡的贲门侧较深，呈潜掘状。溃疡的幽门侧较浅，呈阶梯状。溃疡周围的胃黏膜皱襞会因受溃疡底瘢痕组织收缩而呈放射状向溃疡集中（图 4-2）。

十二指肠溃疡多发生在十二指肠球部的前壁或后壁，形态与胃溃疡相似，一般较小，直径常在 1cm 以内。

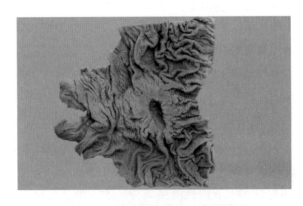

图 4-2　胃消化性溃疡（肉眼观）

光镜下，溃疡底部由内向外分四层。①炎症渗出层：有少量的中性粒细胞、纤维素渗出；②坏死层：为一层致密的、无结构红染的坏死组织；③肉芽组织层：由新生的毛细血管和成纤维细胞组成，伴有炎细胞浸润；④瘢痕层：为大量增生的纤维组织（图4－3）。瘢痕组织中小动脉因炎症刺激常有增殖性动脉内膜炎，使小动脉管壁增厚，管腔狭窄，亦可伴有血栓形成，可造成局部血供不足，影响组织再生使溃疡不易愈合。但这种变化可防止溃疡血管破裂、出血。溃疡底部的神经节细胞及神经纤维常发生变性和断裂及小球状增生，这种变化可能是患者产生疼痛症状的原因之一。

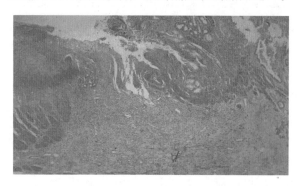

图4－3　胃消化性溃疡（光镜下）

（三）结局及并发症

1. 愈合　多数溃疡通过适当的治疗和调理而治愈。渗出物及坏死组织被吸收、排出，溃疡由肉芽组织增生填充，形成瘢痕组织，同时周围黏膜上皮再生覆盖溃疡面而愈合。

2. 并发症

（1）出血　占患者10%～35%。轻者因溃疡底部毛细血管破裂可使溃疡面有少量出血，患者可有大便潜血试验阳性。若溃疡底部大血管破裂，患者则会出现呕血及柏油样大便，严重者可出现失血性休克。

（2）穿孔　约占患者5%。溃疡穿透浆膜时可致急性穿孔，易发生在肠壁较薄的十二指肠溃疡。穿孔后胃肠内容物漏入腹腔而引起急性弥漫性腹膜炎。若穿孔发生在胃后壁，胃肠内容物则漏入小网膜囊。

（3）幽门狭窄　约占患者3%。溃疡周围组织充血、水肿或反射性痉挛可引起功能性梗阻。溃疡处结缔组织增生，瘢痕形成和收缩可引起器质性幽门狭窄。临床上患者可出现胃内容物潴留、反复呕吐等，严重者可致代谢性碱中毒。

（4）癌变　发生率小于1%。癌变来自溃疡边缘的黏膜上皮或腺体，因不断受到破坏及反复再生，在此过程中在某种致癌因素作用下细胞发生癌变。十二指肠溃疡几乎不发生癌变。

（四）临床病理联系

周期性上腹部疼痛是溃疡病的主要临床表现，主要是由于溃疡病胃液中的胃酸刺激溃疡局部的神经末梢所引起。胃溃疡的疼痛常出现在餐后半小时至两小时，下次餐前消失。十二指肠溃疡常表现为空腹痛或夜间痛，进餐后缓解，这与迷走神经兴奋性增高，刺激胃酸分泌增多有关。反酸、嗳气与胃幽门括约肌痉挛、胃逆蠕动以及早期幽门狭窄导致胃内容物排空受阻，滞留在胃内的食物发酵等因素有关。

二、抗消化性溃疡病的药物

如前所述，消化性溃疡其发病主要是致溃疡的攻击因子（胃酸、胃蛋白酶、Hp 感染）作用增强或防御因子（黏膜屏障、保护性前列腺素等）作用减弱所致。抗消化性溃疡药可以通过减弱攻击因子的损伤作用，增强防御因子的保护作用而促进溃疡的修复与愈合。目前临床上常用的抗消化性溃疡药有：抗酸药、抑制胃酸分泌药、胃黏膜保护药以及抗幽门螺杆菌药。

（一）抗酸药

抗酸药（antacids）为一类弱碱性物质，口服后在胃内直接中和胃酸，降低胃内容物酸度，降低胃蛋白酶活性，可解除胃酸和胃蛋白酶对胃、十二指肠黏膜的侵蚀和刺激，缓解溃疡病的疼痛。当胃内容物接近排空或完全排空后，抗酸药才可充分发挥作用，故餐后服药可延长药物作用时间，合理用药应在餐后 1～1.5 小时或临睡前服用。抗酸药常制成复方制剂，以增强治疗效果，减少不良反应，如胃舒平（氢氧化铝、三硅酸镁、颠茄流浸膏）、三硅酸镁复方制剂（氢氧化铝、三硅酸镁、海藻酸）。常用的抗酸药及其作用特点如下。

1. 碳酸钙（calcium carbonate） 中和胃酸作用较强、作用快而持久。中和胃酸时产生 CO_2，可引起嗳气、腹胀；加之进入小肠的 Ca^{2+} 可促进胃泌素的分泌，因此，可引起反跳性胃酸分泌增加。

2. 氢氧化镁（magnesium hydroxide） 中和胃酸作用较强、起效较快、作用持久。口服 Mg^{2+} 有导泻作用。少量吸收后经肾排出，肾功能不良可引起血中 Mg^{2+} 浓度升高。

3. 三硅酸镁（magnesium trisilicate） 抗酸作用较弱、作用慢而持久，在胃内生成胶状二氧化硅对溃疡面有保护作用。

4. 氢氧化铝（aluminum hydroxide） 中和胃酸作用较强、起效缓慢、作用持久。作用后产生的三氯化铝具有收敛、止血和致便秘作用。长期服用可影响肠道对磷酸盐的吸收。

5. 碳酸氢钠（sodium bicarbonate） 俗称小苏打，作用强、起效快、作用短暂。中和胃酸时产生 CO_2，可引起嗳气、腹胀，继发性胃酸分泌增加。口服后可被肠道吸收，导致血液和尿液碱化。

（二）抑制胃酸分泌药

胃酸的分泌收到组胺、促胃液素和 Ach 的调控，此三类物质能分别兴奋胃壁细胞（又称泌酸细胞）膜上的 H_2 受体、促胃液素受体和 M 受体，通过第二信使激活位于胃壁细胞的管状囊泡和分泌管上的 H^+,K^+-ATP 酶，将 H^+ 从壁细胞内转运到胃腔，K^+ 从胃腔转运到壁细胞内，进行 H^+-K^+ 交换，分泌胃酸。M 受体阻断药、H_2 受体阻断药、促胃液素受体阻断药和 H^+,K^+-ATP 酶抑制药均能抑制胃酸分泌，而 H_2 受体阻断药和 H^+,K^+-ATP 酶抑制药是临床上最常用的抑制胃酸分泌药。

1. H_2 受体阻断药（表 4-2）

表 4-2 临床常用的 H_2 受体阻断药

药物	抑酸强度	疗效持续时间（h）	抑制肝药酶	抗雄激素	临床应用
西咪替丁	1	6	+	+	胃和十二指肠溃疡、胃肠道出血、胃食管反流病、食管炎
雷尼替丁	5～10	8	+	-	胃和十二指肠溃疡、胃肠道出血、胃食管反流病、食管炎
法莫替丁	32	12		-	胃和十二指肠溃疡、胃肠道出血、胃食管反流病、食管炎
尼扎替丁	5～10	8		-	胃和十二指肠溃疡、胃肠道出血、胃食管反流病、食管炎

H_2 受体阻断药通过与组胺竞争壁细胞基底膜上的 H_2 受体发挥作用，对基础胃酸分泌的抑制作用最强，对进食、促胃液素、迷走兴奋以及低血糖等诱导的胃酸分泌也有抑制作用。因此本类药物对于基础胃酸分泌及夜间胃酸分泌都具有良好的抑制作用，对十二指肠溃疡具有促进愈合作用。常用药物有西咪替丁（cimetidine）、雷尼替丁（ranitidine）、法莫替丁（famotidine）和尼扎替丁（nizatidine）等，其中西咪替丁第一个应用于临床。

H_2 受体阻断药主要应用于胃和十二指肠溃疡，能减轻溃疡引起的疼痛，促进胃和十二指肠溃疡的愈合，但随着质子泵抑制剂的广泛应用，其临床重要性已显著降低。此外，本类药物亦可应用于无并发症的胃食管反流综合征和预防应激性溃疡。不良反应发生率较低，以轻微的腹泻、乏力、肌肉痛、皮疹、脱发为主。中枢神经系统反应较为少见，可出现嗜睡、焦虑、幻觉、谵妄、定向障碍等。长期大剂量使用西咪替丁，偶见男性出现精子数目减少、性功能减退、男性乳腺发育、女性溢乳等内分泌系统症状，原因为西咪替丁抑制肝细胞色素 P450 减少雌二醇代谢，与雄性激素受体结合并拮抗其作用。

2. H⁺,K⁺ – ATP 酶抑制药（质子泵抑制剂）　本类药物疗效显著、确切，不良反应少，是目前世界上应用最广的抑制胃酸分泌的药物。目前临床常用的有奥美拉唑（omeprazole）、兰索拉唑（lanso-prazole）、泮托拉唑（pantoprazole，喷妥拉唑）和雷贝拉唑（rabeprazole）等。H^+,K^+ – ATP 酶抑制药为前体药物（前药，prodrug），在酸性的壁细胞分泌小管内，转化为次磺酸（sulfenic acid）和亚磺酰胺（sulfenamide）。后者与 H^+,K^+ – ATP 酶的巯基不可逆地结合使酶失活，产生强大而持久的抑制胃酸分泌作用。此外，本类药物还使胃蛋白酶的产生减少，对胃黏膜有显著的保护作用；体内、外实验证明此类药物对幽门螺杆菌亦有抑制作用。

（1）奥美拉唑（omeprazole）　1982 年试用于临床治疗消化性溃疡，为第一代质子泵抑制剂。

【体内过程】口服易吸收，单次用药的生物利用度为 35%，1 – 3 小时达到血药浓度高峰。重复给药的生物利用度增加，可达 70%。胃内食物充盈时，可减少吸收，故宜空腹口服。主要被肝代谢，$t_{1/2}$ 为 0.5～1 小时，大部分代谢产物经肾排出。

【药理作用】奥美拉唑口服后，于壁细胞分泌小管周围聚积，转变为有活性的亚磺酰胺类化合物，不可逆地抑制 H^+,K^+ – ATP 酶，因此具有强大而持久的抑制胃酸分泌作用。一次口服 40mg，3 天后胃酸分泌仍部分受抑制。连续服用的效果优于单次服用。动物实验证明，奥美拉唑对阿司匹林、乙醇、应激所致的胃黏膜损伤有预防保护作用。体外实验证明，奥美拉唑有抗幽门螺杆菌作用。

【临床应用】主要用于胃和十二指肠溃疡的治疗，对其他药包括 H_2 受体阻断药无效的消化性溃疡能收到较好疗效。还可于反流性食管炎及胃泌素瘤［又称卓 – 艾综合征（Zollinger – Ellison syndrome）］，效果较好。幽门螺杆菌阳性患者合用抗菌药物，发挥协同作用，降低复发率。

【不良反应】不良反应少，常见症状有头痛、头晕、失眠、外周神经炎、口干、恶心、腹胀、便秘、腹泻等。其他可见男性乳腺发育、皮疹等。

【注意事项】①奥美拉唑对肝药酶有一定抑制作用，与华法林、地西泮、苯妥英等药合用，可使上述药物体内代谢速率减慢；②慢性肝病或肝功能减退者，用量宜酌减；③长期服用者，应定期检查胃黏膜有无肿瘤样增生。

（2）兰索拉唑（lansoprazole）　为第二代质子泵抑制药。抑制胃酸分泌作用机制与奥美拉唑相同，亦具有保护胃黏膜、抗幽门螺杆菌及增加促胃液素分泌作用。其抑制胃酸分泌作用及抗幽门螺杆菌作用强于奥美拉唑。

（3）泮托拉唑与雷贝拉唑　泮托拉唑（pantoprazole）与雷贝拉唑（rabeprazole）属于第三代质子泵抑制剂。口服后吸收迅速，半衰期较短。两药的抗溃疡病作用与奥美拉唑相似。研究显示，雷贝拉唑抑酸作用起效快，并且强而持久，在抗胃酸分泌能力和缓解症状、治愈黏膜损害的临床效果方面远优于其他抗酸药物。

3. M 胆碱受体阻断药　M 胆碱受体阻断药阿托品和溴化丙胺太林可减少胃酸分泌，解除胃肠痉挛，但抑制胃酸分泌的作用较弱，不良反应较多，目前已较少用于溃疡病的治疗。M_1 胆碱受体阻断药哌仑西平、替仑西平可选择性阻断 M_1 受体，明显抑制胃酸和胃蛋白酶的分泌，不良反应较轻。

（1）哌仑西平（pirenzepine）　主要阻断 M_1 受体，同时也有 M_2 受体阻断作用。能显著抑制胃酸分泌，对唾液腺、平滑肌和心房 M 受体亲和力低。能明显缓解溃疡病患者的症状，用于治疗胃、十二指肠溃疡。不良反应主要表现为口干，此外可能出现视物模糊、头痛、眩晕、嗜睡等。

（2）替仑西平（telenzepine）　与哌仑西平相似，作用较强，作用持续时间较长，$t_{1/2}$ 约 14 小时，主要用于治疗溃疡病。不良反应相对较少而轻。

4. 促胃液素受体阻断药 促胃液素受体阻断药 – 丙谷胺（proglumide）的化学结构与促胃液素相似，可竞争阻断促胃液素受体，抑制胃酸分泌，还具有促进胃黏膜黏液合成，增强胃黏膜的黏液 – HCO_3^- 保护屏障，有保护胃黏膜和促进溃疡愈合的作用。对胃和十二指肠溃疡疗效不如 H_2 受体阻断药，故很少单独用于溃疡病的治疗。

（三）胃黏膜保护药

胃黏膜屏障包括细胞屏障和黏液 – HCO_3^- 屏障。细胞屏障由胃黏膜细胞顶部的细胞膜和细胞间的紧密连接组成，有抵抗胃酸和胃蛋白酶的作用。胃黏膜上皮细胞能迅速重建和再生，使受损部位得以迅速修复。黏液 – HCO_3^- 屏障是双层黏稠的胶冻状黏液，内含 HCO_3^- 和不同分子量的糖蛋白，覆盖于黏膜细胞表面而起保护作用，具有润滑作用，防止机械损伤，同时能防止胃酸和胃蛋白酶损伤胃黏膜细胞。胃黏膜保护药能通过增强胃黏膜的细胞屏障或（和）黏液 – HCO_3^- 屏障而发挥抗溃疡病作用。本类药物主要有前列腺素衍生物、硫糖铝和铋制剂等。

1. 米索前列醇（misoprostol） 为人工合成的 PGE_1 衍生物，能抑制基础胃酸分泌和各种刺激引起的胃酸分泌，抑制胃蛋白酶分泌，促进胃黏液和 HCO_3^- 分泌，增加胃黏膜血流，促进胃黏膜上皮细胞增殖重建，增强细胞屏障。临床上用于治疗胃和十二指肠溃疡，并有预防复发作用。对长期应用非甾体抗炎药（NSAIDs）引起的消化性溃疡、胃出血，作为胃黏膜细胞保护药有特效。不良反应主要为消化道反应，表现为稀便或腹泻。由于能引起子宫收缩，孕妇禁用。

2. 硫糖铝（sucralfate） 为八硫酸蔗糖 – $Al(OH)_3$，口服后在胃酸中解离为 $Al(OH)_3$ 和硫酸蔗糖复合离子。$Al(OH)_3$ 中和胃酸，硫酸蔗糖复合离子聚合成不溶性的胶体，能黏附于胃、十二指肠黏膜表面，与溃疡处炎症渗出蛋白质结合，在溃疡面形成保护膜，阻止胃酸和消化酶的侵蚀。同时，硫糖铝促进 PGE_2 合成和释放，从而增强黏液 – HCO_3^- 屏障，并且吸附表皮生长因子聚集于溃疡处，促进溃疡愈合。硫糖铝还具有抗幽门螺杆菌作用。临床用于治疗消化性溃疡、反流性食管炎、慢性糜烂性胃炎及幽门螺杆菌感染。应在餐前 1 小时空腹服用，且不宜与抗酸药及抑制胃酸分泌药同用。硫糖铝不被吸收，故不良反应少，最常见的不良反应为便秘，其发生率约为 2%。治疗剂量的硫糖铝一般不引起 Al^{3+} 蓄积中毒，但肾功能不全患者慎用。

3. 枸橼酸铋钾（bismuth potassium citrate，胶体次枸橼酸铋） 在胃液酸性条件下，形成氧化铋胶体沉淀，在胃黏膜表面形成保护性薄膜。本药还能吸附与抑制胃蛋白酶，促进黏膜合成前列腺素，增加黏液和 HCO_3^- 分泌，对幽门螺杆菌有一定抑制作用。本药对溃疡组织的修复和愈合有促进作用。

（四）抗幽门螺杆菌药

现已明确幽门螺杆菌（*Hp*）是慢性胃炎和消化性溃疡病发生的主要原因之一。根除 *Hp* 可明显增加溃疡的愈合率，减少复发。

抗 *Hp* 药包括抗菌药、H^+,K^+ – ATP 酶抑制药、铋制剂、硫糖铝等。临床常用抗菌药如阿莫西林、克拉霉素、甲硝唑、呋喃唑酮、四环素等。根治 *Hp* 阳性的溃疡病的临床治疗常采用联合用药，2 ~ 3 种抗菌药联合，与 1 种 H^+,K^+ – ATP 酶抑制药或铋制剂同时应用，组成三联或四联疗法，以增强疗效。临床常用的具体药物搭配方案有：质子泵抑制剂 + 克拉霉素 + 阿莫西林（或甲硝唑）、枸橼酸铋钾 + 四环素（或阿莫西林）+ 甲硝唑，疗程一般为 14 日。合理的联合用药对 *Hp* 阳性的溃疡病的根治率可达 80% ~ 90%。

第四节　阑尾炎

阑尾炎（appendicitis）是发生于阑尾的一种炎症性疾病，为消化系统常见疾病。临床主要表现为转移性右下腹疼痛、呕吐伴有体温升高及末梢血中性粒细胞升高。根据病程常分为急性和慢性两种。

（一）病因和发病机制

细菌感染和阑尾腔的阻塞是引起阑尾炎的两个主要因素。阑尾管腔阻塞是急性阑尾炎最常见的原因。阑尾腔阻塞的最常见原因是淋巴滤泡的明显增生，约占60%，多见于年轻人。粪石也是阻塞的原因之一。另外食物残渣、寄生虫、肿瘤等也可引起，但少见。阑尾为一细长盲管，开口狭小，系膜短使阑尾卷曲；阑尾壁富于神经组织（如肌神经丛等），根部具有类似括约肌的结构，故受刺激时易于收缩使管腔更为狭窄。

阑尾炎因细菌感染引起，致病菌多为肠道内的各种革兰阴性杆菌和厌氧菌。由于阑尾管腔的阻塞，细菌繁殖，产生毒素，损伤黏膜上皮并脱落形成溃疡，细菌穿过黏膜进入肌层。另外，阑尾壁间质压力升高，或因各种刺激引起阑尾挛缩，致使阑尾壁血液循环障碍造成黏膜损害，有利于细菌感染而引起阑尾炎。

（二）病理变化

1. 急性阑尾炎 根据病变特点分为三种类型。

（1）急性单纯性阑尾炎（acute simple appendicitis） 为阑尾炎的初期病变，病变多只限于阑尾黏膜或黏膜下层。阑尾外观呈轻度肿胀、浆膜面充血、失去正常光泽。光镜下，黏膜上皮可出现脱落，阑尾各层均有水肿和中性粒细胞浸润。

（2）急性蜂窝织炎性阑尾炎（acute phlegmonous appendicitis） 亦称急性化脓性阑尾炎，常由单纯性阑尾炎发展而来。阑尾显著肿胀，浆膜高度充血，表面可见脓苔。光镜下，阑尾黏膜的溃疡面加大，并深达肌层和浆膜层，管壁各层可见大量中性粒细胞浸润，有小脓肿形成，腔内也有积脓。阑尾浆膜面可见渗出的纤维素和中性粒细胞（图4-4）。

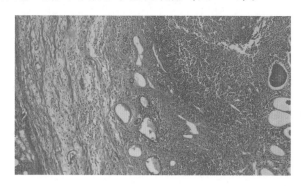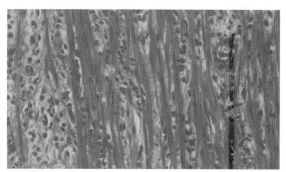

图4-4 急性蜂窝织炎性阑尾炎（光镜下）
左图：HE（低倍）；右图：HE（中倍）

（3）急性坏疽性阑尾炎（acute gangrenous appendicitis） 属重型阑尾炎。在蜂窝织炎的基础上，阑尾因内腔阻塞、积脓而压力增高及阑尾系膜静脉发生血栓性静脉炎，可引起阑尾壁血液循环障碍而发生坏死。此时，阑尾呈暗紫色或黑色，常伴发穿孔，引起弥漫性腹膜炎或阑尾周围脓肿。

2. 慢性阑尾炎 多为急性阑尾炎转变而来，也可开始即呈慢性经过。主要病变为阑尾壁内以淋巴细胞、浆细胞为主的炎细胞浸润及不同程度的纤维组织增生。临床上有时有右下腹疼痛。慢性阑尾炎有时也可急性发作。

（三）结局及并发症

急性阑尾炎经过外科治疗，多预后良好。少数病例因治疗不及时或机体抵抗力低下，出现并发症或转变为慢性阑尾炎。

最常见的并发症为阑尾穿孔引起的急性弥漫性腹膜炎和阑尾周围脓肿。如并发阑尾系膜静脉的血栓性静脉炎，细菌或脱落的含菌血栓可循门静脉血流入肝脏而形成肝脓肿。如果阑尾根部发生阻塞，致远端高度膨胀，形成阑尾积脓或阑尾黏液囊肿。

第五节　炎症性肠病

炎症性肠病（inflammatory bowel disease，IBD）是一组由多种病因引起的慢性非特异性肠道炎症性疾病，有终身复发倾向。溃疡性结肠炎和克罗恩病是其主要疾病类型。IBD 可见于任何年龄。IBD 是北美和欧洲的常见病，在我国近十余年来就诊人数呈逐步增加趋势，已成为消化系统常见疾病。

一、克罗恩病

克罗恩病（Crohn disease，CD），是一种病因未明的以消化道病变为主要表现，伴有免疫异常的全身性疾病。病变主要累及末段回肠和临近结肠，呈节段性或跳跃性分布。临床主要表现为腹痛、腹泻、腹部肿块、肠溃疡穿孔、肠瘘形成及肠梗阻，还可出现肠外免疫性疾病，如游走性多关节炎和强直性脊柱炎等。本病与肠结核、慢性溃疡性结肠炎等常甚难鉴别。

（一）病因和发病机制

至今不明。近年发现本病常伴有免疫异常。在患者的血液中可测到抗结肠抗体。在病变部位常有免疫复合物沉积。

（二）病理变化

肉眼观，病变呈节段性，由正常黏膜分隔，故又称为局限性肠炎。病变处肠壁增厚、变硬，肠黏膜高度水肿。皱襞呈块状增厚如铺路石样（鹅卵石样）改变，黏膜面有纵行溃疡并进而发展为裂隙，重者可引起肠穿孔及瘘管形成。病变肠管常因纤维化而狭窄并易与邻近肠管或肠壁粘连。肠壁可黏合成团，与回盲部增殖型结核很相似。

光镜下，病变复杂多样，裂隙状溃疡可深达黏膜下层及肌层，表面被覆坏死组织，其下肠壁各层可见大量淋巴细胞、巨噬细胞与浆细胞浸润，称为透壁性炎症。肠黏膜下层增厚、水肿，淋巴管扩张。黏膜下可见淋巴组织增生并有淋巴滤泡形成，约半数以上病例出现结核样肉芽肿，但无干酪样坏死改变。

二、溃疡性结肠炎

溃疡性结肠炎（ulcerative colitis，UC）是一种原因不明的慢性结肠炎症。本病也常伴肠外免疫性疾病，如游走性多关节炎、葡萄膜炎及原发性硬化性胆管炎等。临床上有腹痛、腹泻和血性黏液便等症状。

（一）病因和发病机制

病因不明，现多认为是一种自身免疫病，但机制不清楚。

（二）病理变化

肉眼观，病变多起于直肠，逆行向近段发展，可累及全结肠。病变主要限于黏膜与黏膜下层，呈连续性、弥漫性分布。可表现为多发性糜烂或表浅小溃疡，进一步发展，肠黏膜可出现大片坏死并形成大的溃疡。残存的肠黏膜充血、水肿并增生形成息肉样外观，称假息肉。假息肉细长，其蒂与体无明显区别。

光镜下，固有膜内可见中性粒细胞、淋巴细胞、浆细胞及嗜酸性粒细胞浸润，继而黏膜糜烂、溃疡广泛形成，可见隐窝炎及隐窝脓肿。溃疡底部有时可见急性血管炎，血管壁呈纤维素样坏死。溃疡边缘假息肉形成处的肠黏膜上皮可见有异型增生，提示有癌变的可能。晚期病变区肠壁有大量纤维组织增生。

（三）并发症

本病除可引起结肠周围脓肿、腹膜炎外，尚可合并肠癌。结直肠癌变多见于广泛性结肠炎、幼年起病而病程漫长者。病程达 20 年者癌变风险增加到 12% ~ 15% ，30 年者增加到 50% 。此外，在重型病例，结肠可因中毒丧失蠕动功能而发生麻痹性扩张，故有急性中毒性巨结肠之称。

溃疡性结肠炎和克罗恩病的病理特点见于表 4 – 3 。

表 4 – 3 溃疡性结肠炎和克罗恩病的病理特点

特点 \ 类型	溃疡性结肠炎	克罗恩病
病变分布	弥漫性	节段性
受累肠管	整个结肠	末段回肠及临近结肠
炎症范围	黏膜和黏膜下层	全层
肉眼	溃疡浅，黏膜弥漫性充血水肿，假息肉形成	纵行溃疡，黏膜呈鹅卵石样，病变间黏膜正常
镜下	固有膜全层弥漫性炎症、隐窝脓肿，隐窝结构明显异常，杯状细胞减少	裂隙状溃疡，非干酪样性肉芽肿，黏膜下层淋巴细胞聚集
肠壁厚度	变薄	增厚
狭窄	罕见	明显
瘘管/窦道	无	可见

第六节 消化道肿瘤

一、食管癌

食管癌（carcinoma of esophagus）是来源于食管黏膜上皮或腺体的恶性肿瘤，是世界第八位恶性肿瘤。我国作为世界上食管癌高发地区之一，北方多发于南方，男性多于女性，发病年龄多在 40 岁以上。食管癌临床表现主要为进食哽咽感，胸骨后疼痛，进行性吞咽困难，影响进食。食管癌属中医"噎膈"范畴。

（一）病因和发病机制

食管癌的确切病因尚未完全清楚，相关因素如下。

1. 饮食和生活习惯 重度饮酒、吸烟与食管癌有关，并与食管癌存在一定的剂量效应。硝酸盐类食品，例如腌制食品、泡菜或变质蔬菜等，摄入过多亦可诱发食管癌。长期食用过烫或粗糙食物，造成食管黏膜局部炎症及热刺激，也可能促进食管癌发生。

2. 慢性炎症 各种长期不愈的食管炎，如 Barrett 食管、胃食管反流病、腐蚀性食管灼烧等，也会增加食管癌的发病风险。

3. 遗传因素 我国食管癌发生呈现明显家族聚集现象，近亲属为恶性肿瘤患者均需高度重视。

（二）病理变化

食管有三个生理性狭窄部，也是食管癌好发部位，其中中段食管癌最常见，约为 50% ，其次为下段占30%左右，上段最少见，大概为20%。

1. 早期癌 临床症状轻微，钡餐检查食管基本正常或管壁轻度局限性僵硬。病变局限，多为原位癌或黏膜内癌，且未发生转移。

肉眼观，癌变处黏膜轻度糜烂或呈颗粒状、微小乳头状。

光镜下，癌细胞只侵犯到黏膜下层，但未及肌层，绝大部分为鳞状细胞癌。

2. 中晚期癌 此期患者出现典型临床症状，如吞咽困难，且呈进行性加重，甚至伴随恶病质或其他并发症等。根据肉眼形态特点可分为以下四型：

（1）髓质型 癌组织在食管壁内浸润性生长累及食管周径的全部或大部分，其管壁明显增厚、并向腔内外扩展导致管腔变小。切面癌组织质地较软，似脑髓，色灰白，表面常伴溃疡（图4-5）。

（2）蕈伞型 肿瘤呈卵圆形扁平状，突向腔内呈蘑菇样，边缘与周围组织界线清楚。

（3）溃疡型 肿瘤表面有较深溃疡，可深达肌层，外形不整，边缘隆起，底部凹凸不平（图4-6）。

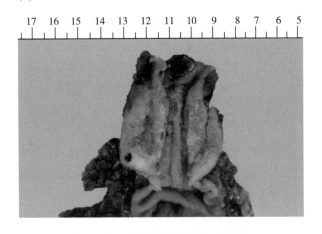

图4-5 髓质型食管癌（肉眼观）

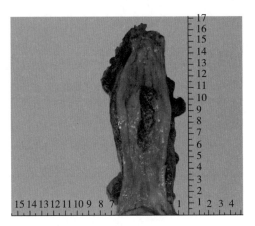

图4-6 溃疡型食管癌（肉眼观）

（4）缩窄型 癌组织内有明显的结缔组织增生，因而质地较硬，并导致局部食管壁呈环形狭窄，狭窄上端食管腔则明显扩张。

光镜下，食管癌组织学类型包括鳞癌、腺癌、腺鳞癌、小细胞癌等。最常见的为鳞状细胞癌，约占70%以上，腺癌次之。

（三）扩散

1. 直接蔓延 癌组织最先向黏膜下层扩散，继而向各方向以及全层浸润，很容易穿透食管壁向周围组织及器官侵入。上段癌常扩散至喉、气管、颈部软组织；中段癌常扩散至支气管和肺；下段癌常扩散至贲门、膈肌和心包。

2. 转移

（1）淋巴道转移 转移部位与食管淋巴引流途径一致。上段可转移至颈淋巴结和上纵隔淋巴结；中段常转移到食管旁或肺门淋巴结；下段常转移至食管旁、贲门旁及腹腔上部淋巴结。

（2）血道转移 食管癌发生血道转移较晚，常转移至肝、肺。

（四）临床病理联系

早期癌组织无明显浸润，无肿块形成，故症状不明显，易被忽视，部分有糜烂患者可出现轻微的胸骨后疼痛不适、烧灼感，大部分表现为哽噎感，这些可能是由于食管痉挛或肿瘤浸润黏膜引起的症状时轻时重，甚至可无症状，5年存活率90%以上。中晚期由于肿瘤不断浸润生长，使管壁狭窄，患者出现进行性吞咽困难、食物反流、咽下疼痛等症状，进行性吞咽困难也是大多数患者就诊时的主要症状。患者常由于长期摄食不足，最终因导致恶病质发生全身衰竭而死亡。

二、胃癌

胃癌（carcinoma of stomach）是起源于胃黏膜上皮和腺上皮的恶性肿瘤。全球胃癌发病率居恶性肿瘤第 5 位，在我国居恶性肿瘤第 3 位，近年来有下降趋势。好发年龄为 40 ~ 69 岁，其中 60 ~ 69 岁男性为高危人群，男性发病率是女性 2 倍，农村高于城市。胃窦部小弯侧癌发生率高。

（一）病因和发病机制

尚未完全阐明，可能是多因素综合作用的结果，目前认为下列因素与胃癌的发生相关。

1. 环境因素 胃癌的发生有显著的地区差异，其中约 70% 发生于发展中国家，发病率较高的地区有东亚（日本、中国、朝鲜等）、中欧、东欧以及南美等。在我国同样也呈现发病地区的差异特征，其中青海、宁夏、甘肃等地高发。移民流行病学调查显示，从高发区移民到低发区，其第三代胃癌的发病率与当地居民相似，可能与生活、饮食习惯差异有关。

2. 亚硝基类化合物 人体胃液中亚硝酸盐的含量与胃癌的发生密切相关。动物实验证明，用亚硝基弧类（nitroguanidine）化合物饲喂大鼠、小鼠和犬等动物，均可成功诱发胃癌。腌制食物中富含的硝酸盐、亚硝酸盐，在胃酸的作用下可转变为有致癌性的亚硝基化合物。

3. 幽门螺杆菌 流行病学调查揭示，幽门螺杆菌感染与胃癌发生相关。幽门螺杆菌致癌机制复杂，多数学者认为与其感染后诱导的慢性胃炎活动 - 慢性胃萎缩性胃炎 - 肠化生 - 癌变过程有关。同时也有研究表明幽门螺杆菌感染可以诱导胃黏膜上皮细胞肿瘤相关基因的 CpG 岛甲基化、诱导细胞凋亡等。

另外，遗传因素在胃癌的发生中起到了重要作用。约 10% 患者呈家族聚集倾向，一级亲属发病率高于正常人群 2 ~ 4 倍。近年来的分子生物学研究表明，胃癌的发生发展涉及癌基因（$K - ras$、$C - met$、$EGFR$、$C - erbB - 2$）、抑癌基因（$p53$、APC、Rb）、细胞凋亡基因、DNA 微卫星不稳定、染色体缺失等一系列的分子生物学改变。

早期从微小胃癌形态学观察推测，胃癌主要发生自胃腺颈部和胃小凹底部的组织干细胞。另有学者观察到结肠型不完全化生过渡到肠型胃癌的现象。癌旁黏膜常见重度异型增生现象，有的与癌变呈移行关系。

（二）病理变化

胃的任何部位均可发生胃癌，胃窦部最为常见，大弯、小弯及前后壁均可见受累，其次在贲门部，胃体少见。

1. 早期胃癌 指病变仅限于黏膜层或黏膜下层，无论有无淋巴结转移。早期胃癌中，若直径小于 0.5cm 者称为微小癌，直径 0.6 ~ 1.0cm 者称小胃癌。内镜检查时在该癌变处钳取活检确诊为癌，但手术切除标本经节段性连续切片均未发现癌，称为一点癌。早期胃癌大体分为以下三种类型（图 4 - 7）。

（1）隆起型（Ⅰ型） 癌肿从黏膜面呈息肉状隆起。依据隆起病灶形态，分为有蒂型（Ⅰp）和无蒂型（Ⅰs）。

（2）浅表型（Ⅱ型） 癌肿呈扁平状，稍隆起于黏膜表面。根据病灶轻微隆起、平坦、轻微凹陷分为 a、b、c 3 个亚型。

（3）凹陷型（Ⅲ型） 可见癌组织向下侵犯形成深达黏膜下层的溃疡，此型最多见。

以上各型可有不同的组合，如Ⅱa + Ⅱc、Ⅱc + Ⅲ等，称为混合型早期胃癌（图 4 - 7）。

光镜下，早期胃癌可分为高分化管状腺癌、乳头状腺癌和未分化腺癌；其中管状腺癌最常见，其次为乳头状腺癌，未分化癌最少见。

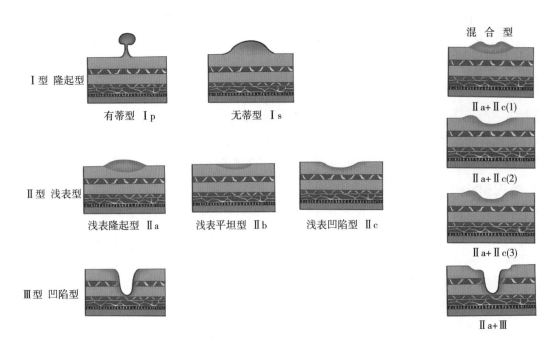

图 4 - 7　早期胃癌大体类型示意图

早期胃癌且无淋巴结转移证据，根据肿瘤侵犯深度，多项指南均推荐采用内镜下切除为首选治疗方式。术后 5 年生存率可达 90% 以上，10 年生存率约 75%。认识早期胃癌，提高早期胃癌的发现率，可提高早期胃癌术后的 5 年存活率及改善预后。

2. 中晚期胃癌（进展期胃癌）　指病变侵达肌层或更深者。无论是否有淋巴结转移。癌组织侵袭越深，预后越差，肉眼形态可分以下三型。

（1）息肉型或蕈伞型　又称结节蕈伞型，癌组织呈息肉状或蕈伞状，向黏膜表面生长，突入胃腔内，表面可有糜烂或溃疡。

（2）溃疡型　癌组织呈盘状，中央坏死脱落形成溃疡，溃疡一般比较大，边缘隆起如堤，边界不清，溃疡呈皿状或火山口状，底部凹凸不平（图 4 - 8）。该型胃癌需与消化性溃疡相鉴别（表 4 - 4）。

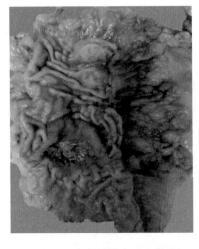

图 4 - 8　溃疡型胃癌（肉眼观）

表 4 - 4　胃良、恶性溃疡的大体形态鉴别

	良性溃疡（胃溃疡）	恶性溃疡（溃疡型胃癌）
形状	圆形或椭圆形	不规则，皿状或火山口状
溃疡大小	直径一般 <2cm	直径一般 >2cm
深度	较深（底部低于正常黏膜）	较浅（底有时高出胃黏膜）
边缘	整齐、隆起	不整齐、隆起
底部	较平坦、清洁	凹凸不平，坏死出血明显
周围黏膜	黏膜皱襞向溃疡集中	黏膜皱襞中断，呈结节状肥厚

（3）浸润型　癌组织向胃壁内浸润，局限性或弥漫性，与周围组织分界不清。胃黏膜皱襞大部分消失，偶可见浅表溃疡。若癌组织在胃壁内广泛浸润，可使胃壁厚而僵硬，胃腔变小，黏膜皱襞消失，

状如皮革，因而得名"革囊胃"（linitis plastica）。

当癌细胞分泌大量黏液时，肉眼可见癌组织呈半透明的胶冻状外观，故称为胶样癌（colloid carcinoma）。

光镜下，中晚期胃癌组织学类型90% ~ 95%为腺癌，常见类型有管状腺癌、乳头状腺癌、黏液腺癌、低黏附性癌（包括印戒细胞癌）和混合型腺癌。

（三）扩散

1. 直接蔓延 癌组织可向下浸润侵犯胃壁各层，穿透浆膜后，可进一步向周围组织和邻近器官蔓延生长，侵犯肝脏、胰腺和大网膜等部位。

2. 转移

（1）淋巴道转移 为主要转移途径。初始最常见于幽门下胃小弯局部淋巴结的转移，进一步可至腹主动脉旁、肝门或肠系膜根部淋巴结，晚期可经胸导管转移至左锁骨上淋巴结（Virchow 信号结）。也可有跳跃式淋巴结转移。

（2）血道转移 胃癌晚期多见，癌组织常经门静脉转移至肝，也可经体循环转移至肺、脑及骨等器官。

（3）种植性转移 胃癌尤其是胃黏液腺癌癌细胞浸润至胃浆膜表面，后脱落至腹腔，种植于腹壁及盆腔器官的浆膜上，形成新的转移癌（图4 - 9）。如果种植到卵巢，常在双侧卵巢形成转移性黏液腺癌，称克鲁根勃（Krukenberg）瘤。注意 Krukenberg 瘤不限于胃黏液腺癌。

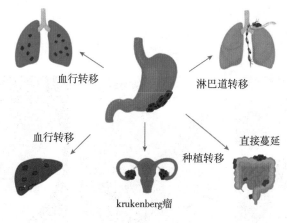

图4 - 9 胃癌扩散示意图

三、结直肠癌

结直肠癌（colorectal cancer）是起源于结直肠黏膜上皮和腺体的恶性肿瘤，包括结肠癌与直肠癌。近年来，结直肠癌发病率增速迅猛，是仅次于肺癌的第二大恶性肿瘤。城市发病率高于农村，大型城市高于小型城市。发病年龄以60 ~ 70 岁居多，男性高于女性。

临床上，早期患者常无明显症状，病情发展到一定阶段，可出现排便习惯改变、大便性状改变（变细、血便、黏液便等）、腹痛或腹部不适、腹部肿块、肠梗阻等表现，并伴有贫血、消瘦、乏力、低热等全身症状。

（一）病因和发病机制

1. 生活方式 目前研究已确立吸烟、大量饮酒、高营养饮食、肥胖、糖尿病等是结直肠癌发病的危险因素。可能与高营养而少纤维素饮食不易形成规律排便的习惯有关，造成了肠黏膜与食物中可能含有的致癌物质过长时间的接触。

2. 遗传因素 约20%结直肠癌患者归因危险度与遗传因素相关。基于分子遗传学改变，结直肠癌可分为遗传性（家族性）和非遗传性（散发性）两类。目前已知的遗传性结直肠癌典型代表主要有两类（表4-5）：①遗传性息肉病性结直肠癌综合征，包括家族性腺瘤性息肉病（familial adenomatous polyposis，FAP）、MUTYH基因相关息肉病、遗传性色素沉着消化道息肉病综合征（图4-10）、幼年性息肉综合征和锯齿状息肉病综合征等。其发生分别是由于 *APC* 基因、*MUTYH* 双等位基因、*LKB*1 基因、*BMPR*1*A* 基因、*KRAS* 和（或）*BRAF* 基因的突变引起；②遗传性非息肉病性结直肠癌综合征（hereditary nonpolyposis colorectal cancer，HNPCC），包括林奇综合征和家族性结直肠癌 X 型林奇样综合征。目前已证实的与林奇综合征发病相关的致病基因为错配修复基因（Mismatch repair，MMR）家族中的 *MLH*1、*MSH*2、*MSH*6、*PMS*2 和 *EPCAM* 基因。

表4-5 遗传性结直肠癌分类

类别	名称	突变基因
非息肉病综合征	林奇综合征	*MMR* 基因家族（*MLH*1、*MSH*2、*MSH*6 和 *PMS*2），*EPCAM* 基因
	家族性结直肠癌 X 型	尚未明确
腺瘤性息肉病综合征	家族性腺瘤性息肉病	*APC*
	MUTYH 相关息肉病	*MUTYH*
非腺瘤性息肉病综合征	PJS	*LKB*1（*STK*11）
尚未明确	JPS	*BMPR*1*A* 和 *SMAD4SPS*

注：PJS：遗传性色素沉着消化道息肉病综合征；JPS：幼年性息肉综合征

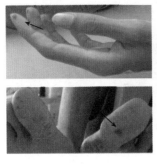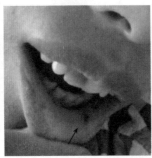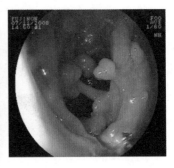

图4-10 遗传性色素沉着消化道息肉病综合征（PJS）

3. 某些伴有肠黏膜增生的慢性肠疾病 例如大肠腺瘤（管状腺瘤、绒毛状腺瘤、混合性腺瘤）、增生性息肉病、幼年性息肉病、慢性细菌性痢疾、慢性血吸虫病及慢性溃疡性结肠炎等由于黏膜上皮过度增生而发展为癌。

4. 大肠黏膜上皮逐步癌变的分子生物学基础 结直肠癌发生发展是一个多阶段的、涉及多基因改变的、逐渐积累的复杂过程，其分子机制尚未完全阐明，众多基因如 *APC*、*c - myc*、*ras*、*p*53、*pl*6、*DCC*、*MCC*、*DPC*4、*BRAF* 或错配修复基因等参与其中（图4-11）。现有研究发现，结直肠癌发生相关的分子机制通路有：

（1）Wnt/β - catenin 通路 肠上皮细胞发生基因突变及损伤时，可异常激活 Wnt 经典信号通路，促使胞内 β - catenin 浓度提升，转位进入细胞核，与 T 细胞转录因子/淋巴样增强因子（TCF/LEF）作用，诱导 Wnt 最终作用目标基因转录，促使细胞大量增殖形成腺瘤。突变逐渐积累导致腺瘤进展为结直肠

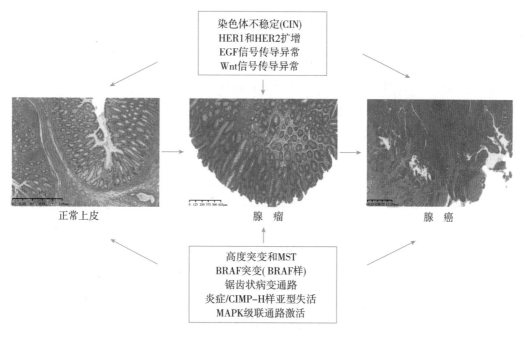

染色体不稳定(CIN)
HER1和HER2扩增
EGF信号传导异常
Wnt信号传导异常

正常上皮　　　　腺瘤　　　　腺癌

高度突变和MST
BRAF突变(BRAF样)
锯齿状病变通路
炎症/CIMP-H样亚型失活
MAPK级联通路激活

图 4 - 11　大肠黏膜上皮逐步癌变过程

癌，进而增殖、侵袭、转移与复发，即所谓腺瘤腺癌顺序（adenoma - carcinoma sequence）。如家族性腺瘤性息肉病、遗传性非息肉病性结直肠癌。现已知能影响 Wnt 途径的相关因子有 APC、Axin、GSK - 3β、miRNA 等。

（2）微卫星不稳定性（microsatellites instability，MSI）/错配修复缺陷（mismatch repair defects，dMMR）　微卫星 DNA，在复制过程中容易滑动出现错误，有赖于 MMR 系统修复。当 MMR 蛋白出现异常时，即 MMR 缺陷（dMMR），不能发现和修改微卫星复制错误而造成弥漫的微卫星不稳定（MSI）。MSI 可以使癌基因激活或抑癌基因失活、相关基因的信号传导异常，也可影响凋亡和转录调控及蛋白的转运修饰，增加细胞恶变风险，诱导肿瘤的发生。林奇综合征与 MMR 胚系突变有关，主要表现为 *MLH*1、*MSH*2、*MSH*6、*PMS*2 基因胚系突变。目前临床上常采用免疫组化检测以上 4 个 MMR 蛋白异常表达，任何 1 个蛋白表达缺失为 dMMR（错配修复功能缺陷），相当于 MSI - H，所有 4 个蛋白表达均阳性为 pMMR（错配修复功能完整），相当于 MSI - L 或 MSS。

（3）CpG 岛甲基化表型（CpG island methylator phenotype，CIMP）　散发性结直肠癌微卫星不稳定的发生主要与和 *hMLH*1 基因失活有关，其 *hMLH*1 基因失活 95% 与 *MLH*1 基因启动子区高甲基化有关，但 *MLH*1 基因启动子高甲基化引起基因功能失活的机制尚未完全明了。此外，此型常有 *BRAF* 基因突变，而 K - *ras*、*P*53 基因突变少有发生。

（二）病理变化

结直肠癌最易累及直肠（50%），其次为乙状结肠（20%）、盲肠及升结肠（16%）、横结肠（8%）和降结肠（6%）。

WHO 肿瘤分类对结直肠癌的定义已有明确的界定，结直肠肿瘤组织只有侵犯黏膜肌层到达黏膜下层才称为癌。只要不超过黏膜肌层，就不称为癌，而称为上皮内瘤变。上皮重度异型增生和原位癌称为高级别上皮内瘤变，还包括局限于黏膜层，但固有膜浸润的黏膜内癌。

进展期结直肠癌，大体形态可分为四型。

1. 隆起型　肿瘤主体向肠腔内突出，呈结节状、息肉状、菜花状隆起，表面可见浅溃疡。

2. 溃疡型 肿瘤形成较深火山口样溃疡,溃疡底可深达肌层,穿透肠壁侵入邻近器官和组织。此型较多见。

3. 浸润型 癌组织向肠壁各层弥漫浸润,导致局部肠壁增厚、变硬,表面无明显溃疡或隆起,可累及肠管全周,同时伴有间质纤维结缔组织异常增生,造成局部肠管周径缩小,形成环形狭窄。

4. 胶样型 癌体较大且易溃烂,肿瘤表面及切面均呈半透明、胶冻状,预后较差。

结直肠癌在左右半结肠的好发类型略有不同。左半结肠癌以浸润型癌为主,降结肠、乙状结肠、直肠多见,易引起肠壁增厚,肠腔狭窄,梗阻症状明显。隆起息肉型癌于右半结肠多见,以腹部肿块为主要表现。

镜下,参考 WHO 消化系统肿瘤分类 2019 版,结直肠癌组织学分型包括非特殊型腺癌(管状腺癌)和特殊类型腺癌,其中特殊类型腺癌又可分为:黏液腺癌、印戒细胞癌、髓样癌、锯齿状腺癌、微乳头状癌、腺瘤样腺癌、腺鳞癌、癌伴肉瘤样成分等多种类型。其中以管状腺癌最多见。

(三)分期与预后

结直肠癌的分期对预后判断有一定意义。目前多采用美国癌症联合委员会(AJCC)/国际抗癌联盟(UICC)结直肠癌 TNM 分期(表 4-6)及分期系统对应表(表 4-7)和改良版 Dukes 分期。

表 4-6　AJCC/UICC 结直肠癌 TNM 分期系统(2017 年第八版)

原发肿瘤(T)	T_x		原发肿瘤无法评价
	T_0		无原发肿瘤证据
	Tis		原位癌:局限于上皮内或侵犯黏膜固有层
	T_1		肿瘤侵犯黏膜下层
	T_2		肿瘤侵犯固有肌层
	T_3		肿瘤穿透固有肌层到达浆膜下层,或侵犯无腹膜覆盖的结直肠旁组织
	T_4	T_{4a}	肿瘤穿透腹膜脏层
		T_{4b}	肿瘤直接侵犯或粘连于其他器官或结构
区域淋巴结(N)	N_x		区域淋巴结无法评价
	N_0		无区域淋巴结转移
	N_1		有 1~3 枚区域淋巴结转移
		N_{1a}	有 1 枚区域淋巴结转移
		N_{1b}	有 2~3 枚区域淋巴结转移
		N_{1c}	浆膜下、肠系膜、无腹膜覆盖结肠/直肠周围组织内有肿瘤种植,无区域淋巴结转移
	N_2		有 4 枚以上区域淋巴结转移
		N_{2a}	4~6 枚区域淋巴结转移
		N_{2b}	7 枚及更多区域淋巴结转移
远处转移(M)	M_0		无远处转移
	M_1		有远处转移
		M_{1a}	远处转移局限于单个器官(如肝,肺,卵巢,非区域淋巴),但没有腹膜转移
		M_{1b}	远处转移分布于一个以上的器官
		M_{1c}	腹膜转移有或没有其他器官转移

表 4 - 7 AJCC 第 8 版结直肠癌分期系统对应表

期别		T	N	M
0 期		Tis	N_0	M_0
I 期		T_1	N_0	M_0
		T_2	N_0	M_0
II 期	II$_A$	T_3	N_0	M_0
	II$_B$	T_{4a}	N_0	M_0
	II$_C$	T_{4b}	N_0	M_0
III 期	III$_A$	$T_{1\sim2}$	N_1/N_{1c}	M_0
		T_1	N_{2a}	M_0
	III$_B$	$T_{3\sim4a}$	N_1/N_{1c}	M_0
		$T_{2\sim3}$	N_{2a}	M_0
		$T_{1\sim2}$	N_{2b}	M_0
	III$_C$	T_{4a}	N_{2a}	M_0
		$T_{3\sim4a}$	N_{2b}	M_0
		T_{4b}	$N_{1\sim2}$	M_0
VI 期	VI$_A$	任何 T	任何 N	M_{1a}
	VI$_B$	任何	任何 N	M_{1b}
	VI$_C$	任何 T	任何 N	M_{1c}

改良版 Dukes 分期，依据癌变扩散范围、有无局部淋巴结与远隔脏器转移而定。A 期，癌组织局限于肠壁内，对应 TNM I 期；B 期，癌组织穿透肠壁侵入浆膜或浆膜外，但无淋巴结转移，对应 TNM II 期；C 期，有淋巴结转移，无论癌组织侵犯至肠壁任一层，对应 TNM III 期；D 期，有远处转移或腹腔转移，或侵及邻近脏器，对应 TNM IV 期。

目前 I / II 期患者 5 年生存率可以到达 90%，III 期患者约 71%，而 IV 期患者则降至 14%。我国结直肠癌早期诊断率偏低，在一定程度上影响了我国结直肠癌患者的治疗和生存。

（四）扩散

1. 直接蔓延 当癌组织浸润浆膜层后可直接蔓延至邻近器官或组织，如胃、前列腺、膀胱及腹膜等处，易形成胃 - 结肠瘘和膀胱 - 直肠瘘。

2. 转移

（1）淋巴道转移 因黏膜层中没有淋巴组织，黏膜内癌较少发生淋巴转移。黏膜下层中脉管丰富，一旦侵及，就有转移危险。首先转移至癌所在部位的局部淋巴结，再沿淋巴引流方向到达远隔淋巴结，偶可经胸导管至锁骨上淋巴结。

（2）血道转移 较常见。癌细胞可沿门静脉至肝，也可经体循环至肺、脑、肾、肾上腺、骨骼等处。

（3）种植性转移 癌组织穿破浆膜后，癌细胞可脱落播散到腹腔内形成种植转移灶，多伴有癌性腹水形成。

答案解析

目标检测

一、单项选择题

1. 奥美拉唑治疗消化性溃疡的机理是

A. 中和胃酸　　　　　　　　B. 阻断 H_2 受体　　　　　　C. 抗幽门螺杆菌

D. 抑制胃壁细胞 H^+ 泵　　　E. 阻断 M_1 胆碱受体

2. 患者，女，45 岁。胃镜标本光镜观察表现为"黏膜充血水肿、出血及糜烂，黏膜层可见多量淋巴细胞、浆细胞及中性粒细胞浸润，固有层腺体完整"，最可能的诊断为

A. 慢性浅表性胃炎急性期　　　　　　　B. 慢性萎缩性胃炎急性期

C. 慢性萎缩性胃炎　　　　　　　　　　D. 肥厚性胃炎

E. 疣状胃炎

3. 食管癌的好发部位是

A. 食管上段　　　　　　　　B. 食管中段　　　　　　　　C. 食管下段

D. 食管起始部　　　　　　　E. 食管末端

4. 十二指肠溃疡一般不出现

A. 出血　　　　　　　　　　B. 穿孔　　　　　　　　　　C. 梗阻

D. 癌变　　　　　　　　　　E. 粘连

5. 引起阑尾炎的最重要原因是

A. 阑尾腔内阻塞　　　　　　　　　　　B. 阑尾周围炎症蔓延

C. 阑尾腔内阻塞并感染　　　　　　　　D. 阑尾黏膜损伤

E. 机体抵抗力降低

6. 患者，男，42 岁，反复上腹痛 3 个月，胃镜检查显示十二指肠球部溃疡，幽门螺杆菌（Hp）阳性，首选哪种治疗方案

A. 奥美拉唑＋枸橼酸铋钾＋克拉霉素　　　B. 法莫替丁＋阿莫西林＋克拉霉素

C. 西咪替丁＋克拉霉素＋左氧氟沙星　　　D. 奥美拉唑＋硫糖铝

E. 奥美拉唑＋阿莫西林＋替硝唑

二、问答题

1. 从病理学上如何判断消化性胃溃疡与溃疡性胃癌？

2. 试分析溃疡性结肠炎与 Crohn 病的病变与临床表现有何异同？

3. 患者，女，胃癌晚期。请分析该患者可能存在的转移病灶。

4. 患者，女，52 岁。主诉：间断黏液脓血便 3 天。现病史：患者近 3 天间断出现黏液脓血便，今日前来我院就诊并行相关检查。现症：黏液脓血便间作，质不成形，4～6 次/日，无发热，食欲差，睡眠差，小便正常。体重无骤变。既往体检正常。体格检查：T 36.2℃，P 82 次/分，R 17 次/分，BP 116/96mmHg。神清，贫血貌，形体消瘦，心肺未及明显异常。腹平坦，未见胃肠型，无压痛、反跳痛及肌紧张，莫菲征（－），麦氏征（－），肠鸣音正常。辅助检查：血细胞分析：RBC 3.70×10^{12}/L，Hb 81g/L，平均红细胞体积 71.1fl，平均红细胞血红蛋白含量 21.9pg。电子肠镜：进镜 60cm 于横结肠肝曲，退镜所见横结肠粘膜光滑，降结肠、乙状结肠、直肠粘膜可见充血水肿及斑片状浅溃疡。病理：

（结肠）黏膜及黏膜下层充血、糜烂，固有膜内较多量急、慢性炎细胞浸润，局灶性腺体杯状细胞减少，伴隐窝脓肿及息肉样改变，符合溃疡性结肠炎。HP（−）。

（1）结合患者体征及检查，目前主要诊断是什么？此病临床上需要和哪些疾病进行鉴别？

（2）此病是否存在癌前病变的危险？从病理形态改变如何解读？

第五章 肝脏、胆道及胰腺疾病

📖 **学习目标**

1. **掌握**　肝损伤的基本病理变化；病毒性肝炎的临床病理类型；肝硬化的病理变化及临床病理联系；肝性脑病的发病机制；胆囊炎及急性胰腺炎的病理变化。

2. **熟悉**　肝功能不全的概念、肝性脑病的诱因及肝肾综合征的发病机制；肝癌、胰腺癌的病理变化；胆石症的病因及发病机制；慢性胰腺炎的发病机制和病理变化。

3. 学会运用肝损伤病理变化阐释不同肝疾病临床表现，判断患者出现肝功能衰竭，并初步拟定治疗方案。

⇒ **案例引导**

临床案例　患者，男，30 岁。主诉：尿黄 1 周。现病史：患者 1 周前无明显原因出现尿黄，色如浓茶，因尿黄持续至今，故就诊于我院，查肝功能异常，为明确诊治收住入院。现症：患者尿黄、身目黄染，食欲差，偶见反酸、恶心、胃脘胀满。既往史：5 年前发现乙肝表面抗原阳性，未进一步诊治。

体格检查：T 36.4℃，P 78 次/分，R 17 次/分，BP 119/81mmHg。神志清楚，精神可，皮肤巩膜中度黄染，未见肝掌及蜘蛛痣。心肺未及明显异常。腹平软，未及压痛及反跳痛，肝脾未扪及，肝区叩击痛（－）。实验室检查：肝功能：ALT 1135U/L，AST 647U/L，TBIL 80.6μmol/L，DBIL 56.3umol/L。乙肝五项：HbsAg、HbeAg、HbcAb 阳性，HbsAb、HbeAb 阴性。乙肝 DNA：8.64×10^8 IU/ml。上腹部彩超：肝脏表面欠光滑、回声粗糙不均。甲胎蛋白：192.21ng/ml。

讨论　1. 患者本次住院的初步诊断是什么？请拟定初步的治疗方案。

2. 本病例乙肝 DNA、甲胎蛋白的检测意义？疾病的预后如何？

第一节　肝脏疾病

肝脏易遭受众多因素，如代谢、毒性物质、微生物、循环障碍等的损伤，是疾病好发的器官。肝脏主要的原发性疾病包括病毒性肝炎、酒精性肝病和肝细胞性肝癌。大多数情况下，肝脏损害表现为继发性损害，如心脏功能不全、癌症的转移和肝外感染。因肝脏具有巨大的功能储备，早期损害的临床表现常常不明显。然而，随着疾病的弥漫性进展或胆汁流阻断，肝功能损害将危及生命。

除了极少数的暴发性肝功能衰竭外，肝脏疾病具有隐秘性，可以数周、数月甚至数年不被觉察。因此，前往医院就诊的患者以慢性肝病居多。

一、肝损伤的基本病理变化

在不同损伤因素的作用下，肝脏的反应基本相同（表现为肝脏炎症），都以肝细胞变性、坏死（凋亡）为主，同时伴有不同程度的炎细胞浸润、肝细胞再生和间质纤维组织增生。肝炎不同于其他脏器的炎症，急、慢性肝炎的病变特征不在于浸润炎细胞的种类，而主要取决于肝细胞坏死的类型和炎症活动程度。主要表现如下。

1. 可逆性损伤（变性）和细胞内物质积聚

（1）细胞水肿（cellular swelling）　最常见的病变。中毒和免疫性损伤可引起细胞水肿。光镜下见肝细胞明显肿大，胞质疏松呈网状；进一步发展，肝细胞肿大呈球形，胞质几乎完全透明，称气球样变（ballooning degeneration）。电镜下见内质网不同程度扩张，线粒体明显肿胀，溶酶体增多。

（2）嗜酸性变　一般仅累及单个或几个肝细胞，散在于肝小叶内。光镜下可见由于细胞质水分脱失而嗜酸性增强、细胞体积缩小。

（3）脂肪变　胞质内出现三酰甘油积聚时，称为肝脂肪变。弥漫的肝脂肪变可见于慢性酒精中毒、肥胖和糖尿病的患者。散在的脂肪变常见于丙型肝炎。

（4）淤胆性肝损伤时，胆汁淤积在肿胀的肝细胞内，发生羽毛状变性。

2. 肝细胞坏死与凋亡

（1）溶解性坏死（lytic necrosis）　由严重的细胞水肿发展而来。根据坏死的范围和分布不同，可分为：①点状坏死（spotty necrosis）：散在分布的单个或数个肝细胞的坏死为点状坏死。②碎片状坏死（piecemeal necrosis）：指肝小叶周边部界板肝细胞的灶性坏死和崩解，使肝界板受到破坏，也叫界面性肝炎（interface of hepatitis）。③桥接坏死（bridging necrosis）：指相邻肝小叶的肝细胞坏死，形成中央静脉与门管区之间、两个门管区之间、或两个中央静脉之间出现的互相连接的坏死带。④亚大块及大块坏死（submassive and massive necrosis）：肝小叶的大部分坏死为亚大块坏死；大部分肝小叶坏死为大块坏死。

（2）凋亡　由嗜酸性变发展而来，胞质进一步浓缩，核也浓缩消失，最终形成深红色浓染的圆形小体，称为嗜酸性小体（acidophilic body or Councilman body）或凋亡小体。

3. 炎细胞浸润　主要为淋巴细胞和单核细胞浸润于肝细胞坏死区或门管区。

4. 增生

（1）肝细胞增生　肝细胞属于稳定细胞，在肝细胞坏死后，周围肝细胞可通过再生进行损伤修复。肝细胞再生时核分裂增多、肝细胞索增厚，肝实质结构可呈现一定的不规则性。结缔组织支架保留时，肝细胞再生有序，肝小叶结构保留；严重坏死导致结缔组织支架破坏时，再生的肝细胞则呈团块状排列，称为结节状再生。

（2）间质反应性增生　包括库普弗细胞（Kupffer cell）、肝星状细胞和成纤维细胞增生。

（3）小胆管增生　慢性且坏死较重的病例，可见小胆管增生。

5. 纤维化　炎症反应和损伤因子刺激可引起纤维化。纤维化时胶原的沉积对肝脏血流和肝细胞灌注有明显的影响。早期纤维化可沿门管区周围或中央静脉周围分布，或胶原直接沉积在 Disse 腔内。随着纤维化的不断进展，肝脏直接被分割成由纤维包绕的结节，最终形成肝硬化。现在一般认为肝纤维化是可逆性病变，肝硬化则不可逆。

二、病毒性肝炎

病毒性肝炎（viral hepatitis）是指由一组肝炎病毒引起的以肝实质细胞变性、坏死为主要病变特征的常见传染病。已证实引起病毒性肝炎的肝炎病毒有甲型（HAV）、乙型（HBV）、丙型（HCV）、丁型（HDV）及戊型（HEV）五种（表 5-1）。病毒性肝炎发病率较高，流行区广泛，各种年龄及不同性别均可罹患，严重危害人类的健康。

表 5－1　各型肝炎病毒及其相应肝炎的特点

肝炎病毒	病毒大小、性质	潜伏期（周）	传染途径	转成慢性肝炎	暴发型肝炎	实验室检查
HAV	27nm，无包膜 ssRNA	2～6	消化道	无	0.1～0.4%	血清 IgM 抗体
HBV	43nm，有包膜 dsDNA	4～26	密切接触、输血、注射	10%	<1%	血清 HBsAg 或 HBcAb
HCV	30～60nm，有包膜 ssRNA	2～26	密切接触、输血、注射	约80%	极少	HCV 基因及 HCV 抗体
HDV	35nm，有包膜 ssRNA	4～7	密切接触、输血、注射	5%（共同感染）>70%（重叠感染）	3%～4%（共同感染）	血清 IgM、IgG 抗体；HDV 基因及肝细胞 HDV 抗原
HEV	32～34nm，无包膜 ssRNA	2～8	消化道	无	20%（合并妊娠）	HEV 基因及 IgM、IgG 抗体

注：共同感染（coinfection），指 HDV 与 HBV 同时感染；重叠感染（Superinfection），指在慢性 HBV 感染的基础上重叠感染 HDV。

（一）病因及发病机制

病毒性肝炎的发病机制较复杂，至今尚未完全阐明，取决于多种因素，尤其是与机体的免疫状态有密切关系。

1. 甲型肝炎病毒（HAV）　经粪－口传播，引起甲型肝炎，潜伏期短（2～6 周，平均28天），可散发或流行。HAV 通过肠道上皮经门静脉系统而达肝脏，病毒在肝细胞内复制，分泌入胆汁，故粪便中可查到病毒。HAV 不直接损伤细胞，可能通过细胞免疫机制损伤肝细胞。HAV 一般不引起携带者状态和慢性肝炎。通常急性起病，大多数可痊愈，极少发生急性重型肝炎（0.1%）。

2. 乙型肝炎病毒（HBV）　主要经血液污染物品、吸毒或密切接触传播。在高发区，母婴传播也很明显。完整的 HBV 颗粒呈球形，有双层衣壳，称 Dane 颗粒。HBV 的核壳体有"核心蛋白"（乙型肝炎核心抗原，HBcAg）；在核心区还有一多肽转录物（乙型肝炎相关抗原，HBeAg）。HBcAg 在感染的肝细胞内；而 HBeAg 则分泌到血液中，可被实验室检测证实病毒的持续感染状态。HBV 还有 DNA 多聚酶和 X 蛋白（HBVX 蛋白），X 蛋白在病毒感染或肝细胞癌发生中起重要作用。HBV 有一糖蛋白外壳称 B 型肝炎表面抗原（HBsAg），可大量分泌到血液中，引发体液免疫，产生 HBsAb。感染的肝细胞表面因表达 HBsAg，可被 CD8$^+$ 的 T 细胞识别、杀伤，导致肝细胞坏死或凋亡。当机体缺乏有效免疫反应时，表现为携带者状态。HBV 是中国慢性肝炎的主要致病原，最终可引起肝硬化。除此，还可引起急性普通型肝炎、急性重型肝炎和病毒携带者。

3. 丙型肝炎病毒（HCV）　主要通过注射或输血传播。HCV 是单链 RNA 病毒，与肝细胞癌发生密切相关，饮酒可促进病毒复制、激活和肝纤维化的发生。HCV 可直接破坏肝细胞，较多实验证明免疫因素也是肝细胞损伤的重要原因。约 3/4 HCV 感染者可演变成慢性肝炎，其中 20% 可进展为肝硬化，部分可发生肝细胞性肝癌。

4. 丁型肝炎病毒（HDV）　复制缺陷型 RNA 病毒，须同 HBV 复合感染才能复制。感染通过两种途径：与 HBV 同时感染，约 90% 可恢复，少数演变成 HBV/HDV 复合性慢性肝炎，少数发生急性重型肝炎；或在 HBV 携带者中再感染 HDV，约 80% 转变成 HBV/HDV 复合性慢性肝炎，发生急性重型肝炎的比例较高。

5. 戊型肝炎病毒（HEV）　单链 RNA 病毒，戊型肝炎主要通过消化道传播，易在雨季和洪水过后流行，多见于秋冬季。在环境与水源卫生状况差的地区，全年都有散发病例。HEV 多感染 35 岁以上的中年人和老年人（病情常较重），妊娠期戊型肝炎发生重症肝炎的比例较高。HEV 引起的肝炎主要见于亚洲和非洲等发展中国家。HEV 一般不导致携带者状态和慢性肝炎。大多数病例预后良好，但在孕妇中死亡率可达 20%。

（二）临床病理类型

1. 普通型病毒性肝炎 分急性和慢性。

（1）急性（普通型）肝炎 最常见。临床分为黄疸型和无黄疸型。我国以无黄疸型多见，主要为乙型病毒性肝炎，部分为丙型。黄疸型肝炎病变稍重，病程较短，多见于甲型、丁型和戊型肝炎。

病理变化 黄疸型与无黄疸型肝炎病理变化基本相同。肉眼观，肝大，质较软，表面光滑。光镜下，肝细胞发生广泛的细胞水肿，因肝细胞体积增大，排列紊乱拥挤，肝血窦受压而变窄，肝细胞内可见淤胆现象。肝细胞坏死轻微，可见点状坏死与嗜酸性小体。肝小叶内与门管区少量炎细胞浸润（图5-1）。黄疸型坏死稍重，毛细胆管内常有淤胆和胆栓形成。

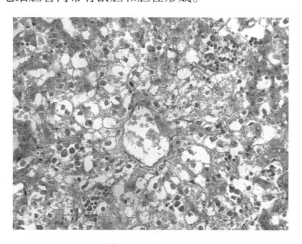

图5-1 急性普通型肝炎（光镜下）
镜下见肝细胞广泛细胞水肿，伴有点状坏死

临床病理联系 弥漫性肝细胞肿大，使肝脏体积变大，包膜紧张，引起肝区疼痛。肝细胞变质性改变，造成肝细胞内酶释放入血，血清谷丙转氨酶（SGPT）升高，同时还可引起多种肝功能异常，病变严重者出现黄疸。

结局 本型肝炎患者多数在6个月内治愈，点状坏死灶可经肝细胞再生实现完全修复。乙型、丙型肝炎常恢复较慢，其中乙型肝炎5%～10%、丙型肝炎约80%可转为慢性肝炎。

（2）慢性（普通型）肝炎 慢性肝炎指有肝炎症状、血清病毒抗原阳性或生化改变持续6个月以上，组织学证实肝脏有炎症和坏死。有许多因素导致肝炎慢性化，如病毒类型、治疗不当、营养不良、饮酒、服用对肝有害的药物，以及免疫因素等。慢性肝炎的演变和患者的预后与最初的肝病变程度无关，主要取决于病原因素，如HBV、HCV有很高的机率导致慢性肝炎和肝硬化。

病理变化 慢性肝炎的病变轻重不一。肉眼观，肝脏外观正常或出现局灶性瘢痕；随着病变进展，肝脏呈现弥漫性结节。光镜下，轻者，炎症局限在门管区，小叶内点状坏死。重者，门管区出现碎片状坏死和桥接坏死，持续的碎片状坏死和桥接坏死表明肝脏有进行性损害。炎症细胞以淋巴细胞为主。肝细胞再生明显，纤维组织增生是不可逆损害的主要标志，最初出现在门管区周围，逐渐形成连接不同小叶的纤维间隔（桥接纤维化）。反复的肝细胞坏死、纤维化和肝细胞结节性再生可形成假小叶，导致肝硬化。此外肝细胞和毛细胆管有不同程度的淤胆，小胆管增生、库普弗细胞肥大增生也较明显。

慢性乙型肝炎患者或HBsAg携带者肝组织中可见毛玻璃样肝细胞。HE染色光镜下，肝细胞体积较大，胞质内充满嗜酸性细颗粒物质，胞质不透明似毛玻璃样。免疫组织化学和免疫荧光检查HBsAg反应阳性。电镜下见滑面内质网增生，内质网池内有较多的HBsAg颗粒。

依据炎症活动程度和纤维化程度，慢性肝炎分为轻度、中度和重度肝炎。慢性肝炎的炎症和纤维化程度的评估对临床治疗具有重要的意义，目前临床病理医生按Scheuer方案（表5-2）对慢性肝炎进行诊断。

表 5－2　慢性肝炎分类（Scheuer 方案）

炎症活动度			纤维化程度	
分级（grade）	门管区周围	小叶内	分期（stage）	意义
G_0	无或轻度炎症	无炎症	S_0	无
G_1	门管区炎症	炎症但无坏死	S_1	门管区扩大（纤维化）
G_2	轻度碎片状坏死	点灶状坏死或嗜酸小体	S_2	门管区周围纤维化，小叶结构保留
G_3	中度碎片状坏死	重度灶性坏死	S_3	纤维化伴小叶结构紊乱，无肝硬化
G_4	重度碎片状坏死	桥接坏死（多小叶坏死）	S_4	可能或肯定的肝硬化

　　轻度慢性肝炎：炎症活动度（G）1～2，纤维化程度（S）1～2；中度慢性肝炎：炎症活动度（G）3，纤维化程度（S）3；重度慢性肝炎：炎症活动度（G）4，纤维化程度（S）4。

　　临床病理联系　慢性肝炎的临床表现多样化，部分患者长期乏力、厌食、持续反复发作的黄疸、肝区不适等。转氨酶和肝功能异常，并随病情反复而波动。有些病例直至出现腹水、消化道出血、肝功能不全时才引起注意；某些病例还伴有血管炎、关节炎等症状。

　　结局　慢性肝炎的转归不一，主要取决于感染病毒的类型。经适当治疗，大部分可恢复健康或病变趋于静止，症状缓解；部分病例发展为肝硬化；极少数可转为重型肝炎。

　　2. 重型病毒性肝炎　最严重的一型病毒性肝炎，较少见。根据发病缓急及病变程度的不同，分为急性和亚急性重型两种。

　　（1）急性重型肝炎（或暴发型肝炎）　少见，起病急骤，病程短，大多为 10 天左右，病变严重，死亡率高。

　　病理变化　肉眼观，肝体积明显缩小，重量可减至 600～800g。被膜皱缩，质地柔软，切面呈黄色或红褐色，部分区域呈红黄相间的斑纹状，因而又称急性黄色肝萎缩或急性红色肝萎缩（图 5－2A）。

　　光镜下，以肝细胞严重而广泛坏死（大块坏死）为特征。肝细胞坏死多从肝小叶中央开始并迅速向四周扩展，仅小叶周边部残留少许变性的肝细胞。溶解坏死的肝细胞很快被清除，仅残留网状支架。肝血窦明显扩张，充血甚至出血，库普弗细胞增生肥大，吞噬活跃。肝小叶内及门管区可见以淋巴细胞和巨噬细胞为主的炎细胞浸润。数日后网状支架塌陷，残留的肝细胞无明显再生现象（图 5－2B）。

　　临床病理联系　大量肝细胞溶解坏死可导致：①胆红素大量入血引起严重的肝细胞性黄疸；②凝血因子合成障碍导致明显的出血倾向；③肝功能衰竭，对各种代谢产物的解毒功能出现障碍导致肝性脑病。此外，由于胆红素代谢障碍及血液循环障碍等，还可诱发肾衰竭（肝肾综合征，hepatorenal syndrome）。

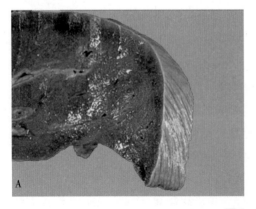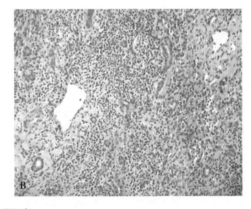

图 5－2　急性重型肝炎

A 图示肝脏切面，体积明显缩小，被膜皱缩，质地柔软，有胆汁浸染；

B 图示镜下肝细胞弥漫性大片坏死消失，仅残留网状支架，大量单核－巨噬细胞浸润

结局 本型肝炎患者大多数在短期内死亡，死亡原因主要为肝功能衰竭（肝性脑病）、消化道大出血、肾功能衰竭及 DIC 等。少数迁延而转为亚急性重型肝炎。

（2）**亚急性重型肝炎** 起病较急性重型肝炎稍慢，病程较长（数周至数月），多数由急性重型肝炎迁延而来，少数由急性普通型肝炎恶化而来。

病理变化 肉眼观，肝体积缩小，表面包膜皱缩不平，质地软硬程度不一，部分区域呈大小不一的结节状。切面见坏死区呈红褐色或土黄色，再生的结节因胆汁淤积而呈现黄绿色。

光镜下，既有肝细胞的亚大块坏死，又有肝细胞结节状再生。坏死区网状纤维支架塌陷和胶原化（无细胞硬化），因而使残存的肝细胞再生时不能沿原有支架排列，呈结节状。肝小叶内外可见明显的炎细胞浸润，主要为淋巴细胞和单核细胞，肝小叶周边部有小胆管增生，较陈旧的病变区有明显的结缔组织增生。

结局 如治疗恰当且及时，病变可停止发展并有治愈可能，但多数病例发展成肝硬化。

（三）携带者状态（carrier state）

无明显症状或仅有轻微临床表现的慢性病毒性肝炎，患者呈现病毒抗原阳性，但无明显的肝损伤。多由 HBV、HCV 或 HDV 感染导致，我国以 HBV 多见。

（四）其他病毒引起的肝炎

1. EB 病毒（Epstein – Barr virus）感染 急性期可引起轻度肝炎。

2. 巨细胞病毒（cytomegalovirus）感染 特别是感染新生儿和免疫功能不全患者的几乎所有肝脏细胞，包括肝细胞、胆管上皮细胞、内皮细胞都可以产生病毒相关的巨细胞样改变。

3. 单纯疱疹病毒（herpes simplex virus） 感染新生儿或免疫抑制者的肝细胞，导致细胞特征性病理变化和肝细胞坏死。

附：抗肝炎病毒药

病毒性肝炎是一种世界性常见病，根据病原学分为甲、乙、丙、丁、戊型。其中，急性肝炎一般无需使用抗病毒药物，尤其是甲型肝炎和戊型肝炎，两者都不会转为慢性，只需使用一般和对症治疗即可。乙型、丙型和丁型肝炎潜伏期长，往往演变为慢性肝炎、肝硬化甚至肝癌，是抗肝炎病毒药物的主要治疗对象。临床上治疗慢性病毒性肝炎的药物主要有干扰素，利巴韦林等；治疗乙肝的核苷类似物，如拉米夫定；特异性靶向 HCV 抗病毒药，如索非布韦。

1. 干扰素（interferon，IFN） 具有广谱抗病毒作用，对病毒进入宿主细胞、脱壳、mRNA 合成、蛋白翻译、病毒颗粒的组装和释放均有抑制作用。另一方面，干扰素具有较强的免疫调节作用，有利于消除病毒，也能抑制和杀伤肿瘤细胞。干扰素与利巴韦林联合应用较单用效果更好，在临床上主要用于治疗乙型肝炎、丙型肝炎和丁型肝炎。

2. 拉米夫定（lamivudine） 对乙型肝炎病毒（HBV）和人类免疫缺陷病毒（HIV）有明显抑制作用。拉米夫定能有效治疗慢性 HBV 感染，成为目前治疗 HBV 感染最有效的药物之一。主要不良反应为头痛、失眠、疲劳和胃肠不适等。

3. 阿德福韦酯（adefovir dipivoxil） 口服后为体内酯酶水解，释放出阿德福韦而起作用。阿德福韦在细胞内被磷酸激酶转化为具有抗病毒活性的二磷酸盐，抑制 HBV DNA 聚合酶，并吸收及渗入病毒 DNA，中止 DNA 链的延长，从而抑制 HBV 的复制，促进 ALT 恢复、改善肝组织炎症、坏死和纤维化。乙肝病毒对本品不易产生耐药性，与拉米夫定无交叉耐药性。适用于 HBeAg 和 HBV DNA 阳性，ALT 增高的慢性乙肝患者，特别是对拉米夫定耐药的患者。

4. 恩替卡韦（entecavir） 为鸟嘌呤核苷同系物，用于治疗慢性乙型肝炎患者。其在肝细胞内转化为三磷酸恩替卡韦，对 HBV DNA 聚合酶和反转录酶有明显抑制作用，其抑制乙肝病毒的作用较拉米夫定强 30～1000 倍。连续服用 2 年或以上可增加 HBeAg 血清转换率和使 HBsAg 消失。

5. 索非布韦（sofosbuvir） 是针对 HCV NS5B RNA 聚合酶的第一个药物。NS5B RNA 聚合酶是丙型肝炎病毒（HCV）复制过程中的关键酶，是从单链病毒 RNA 合成双链 RNA 所必需的。研究表明，索非布韦在细胞内代谢形成的活性尿苷三磷酸类似物，通过 NS5B 聚合酶可掺入 HCV RNA，从而阻止病毒 RNA 复制。索非布韦联合利巴韦林用于治疗基因 2 型和 3 型慢性丙型肝炎成人患者。索非布韦联合干扰素和利巴韦林，用于基因 1 型和 4 型慢性丙型肝炎初治成人患者的治疗。不良反应较少，常见头痛、疲乏、恶心、失眠和中性粒细胞减少。

三、自身免疫性肝炎

自身免疫性肝炎（autoimmune hepatitis），亦称自身免疫性慢性活动性肝炎，其特点是女性高发（70%），血清学无病毒感染的证据、血清高水平 IgG 和高滴度自身抗体，并常伴发其他自身免疫性疾病如类风湿关节炎、甲状腺炎等，免疫抑制治疗有效。

（一）病因和发病机制

其发病与抑制性 T 淋巴细胞缺陷而导致免疫调节的紊乱和自身抗体的产生有关。有些自身抗体针对肝细胞表面的抗原造成肝细胞的损害。80% 的患者能检测到自身抗体，如抗平滑肌抗体、抗核抗体及抗肝肾微粒体抗体，抗可溶性肝/胰腺相关抗原。

（二）病理变化与临床病理联系

自身免疫性肝炎与急、慢性病毒性肝炎引起的病变无明显区别，但组织学改变的进程不同。病毒性肝炎引起的纤维化常继发于慢性肝损伤，而自身免疫性肝炎早期即可因严重的细胞损伤和炎症活动而出现纤维化，甚至可能在没有临床诊断的情况下发展为肝硬化。有症状的患者在诊断时往往表现出严重的肝细胞坏死（融合性坏死）、纤维化及坏死后肝硬化。炎细胞浸润则以明显的淋巴细胞和浆细胞浸润为特征（一般在其他形式的慢性肝炎中浆细胞浸润不突出）。

临床表现常与其他形式的慢性肝炎相似，或者自身免疫性肝炎的症状表现可能不典型，其症状主要来自于其他器官系统的受累。临床上急性发作也很常见（40%），发病后 8 周内有可能出现肝性脑病。

四、毒物或药物引起的肝脏疾病

毒物、药物或其代谢产物可直接造成肝细胞损伤，亦可通过免疫反应导致肝细胞损伤，称为毒物或药物引起的肝脏疾病（toxin/drug - mediated injury hepatitis）。

病理变化 药物可引起各种各样的肝脏病变，病变的轻重与剂量和超敏反应有关。

1. 肝细胞损伤 急性肝细胞损伤可以以溶解性坏死为主，表现为点状坏死、亚大块坏死或者大块坏死；也可以淤胆为主，长期的淤胆常会出现肝细胞的羽毛状变性和肝细胞菊形图形成和（或）散在的坏死或凋亡。慢性肝细胞损伤的病变与自身免疫性肝炎类似。脂肪变和脂肪性肝炎为药物引起的常见病变，除肝细胞损伤外，还可以出现色素沉积、毛玻璃样包涵体、肝细胞核大小不一等。

2. 胆管的损伤 包括急性胆管炎和慢性胆管炎。

3. 血管的损伤 包括肝血窦、肝静脉和门静脉的损伤，甚至肝动脉的损伤等，如发生血窦扩张或 Budd - Chiari 综合征。

4. 其他损伤　有些药物可诱发肉芽肿反应和肝脏肿瘤。

五、酒精性肝病和非酒精性脂肪肝病

（一）酒精性肝病

酒精性肝病（alcoholic liver disease）是慢性酒精中毒的主要表现之一。欧美国家多见，我国尚无确切统计数字，但近年有明显增多的趋势。

1. 病理变化　慢性酒精中毒主要可引起肝脏的三种损伤，即脂肪肝、酒精性肝炎和酒精性肝硬化。三者可单独出现，也可同时并存或先后移行。

（1）脂肪肝（fatty liver）　酒精中毒最常见的肝脏病变。肝大而软，黄色。镜下，早期为小泡性脂肪变，严重时出现大泡性脂肪变。小叶中央区受累明显，有时伴有不同程度的肝细胞水肿。单纯的脂肪肝无症状，此时戒酒可使脂肪肝恢复。

（2）酒精性肝炎（alcoholic hepatitis）　在有临床肝症状表现的病例，常出现以下病变：肝细胞气球样变、肝细胞脂肪变、Mallory小体形成和灶状肝细胞坏死伴中性粒细胞浸润。上述病理变化，结合患者酗酒史和肝功能异常，可诊断为此病。

（3）酒精性肝硬化（alcoholic cirrhosis）　此种肝硬化由脂肪肝和酒精性肝炎进展而来，是酒精性肝病最严重的病变。肉眼观：早期，肝脏体积增大，呈黄褐色，富含脂肪；中晚期，肝脏体积缩小，呈棕色，脂肪含量低，表面呈结节状。光镜下：早期，纤维间隔较细，包绕再生的肝细胞形成小结节，随着病情发展，纤维间隔越来越宽，肝细胞团被分割成大小不一的结节。

2. 发病机制　肝脏是乙醇代谢的主要场所。乙醇对肝脏损伤的机制如下：①乙醇在代谢过程中消耗大量二磷酸吡啶核苷酸（NAD），从而影响脂肪酸的氧化，加上乙醇可影响脂蛋白的合成和分泌，结果引起中性脂肪在肝细胞内堆积；②乙醇可诱导细胞色素P450的生成，可增加某些药物向有毒的代谢产物转化；③乙醇在微粒体氧化途径中产生自由基导致肝细胞损伤；④乙醇的中间代谢产物乙醛是高度发硬活性因子，能与蛋白质形成乙醛－蛋白质复合物，后者不但直接引起肝细胞损伤，而且可以作为新的抗原，诱导对肝细胞的免疫反应而引起肝细胞损伤；⑤乙醇代谢过程中氧耗增加以及由于高浓度酒精引起肝内血管收缩、血流减少，氧供减少，导致低氧血症，引起肝细胞损伤。另外，嗜酒者常有营养不良，尤其是蛋白质和维生素缺乏。

（二）非酒精性脂肪肝病

非酒精性脂肪肝病（nonalcoholic fatty liver disease，NAFLD）是最常见的脂类代谢疾病，与糖尿病和肥胖有关，发生机制主要涉及胰岛素抵抗和氧化应激，引起肝细胞脂肪变和脂质过氧化增加等。组织学上的改变与酒精性肝病相近，可表现为单纯性肝脂肪变、脂肪性肝炎和脂肪性肝纤维化，最终可发展成肝硬化。

六、代谢性疾病与循环障碍

（一）肝代谢性疾病

1. 肝豆状核变性　肝豆状核变性（hepatolenticular degeneration）又称为威尔逊病（Wilson´s disease），是位于13号染色体的隐性基因传递的遗传性疾病，家族性多发。患者多为儿童及青少年。本病的特点是铜代谢障碍，铜不能正常排出而蓄积于各器官。首先累及肝，之后中枢神经系统。铜也可蓄积于角膜，在角膜周围出现绿褐色环（Kayser－Fleischer环）。肝病变：在肝细胞中可见脂褐素、铜结合蛋白及铁等沉着。铜或铜结合蛋白可由组织化学染色检出。可伴发急、慢性肝炎及肝硬化等病变。

2. 含铁血黄素沉着症　含铁血黄素沉着症（hemosiderosis），指组织内有可染性铁的色素沉着。大量红细胞破坏、血红蛋白分解是引起此病的主要原因，如慢性溶血性贫血。含铁血黄素主要沉积于肝细胞内，库普弗细胞内亦常有该色素沉着，但一般较肝细胞轻。因输血引起者库普弗细胞色素沉着则明显。

血色素沉着病（hemochromatosis）是先天性铁代谢异常的全身性疾病。发病机制不明。肝病变为全身病变的一部分，表现为肝内重度含铁血黄素沉着，全肝呈铁锈色。后期伴有肝纤维化或肝硬化。

（二）肝循环障碍

1. 门静脉阻塞　较少见。多因肝、胰疾病（如肝硬化、肝癌、胰腺癌等）压迫、侵袭肝内门静脉及化脓性腹膜炎等引起门静脉的血栓形成或栓塞。门静脉完全而广泛的阻塞甚少见。肝内分支的一支或多支阻塞可引起梗死（Zahn 梗死，又称萎缩性红色梗死），为肝内少见的循环障碍性病变。病变以局部肝淤血为主，而不是真性梗死。病变区呈圆形或长方形，暗红色，界清。镜下为肝小叶中央区的高度淤血并有出血。局部肝细胞萎缩、坏死或消失。病变恢复期可见阻塞的门静脉周围出现新吻合支。本病变对机体无大影响，偶可成为腹腔内出血的来源。

2. 肝静脉阻塞　肝静脉阻塞一般分为两类：一类为肝内肝静脉小分支阻塞，称肝小静脉闭塞症（veno – occlusive disease）；另一类为肝静脉干至下腔静脉的阻塞，称 Budd – Chiari 综合征，其病因有原发（如先天性血管异常）和继发两种。继发性者可由血液凝固性升高疾病（如红细胞增多症）、肝癌及腹腔肿瘤及某些口服避孕药等引起的该段静脉血栓形成所致。病理变化主要为肝淤血，肝细胞萎缩、变性以及坏死。此外，还有肝出血，即淤积于肝窦内的红细胞进入窦外压力较低的 Disse 腔及萎缩的肝板内。慢性病例可发展为淤血性肝硬化。

七、肝硬化

肝硬化（Cirrhosis）是由多种原因引起的慢性进行性肝脏疾病。肝细胞弥漫性变性坏死、肝内纤维组织增生和肝细胞结节状再生，这三种病变反复交错进行，导致肝小叶结构和肝内血管系统改建，使脏体积缩小，质地变硬，表面和切面呈结节状而形成肝硬化。临床上代偿期可无明显症状，失代偿期常有不同程度的肝功能障碍和门脉高压症等表现。

（一）病因

在我国，引起肝硬化的病因以乙型病毒性肝炎为主；在欧美国家，酒精性肝硬化和丙型病毒性肝硬化为常见类型。

1. 病毒性肝炎　乙型和丙型慢性病毒性肝炎与肝硬化的发生密切相关。

2. 慢性酒精中毒　长期酗酒是引起肝硬化的另一个重要因素，由慢性酒精性肝炎发展成酒精性肝硬化（alcoholic cirrhosis）。

3. 胆汁淤积　任何原因引起的肝内、外胆道阻塞，持续胆汁淤积，都可发展为胆汁性肝硬化（biliary cirrhosis），此类较少见。

根据病因，胆汁性肝硬化分为原发性和继发性两种。原发性胆汁性肝硬化（primary biliary cirrhosis，PBC）在我国少见，属于自身免疫性疾病。可由肝内小胆管的慢性非化脓性胆管炎引起。继发性的原因与长期肝外胆管阻塞和胆道上行性感染两种因素有关。长期的肝内、外胆道梗阻、持续胆汁淤积，使肝细胞明显淤胆而变性坏死，坏死肝细胞肿大，胞质疏松呈网状，核消失，称网状或羽毛状坏死，增生的纤维组织不完全分割肝小叶结构。

4. 药物及化学毒物　长期服用损肝的药物或接触有毒物质（如四氯化碳、磷、砷等）可引起肝细胞脂肪变性和弥漫性中毒性肝坏死，继而出现结节状再生而发展为肝硬化。

5. 遗传和代谢性疾病 α1 - 抗胰蛋白酶缺乏症是由于先天性酶缺陷引起 α1 - 抗胰蛋白代谢障碍，使其沉积在肝脏，损害肝细胞，最后导致肝硬化。肝豆状核变性是一种常染色体隐性遗传疾病，以铜代谢障碍引起的肝硬化和脑部病变为特征。

6. 营养障碍 长期食物中营养不足或不均衡、多种慢性消化性疾病导致消化吸收不良，以及肥胖或糖尿病等导致的脂肪肝都可发展为肝硬化。

7. 其他 血吸虫虫卵反复在肝脏沉积，可导致"血吸虫性肝硬化"，而肝静脉和（或）下腔静脉阻塞（Budd - Chiari syndrome）和慢性右心衰竭造成长期肝脏慢性淤血，可导致"淤血性肝硬化"。

8. 原因不明 肝硬化的发病原因一时难以确定者，称之为隐源性肝硬化（cryptogenic cirrhosis），在西方国家占肝硬化的 10% ~15% 。

必须指出，"血吸虫性肝硬化""淤血性肝硬化"和"胆汁性肝硬化"均以肝内纤维组织增生为主要特征，而少有肝细胞再生形成结节和肝小叶结构改建，虽习惯被称为"肝硬化"，事实上用"肝纤维化"更恰当。

（二）发病机制

肝硬化的主要发病机制是肝进行性纤维化。上述各种因素均可引起肝细胞弥漫性损伤及炎症反应，导致肝内广泛的胶原纤维增生。增多的胶原纤维有两种来源：其一是肝细胞坏死后，肝小叶内原有的网状支架塌陷、聚积、胶原化；其二是窦周隙内激活并增生的肝星状细胞，以及汇管区的成纤维细胞产生胶原纤维。

同时，肝细胞坏死可启动肝细胞再生，在人肝细胞生长因子（hHGF）、EGF、TGF - α 等生长因子的刺激下，肝细胞分裂增殖。肝小叶内网状支架塌陷后，再生的肝细胞不能沿原有支架排列，形成不规则的再生肝细胞结节。广泛增生的胶原纤维可向肝小叶内伸展，分割肝小叶；也可与肝小叶内的胶原纤维连接形成纤维间隔包绕原有的或再生的肝细胞团，形成假小叶。这些病变随着肝细胞不断坏死与再生而反复进行，最终形成弥漫全肝的假小叶，并导致肝内血液循环改建和肝功能障碍而形成肝硬化。

（三）分型

肝硬化的分类方法尚不统一，临床上常用病因分类法，分为肝炎后、酒精性、胆汁性、淤血性肝硬化等。以前也有人将其分为门脉性、坏死后性和胆汁性肝硬化。在国际上，根据大体形态学的特点，肝硬化被分为三型。

1. 小结节性肝硬化 结节大小相仿，直径一般在 3mm 以下，纤维间隔较细。

2. 大结节性肝硬化 结节粗大且大小不均，多数结节的直径大于 3mm，纤维间隔较宽，且宽窄不一。

3. 混合结节性肝硬化 此型肝硬化大体形态兼有大、小结节，为上述两型的混合型。

（四）病理变化

肉眼观，早期肝体积可正常或稍增大，重量增加，质地正常或稍硬。晚期肝脏体积缩小，重量减轻，质地变硬。表面和切面呈弥漫全肝的结节（图 5 - 3），结节可呈现正常肝脏色泽、黄褐色（肝细胞脂肪变性）或黄绿色（淤胆）。纤维间隔多呈灰白色。如肝细胞坏死范围小，分布均匀，形成的再生结节小而均匀，纤维间隔较纤细，则为小结节性肝硬化（旧称门脉性肝硬化），该型肝硬化多由慢性肝炎或慢性酒精中毒所致。如肝细胞坏死范围大，分布不均匀，残留的肝细胞再生形成的结节较大，且大小不等，纤维间隔也宽大及宽窄不一，则为典型的大结节性肝硬化（旧称坏死后性肝硬化），该型多由重型肝炎或中毒性肝炎所致。

光镜下，肝硬化时正常的肝小叶结构被破坏，广泛增生的纤维组织分割包绕原来的肝小叶，形成大小不等、圆形或椭圆形的肝细胞团，称为假小叶（pseudolobule）。其特点为：①假小叶内的肝细胞排列紊乱，可见变性、坏死及再生的肝细胞；中央静脉常缺如，偏位或两个以上（图5-4），也可见再生的肝细胞结节，再生的肝细胞体积大，核大且深染，或有双核。②假小叶外周被纤维间隔包绕。纤维间隔内有数量不等的炎细胞浸润及小胆管增生。

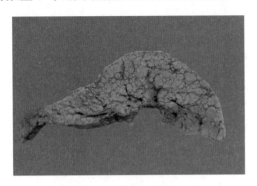

图5-3 肝硬化（肉眼观）

肝脏的表面和切面呈现弥漫的小结节

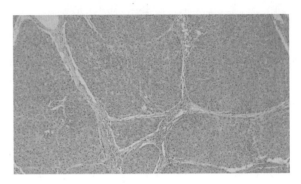

图5-4 肝硬化（光镜下）

增生的纤维组织分割包绕原来的肝小叶及再生的肝细胞结节，形成大小不等、圆形或椭圆形的肝细胞团，假小叶内中央静脉常缺如、偏位。不同病因引起的肝硬化，除了具有相似的基本形态学改变外，还可发现与病因有关的一些独特的组织学表现。如在慢性酒精中毒引起的肝硬化，肝细胞脂肪变常见，并可出现具有相对特征性的 Mallory 小体。

（五）临床病理联系

肝硬化通常起病隐匿，病程发展缓慢，临床上大致分为肝功能不全代偿期和失代偿期。代偿期患者无明显症状或症状较轻，可出现各种原有疾病（如慢性肝炎和酒精性肝炎）的症状和体征。失代偿期症状明显，由于严重的肝实质破坏和肝脏结构及血管的改建，临床上常有门静脉高压症和肝功能不全两类表现（图5-5）。

1. 门脉高压症 门脉压力增高的原因如下。①窦性阻塞：肝内广泛的结缔组织增生，肝血窦闭塞或窦周纤维化，使门静脉循环受阻；②窦后性阻塞：假小叶压迫小叶下静脉，使肝血窦内血液流出受阻，影响门静脉血流入肝血窦；③窦前性阻塞：肝内肝动脉小分支与门静脉小分支在汇入肝血窦前形成异常吻合，使高压力的动脉血流入门静脉内。门静脉压力升高后，患者常出现一系列胃、肠、脾脏等器官的静脉回流受阻的症状和体征。主要表现如下。

（1）慢性淤血性脾大 门静脉压力升高，脾静脉血回流受阻，引起淤血性脾肿大。肝硬化患者中有 70%～85% 出现脾大。脾脏体积增大，重量一般在 500g 以下，少数可达 800～1000g。镜下见脾窦扩张，窦内皮细胞增生、肿大，脾小体萎缩，红髓内纤维组织增生，部分可见含铁结节。脾大可引起脾功能亢进，导致外周血白细胞、血小板和红细胞减少。

（2）腹水 为淡黄色透明的漏出液，腹水量大时，可致腹部明显膨隆。腹水形成的原因有：①门静脉压力增高，使门静脉系统的小静脉和毛细血管流体静压升高，血管壁通透性增高，使水、电解质及血浆蛋白漏入腹腔；②门静脉高压使肝血窦压力升高，增高的静水压使进入 Disse 间隙的富含蛋白的淋巴液增多，超过胸导管的回流能力，造成淋巴液从淋巴管外溢入腹腔；③肝脏受损后，肝细胞合成蛋白质的功能减低（低蛋白血症），使血浆胶体渗透压降低，也与腹水形成有关；④肝功能障碍，对醛固酮、抗利尿激素灭活作用减少，血中水平升高，水钠潴留而促进腹水形成。腹水的形成又使有效循环血量下降，刺激上述两种激素的分泌，可进一步加重腹水。

（3）侧支循环形成 由于门静脉压力升高，正常需经门静脉回流的血液不得不经侧支循环而分流，

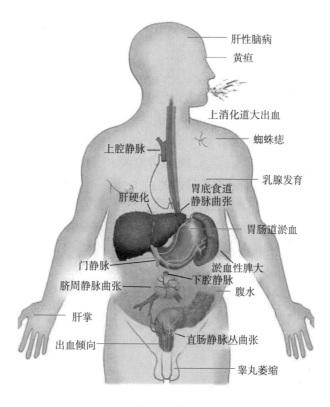

图 5 – 5　肝硬化的临床病理表现

门静脉与体静脉之间形成的吻合支呈代偿性扩张。主要的侧支循环及其严重的并发症有：①门静脉血经胃冠状静脉、食管静脉丛、奇静脉入上腔静脉，常致胃底与食管下段静脉丛曲张，如破裂可发生致命性大出血，常发生在腹压升高或受粗糙食物磨损时，是肝硬化患者常见的死亡原因之一；②门静脉血经肠系膜下静脉、直肠静脉丛、髂内静脉进入下腔静脉，引起直肠静脉丛曲张，形成痔核，破裂可出现便血；③门静脉血经附脐静脉、脐周静脉网，而后向上经腹壁上静脉、胸廓内静脉进入上腔静脉，向下经腹壁下静脉进入下腔静脉，引起脐周浅静脉高度扩张，形成"海蛇头"（caput medusa）现象，是门静脉高压的重要体征之一。

（4）胃肠淤血、水肿　门静脉压力升高，使胃肠静脉血回流受阻，导致胃肠壁淤血、水肿，影响胃肠的消化和吸收功能，患者可出现腹胀和食欲减退等症状。

2. 肝功能不全　主要是肝细胞长期反复受到损伤所致。当肝细胞不能完全再生补充和代偿损伤肝细胞的功能时，则出现以下肝功能不全的症状及体征。

（1）蛋白质合成障碍　肝细胞受损后，合成白蛋白的功能降低，使血浆白蛋白减少。由于从胃肠道吸收的一些抗原性物质未经肝细胞处理，直接经过侧支循环进入体循环，刺激免疫系统合成球蛋白增多，故血清学检查出现白蛋白降低，且白/球蛋白比值下降或倒置现象。

（2）出血倾向　可有皮肤、黏膜或皮下出血，主要是由于肝脏合成纤维蛋白原、凝血酶原、凝血因子的减少所致。另外也与脾大、脾功能亢进导致血小板破坏过多有关。

（3）胆色素代谢障碍　主要与肝细胞坏死及毛细胆管淤胆有关。患者在临床上常有肝细胞性黄疸。

（4）对激素的灭活作用减弱　使体内雌激素增多，引起男性睾丸萎缩和乳房发育，女性月经不调等。患者可在颈、面和上胸部等出现蜘蛛状血管痣，有的患者两手掌面大、小鱼际，指尖及指基部呈鲜红色，称之为肝掌。蜘蛛痣和肝掌的出现是体内雌激素水平升高，小动脉末梢扩张所致。

（5）肝性脑病　肝功能极度衰竭的表现，系肝硬化患者最严重的后果和常见的死亡原因。肝脏功能失代偿，毒性代谢产物在体内聚集，经血液循环进入脑内，引起中枢神经系统功能障碍所呈现的精神、神经综合征。

（六）转归与并发症

肝硬化是一种慢性进行性疾病。即使病变已发展到相当程度，仍可处于相对稳定或停止发展的状态，患者可因肝脏强大的代偿能力，在很长时间内不出现症状，肝功能检查也可能是正常的。晚期肝硬化由于病变不断加重，功能衰竭则引起一系列并发症，主要有肝性脑病、食管静脉曲张破裂出血、感染等。一般而言，大结节性肝硬化并发肝性脑病的机率较高，而小结节性肝硬化患者门静脉高压的症状常较突出，易并发食管 – 胃底静脉曲张破裂出血。

八、原发性肝癌

原发性肝癌（primary carcinoma of the liver）是肝细胞或肝内胆管上皮细胞发生的恶性肿瘤，多见于中年男性，为我国常见的恶性肿瘤之一。起病隐匿，早期缺乏典型症状，中晚期临床表现有肝区疼痛、黄疸、腹水和进行性消瘦等。根据组织学来源和特点分为三型：肝细胞癌（hepatocellular carcinoma，HCC）、胆管细胞癌（intrahepatic cholangiocarcinoma，ICC）和混合细胞型肝癌。肝细胞癌发生于肝细胞，占原发性肝癌的 75% ~ 85%。甲胎蛋白（alpha fetoprotein，AFP）和影像学检查使早期肝癌的检出率明显提高。

（一）病因及发病机制

本病病因尚不清楚，相关因素如下。

1. 肝炎病毒　资料已表明 HBV 和 HCV 与肝癌关系密切。学者们已发现，肝癌患者常见有 HBV 基因整合到肝癌细胞基因组内，使原癌基因激活和抑癌基因失活，诱导肝癌发生。HCV 的致癌机制尚不明确，一些证据提示可能与 HCV 的直接细胞毒作用和宿主介导的免疫损伤有关。

2. 肝纤维化、肝硬化　病毒性肝炎、酒精性肝病及非酒精性脂肪肝后的肝纤维化、肝硬化是肝癌发生的重要危险因素。我国肝癌常合并肝硬化，尤其是 HBV 引起的肝硬化。

3. 真菌及其毒素　黄曲霉菌等可引起实验性肝癌，尤其是黄曲霉毒素 B_1 与肝细胞肝癌的密切关系已被高度重视。

4. 其他肝癌的高危因素　血吸虫及华支睾吸虫感染；长期接触亚硝胺类、苯酚类化学物质；长期饮用藻类异常繁殖的污染水；遗传因素。

（二）病理变化

1. 肉眼观　2019 版世界卫生组织肿瘤分类提出，癌结节直径≤2cm 的原发性肝细胞癌称为小肝癌（small HCC）。

中晚期肝癌常表现为单个或多个肿块，局限性或弥漫性分布，肉眼形态一般可分为三种类型。

（1）块状型　占肝癌的 70% 以上，肿瘤直径在 5cm 以上。直径超过 10cm 者为巨块型。肿瘤中心部常有出血、坏死（图 5 – 6）。本型不合并或仅合并轻度肝硬化。

（2）结节型　通常合并有肝硬化。结节最大直径不超过 5cm，癌结节可为单个或多个，散在，圆形或椭圆形，大小不等。

（3）弥漫型　少见，仅占 1% 左右。癌组织弥散于肝内，结节不明显，常发生在肝硬化基础上，形态上与肝硬化易混淆。

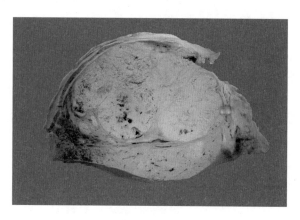

图 5-6 肝癌（巨块型，肉眼观）

肿瘤体积直径约 10cm

2. 组织学类型

（1）肝细胞癌 最多见，起源于肝细胞。分化程度差异较大。分化高者癌细胞类似于肝细胞，分泌胆汁，癌细胞排列呈巢状或梁状，血管多（似肝血窦），间质少（图 5-7）。分化低者异型性明显。癌细胞大小不一，形态不一，可见瘤巨细胞，病理性核分裂象多见。

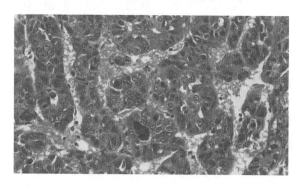

图 5-7 肝癌（光镜下）

癌细胞排列呈巢状，间质血管多（似肝血窦），癌细胞有异型性，病理性核分裂象多见

（2）胆管细胞癌 发生于肝内胆管上皮。癌细胞呈腺管状排列，可分泌黏液，纤维性间质较丰富。

（3）混合细胞型肝癌 含有肝细胞癌和胆管细胞癌的成分，极少见。

（三）扩散

1. 肝内转移 肝癌细胞极易经门静脉系统在肝内沿门静脉分支播散、转移，使肝内出现多处转移结节。

2. 肝外转移

（1）血行转移 常转移至肺，其他部位有肾上腺、脑、骨等部位。

（2）淋巴道转移 通过淋巴道转移至肝门淋巴结、主动脉旁淋巴结及锁骨上淋巴结。

（3）种植转移 少见，侵入肝表面的癌细胞脱落后可形成种植性转移，种植于盆腔、腹膜，引起血性积液。

九、肝功能不全

各种严重致肝损害的因素作用于肝脏，使其代谢、分泌、合成、解毒与免疫功能发生严重障碍，机体出现黄疸、出血、继发性感染及肝性脑病等一系列临床综合征，称之为肝功能不全（hepatic insufficiency）。肝功能不全晚期一般称为肝功能衰竭（hepatic failure），主要临床表现为肝性脑病（hepatic encephalopathy）及肝肾综合征（hepatorenal syndrome）。

（一）病因及分类

1. 肝功能不全的常见病因

（1）生物性因素

1）病毒 多种病毒可导致病毒性肝炎，其中乙型肝炎病毒引起的乙型肝炎发病率高、危害大。

2）寄生虫 某些寄生虫如阿米巴、吸虫、线虫、绦虫可累及肝脏，造成肝损伤。

3）细菌 除肝炎病毒外，某些细菌可引起肝脓肿；革兰阴性菌如大肠埃希菌、变形杆菌等，革兰氏阳性菌主要为金黄色葡萄球菌。

（2）药物及肝毒性物质

1）药物 进入体内的药物一般经肝脏代谢或解毒，主要与肝细胞内的 P450 酶系及一些基团如葡萄糖醛酸、硫酸酯甲基、巯基等结合而被解毒。如果毒物过量或解毒功能失效，药物或毒物可与蛋白质等结合，通过脂质过氧化、硫代氧化等方式损伤蛋白质，导致肝细胞受损、死亡。

2）化学毒物 酒精的代谢主要在肝脏进行，酒精可直接或经其代谢产物乙醛损伤肝脏。随食物摄入的黄曲霉素、亚硝酸盐和毒蕈等也可促进肝病的发生发展。

（3）免疫性因素 免疫反应主要杀灭或清除异源物质，也可攻击感染病毒的干细胞导致肝细胞受损。如由 T 淋巴细胞介导的免疫因素在原发性胆汁性肝硬化、慢性活动性肝炎等的发生发展过程中起重要作用。

（4）营养性因素 单纯营养缺乏导致的肝病罕见。但营养缺乏可促进肝病的发生发展。如饥饿时，肝糖原、谷胱甘肽等减少，可降低肝脏解毒功能。

（5）遗传性因素 遗传性肝病少见，但多种肝病的发生发展却与遗传因素有关。某些遗传性代谢缺陷及分子病可导致肝炎、脂肪肝、肝硬化等。

多数致肝损伤因素一般不易引起肝功能障碍，因为肝细胞具有强大再生能力。这种能力与其重要功能相适应。

2. 分类 根据病情经过，肝功能不全可分为急性和慢性两种类型。

（1）急性肝功能不全 又称暴发性肝功能不全。起病急，进展迅速，发病数小时后出现黄疸，2～4 天由昏睡进入昏迷状态，具有明显的出血倾向，常伴发肾衰竭，常见于病毒、药物或中毒所致的急性肝炎。

（2）慢性肝功能不全 病程较长，进展缓慢，呈迁延性过程。临床上常因上消化道出血、感染、碱中毒、服用镇静剂等诱因的作用使病情突然恶化，进而发生昏迷。常见于肝硬化失代偿，肝癌晚期。

（二）肝功能不全时机体的功能、代谢变化

1. 代谢障碍

（1）糖代谢障碍 正常肝可利用葡萄糖合成糖原，肝细胞对维持血糖稳定具有重要作用，肝糖原的合成与分解受胰高血糖素和胰岛素调节。肝功能障碍导致低血糖，其机制与下列因素有关：①肝细胞大量死亡使肝糖原贮备明显减少；②受损肝细胞内质网葡萄糖 -6- 磷酸酶活性降低，肝糖原转化为葡萄糖过程障碍；③肝细胞灭活胰岛素功能降低，血中胰岛素含量增加，出现低血糖。个别肝功能障碍患者也可出现糖耐量降低。

（2）脂类代谢障碍 肝是合成和清除血中脂类物质的主要器官。当肝功能障碍时，因磷脂及脂蛋白的合成不足可造成肝内脂肪蓄积。胆固醇在肝内酯化生成胆固醇酯后转运，肝功能不全时胆固醇酯化障碍、转运能力降低，以及胆固醇转化为胆汁酸的能力下降，导致血浆胆固醇升高。

（3）蛋白质代谢障碍 多种血浆蛋白由肝细胞合成，尤其是白蛋白。各种病因严重损害肝细胞导致白蛋白合成不足，表现为低白蛋白血症。血浆白蛋白的减少可致血浆胶体渗透压下降，这也是引起肝性腹水（hepatic ascites）的主要原因之一。此外，多种运载蛋白的合成障碍（如运铁蛋白、铜蓝蛋白等）也可导致相应的病理变化。

2. 水、电解质代谢紊乱

（1）肝性腹水 肝硬化等肝病晚期可出现腹水，其发生机制如下。

1）门脉高压 门静脉压增高引起内脏静脉回流障碍，使肠系膜毛细血管压增高，液体漏入腹腔，形成腹水。

2）血浆胶体渗透压降低 肝功能障碍，白蛋白合成不足，血浆胶体渗透压降低，促使液体漏入腹腔增多。

3）淋巴回流不足 肝硬化时，肝静脉受挤压发生扭曲、闭塞，继而引起肝窦内压增高，淋巴生成增多，同时，因淋巴管受压等因素，淋巴回流能力不足，液体从肝表面漏入腹腔，形成腹水。

4）钠、水潴留 肝脏损害及门脉高压等原因有效循环血量减少，肾血流量减少，可致：肾小球滤过率降低；肾素－血管紧张素－醛固酮系统（RAAS）的激活，加之肝脏灭活功能不足导致醛固酮过多，钠水重吸收增强；抗利尿激素（ADH）增高、心房钠尿肽可减少，促进肾脏水、钠重吸收。钠、水潴留为肝性腹水形成的全身性因素。

（2）电解质代谢紊乱

1）低钾血症 肝硬化晚期由于有效循环血量减少，肾素－血管紧张素－醛固酮系统（RAAS）的激活，加之肝脏灭活功能的不足导致醛固酮过多使肾排钾增加，引起低钾血症。

2）低钠血症 有效循环血量减少引起ADH分泌增加，同时因肝脏灭活ADH不足，肾小管水重吸收增多，加之体内原有钠水潴留，可造成稀释性低钠血症。另外，为减轻腹水，长期限制钠盐的摄入和大量使用利尿剂导致钠丢失过多，进一步促进低钠血症的发生。

（3）酸碱平衡紊乱 肝功能不全时可出现呼吸性碱中毒和代谢性碱中毒。高氨血症、贫血及低氧血症，这些因素刺激呼吸中枢产生过度通气，引起呼吸性碱中毒。严重呕吐、利尿剂使用不当、低钾血症等可导致代谢性碱中毒。

3. 胆汁分泌和排泄障碍 肝细胞负责胆红素的摄取、运载、酯化、排泄等。嗜肝病毒、药物、毒物及遗传等原因使肝细胞对胆红素的摄取、运载、酯化和排泄等环节发生障碍时，可导致高胆红素血症（hyperbilirubinemia）或黄疸（jaundice or icterus）。由于胆汁淤积，进入肠道的胆汁减少，导致肠道菌群紊乱、肠内细菌繁殖加快，肠源性内毒素增多促使内毒素血症（intestinal endotoxemia）发生。

4. 凝血功能障碍 肝脏是大部分凝血因子、重要的抗凝物质如蛋白C、抗凝血酶－Ⅲ、纤溶酶原、抗纤溶酶等合成的场所，也是激活的凝血因子和纤溶酶原激活物等灭活或清除的场所；因此，肝功能障碍可致机体凝血与抗凝平衡紊乱，临床可见出血倾向，严重时可诱发DIC。

5. 生物转化功能障碍

（1）解毒功能障碍 肝细胞受损解毒功能障碍，使来源于肠道的有毒物质入血增多。另外，毒物也可经侧支循环绕过肝脏直接进入体循环，造成体内毒性物质蓄积。

（2）药物代谢障碍 肝细胞受损时体内药物的分布、转化及排泄等发生变化，如白蛋白减少可致血中游离型药物增多；肝硬化侧支循环的建立使门脉血中药物绕过肝脏，免于解毒过程，易发生药物中毒。因此，肝病患者应慎重用药。

（3）激素灭活功能减弱 肝细胞受损后，激素的灭活功能障碍，并出现相应的临床症状。如醛固酮、抗利尿激素灭活减少导致钠、水潴留；雌激素灭活不足可致月经失调、男性患者女性化及小动脉扩张等变化。

6. 免疫功能障碍　库普弗细胞负责吞噬、清除来自肠道的异物、病毒、细菌及毒素等；同时参与清除衰老、破碎的红细胞，以及监视、杀伤肿瘤细胞。肝功能不全时，库普弗（Kupffer）细胞功能障碍及补体水平下降常伴有免疫功能低下，易发生肠道细菌移位及感染等。库普弗细胞功能严重障碍可导致肠源性内毒素血症。

（三）肝性脑病

1. 概念与分期　肝性脑病（hepatic encephalopathy）是指在排除其他已知脑疾病前提下，继发于肝功能障碍的一系列严重的神经精神综合征。肝性脑病患者早期表现主要包括人格改变、智力减弱、意识障碍等，晚期发生不可逆性肝昏迷（hepatic coma）。肝性脑病是慢性肝病及严重肝病患者常见的并发症及死亡的原因。

临床上，肝性脑病按神经精神症状的轻重分为四期。一期（前驱期）：轻微的神经精神症状，可表现为烦躁不安、欣快或焦虑、注意力差、反应迟钝、书写障碍等，轻微扑翼样震颤（asterixis）。二期（昏迷前期）：一期症状加重，以意识错乱、睡眠障碍和行为反常，表现为嗜睡、淡漠、时间及空间轻度感知障碍、言语不清、明显的人格障碍及行为异常，明显的扑翼样震颤。三期（昏睡期）：以昏睡及明显的精神错乱为主，表现为时间感知及空间定向障碍、健忘、言语混乱等，可昏睡但能唤醒。四期（昏迷期）：昏迷且不能唤醒，对疼痛刺激无反应，无扑翼样震颤，可出现瞳孔散大，角弓反张。

2. 肝性脑病的发病机制　对肝性脑病的研究已超过百年，但其发病机制尚不完全清楚，其神经病理学变化多被认为是继发性变化，肝性脑病的发生发展是因脑组织细胞的功能和代谢障碍所致。目前，解释肝性脑病发病机制的学说主要有氨中毒学说、假性神经递质学说、血浆氨基酸失衡学说与 γ - 氨基丁酸学说等。

（1）氨中毒学说（ammonia intoxication hypothesis）　1890 年，研究发现行门静脉 - 下腔静脉吻合术后，动物喂饲肉食可诱发肝性脑病，且尿中铵盐水平增高。随后研究发现实验动物摄入含氨物质可致昏迷、死亡，其脑内氨水平增加约 3 倍。由此提出脑病的发生与肝功能衰竭后血氨水平升高有关，肝性脑病的提法首次出现。随后的大量临床研究证明氨与肝性脑病相关，约 80% 的肝性脑病患者血及脑脊液中氨水平升高，且降血氨治疗有效。临床研究结果为氨中毒学说的确立提供了充分证据。

体内氨的生成和清除之间维持着动态平衡，血氨浓度不超过 59 μmol/L。当肝功能严重障碍时，由于氨生成增多而清除不足，可使血氨水平增高，过量的氨通过血 - 脑屏障进入脑内诱发肝性脑病。

1）血氨增高的原因

①氨的清除不足：生理情况下，体内的血氨一般在肝脏经过鸟氨酸循环合成尿素经肾排出体外。鸟氨酸循环有如下特点：酶促反应，精氨酸酶为关键酶，精氨酸酶的量和活性与鸟氨酸循环酶促反应成正比；鸟氨酸循环的反应速度与其底物量（鸟氨酸、瓜氨酸、精氨酸）浓度的增高而加快；氨经鸟氨酸循环生成尿素过程中需要消耗能量，2 分子氨经鸟氨酸循环生成 1 分子尿素，最终消耗 4 分子 ATP。

肝性脑病时血氨增高原因主要是肝脏疾病所致的鸟氨酸循环障碍。严重肝功能障碍时，由于代谢障碍，导致 ATP 产生不足，鸟氨酸循环的酶系统严重受损，以及鸟氨酸循环的各种底物缺失等均可导致鸟氨酸循环障碍，尿素合成减少，血氨升高。

②氨的生成增多

a. 肠道产氨增加：肠道是产氨的主要部位，其来源是：肠道内的蛋白质经消化过程产生氨基酸，经肠道细菌氨基酸氧化酶作用下分解产氨；经尿素的肠 - 肝循环弥散入肠道的尿素，在细菌释放的尿素酶作用下也可产氨。正常时，肠道每日产氨约 4g，通过门脉入肝，经鸟氨酸循环转变为尿素而被清除。

肝脏功能严重障碍时，门脉血流受阻，肠黏膜淤血、水肿，肠蠕动减弱以及胆汁分泌减少等，食物消化吸收功能降低，未经消化吸收的蛋白成分在肠道潴留；肠道内容物停留时间延长、细菌活跃，释放的氨基酸氧化酶和尿素酶增多；肝硬化晚期合并肾功能障碍，尿素排除减少，弥散入肠道的尿素增加。如果合并上消化道出血，肠道内增多的血液蛋白质经细菌分解产氨进一步增加；上述因素均使肠道产氨增加。肠腔内 pH 可影响肠道氨的吸收。因此，口服乳果糖降血氨，主要因其在肠道不易吸收，且易被细菌分解产生乳酸、醋酸，降低肠腔内 pH，减少氨的吸收。

b. 肾产氨增加：正常情况，在谷氨酰胺酶作用下，肾小管上皮细胞产氨，与泌 H^+ 过程协同生成 NH_4^+ 随尿排除。但肝功能障碍患者由于过度通气伴有呼吸性碱中毒，肾小管上皮细胞向肾小管腔中泌 H^+ 减少，NH_4^+ 生成减少，而 NH_3 弥散入血增加，血氨增高。

c. 肌肉产氨增加：肝性脑病患者昏迷前，出现明显的躁动不安、震颤等肌肉活动增强表现，肌肉的腺苷酸分解代谢增强，产氨增多。

2）氨对脑的毒性作用　氨主要以铵离子（NH_4^+）形成存在，NH_3 分子仅占 1%。NH_4^+ 不易通过血 – 脑屏障，而 NH_3 可自由通过血 – 脑屏障进入脑内。当肝功能不全时，由于血氨的清除不足或来源增加引起血氨增高，氨入脑增多。血 – 脑屏障通透性增高时，即使血氨不升高，进入脑内的氨也可增多，细胞因子、自由基等可使血 – 脑屏障通透性增高；当肝功能障碍时，肝细胞灭活细胞因子的功能降低，可使血 – 脑屏障通透性增高氨入脑增加，这也是部分病例循环中氨浓度不高却发生严重肝性脑病的原因。大量研究认为氨对脑组织的毒性作用主要与氨的代谢过程有关。其具体机制如下。

①氨使脑内神经递质发生改变：正常状态下，脑内兴奋性神经递质与抑制性神经递质保持平衡。在肝性脑病的发生发展过程中，脑内氨增高直接影响脑内神经递质的水平及神经传递。神经传递障碍对肝性脑病的发生发展所起的作用要强于且早于能量代谢障碍。

a. 谷氨酸生成减少：谷氨酸为脑内主要兴奋性神经递质，脑内氨水平增高可直接影响糖代谢过程中 α – 酮戊二酸脱氢酶（α – ketoglutarate dehydrogenase，αKGDH）和丙酮酸脱氢酶（pyruvate dehydrogenase，PD）活性，从而影响谷氨酸水平及谷氨酸能神经传递。肝功能障碍时，脑内氨进一步增高，在谷氨酰胺合成酶（只表达于星形胶质细胞）作用下，氨与谷氨酸结合生成谷氨酰胺，以解除氨毒性作用。而谷氨酰胺作为抑制性神经递质累积增多。肝性脑病晚期，当脑内氨水平极度增高时，PD 及 αKGDH 活性均受到抑制，三羧酸循环过程受抑，谷氨酸生成减少，神经传递障碍（图 5 – 8）。

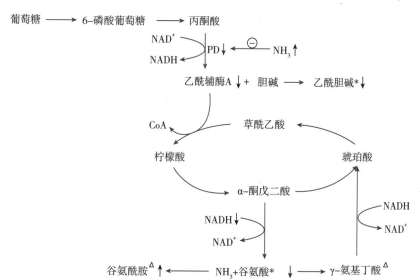

图 5 – 8　氨对脑内神经递质及能量代谢的影响

＊：中枢兴奋性递质；△：中枢抑制性递质

b. 抑制性神经元活动增强：氨水平增高可介导抑制性神经元活动增强，如 γ - 氨基丁酸（gamma aminobutyric acid，GABA）、甘氨酸等神经活动变化等。

c. 对其他神经递质的影响：乙酰胆碱属中枢兴奋性递质。肝性脑病晚期，由于氨抑制 PD 活性，从而抑制丙酮酸的氧化脱羧过程，乙酰辅酶 A 产生减少，乙酰辅酶 A 与胆碱结合生成乙酰胆碱减少，兴奋性神经活动减弱。

综上所述，脑内氨增高，与谷氨酸结合生成谷氨酰胺增多，中枢兴奋性递质谷氨酸、乙酰胆碱等兴奋性递质减少；而谷氨酰胺、GABA 等抑制性递质活动增强，脑内神经递质平衡失调，导致中枢神经系统功能紊乱。

②氨干扰脑细胞能量代谢：脑组织活动所需的能量主要来源于葡萄糖的有氧氧化过程。当葡萄糖氧化相关的酶活性受到干扰，可导致神经细胞的能量代谢受到干扰，不能维持中枢神经系统的兴奋性活动。

肝性脑病发生发展过程中，尤其是肝性脑病晚期，脑内葡萄糖代谢率明显降低。主要表现为糖酵解增强，乳酸堆积，而 ATP 和磷酸肌酸水平降低。进入脑内的氨增多，可引起如下后果（图 5-8）：抑制 PD 的活性，妨碍丙酮酸的氧化脱羧过程，使 NADH 和乙酰辅酶 A 生成减少，干扰三羧酸循环，ATP 生成减少；抑制 αKGDH，使三羧酸循环反应过程不能正常进行，ATP 产生减少；α - 酮戊二酸经转氨基生成谷氨酸过程，消耗了大量 NADH，ATP 产生减少；大量的氨与谷氨酸结合生成谷氨酰胺时，消耗了大量 ATP。

③氨对神经细胞膜的影响：肝性脑病晚期，氨增高可干扰神经细胞膜 Na^+，K^+ - ATP 酶活性，影响复极后细胞膜的离子转运。铵离子可与钾离子竞争入胞，造成细胞外钾离子浓度增高。细胞内外 Na^+、K^+ 分布异常直接影响膜电位，从而干扰神经兴奋及传导等活动。

（2）假性神经递质学说（false neurotransmitter hypothesis）　20 世纪 70 年代，胺类递质紊乱在肝性脑病中的作用引起了学者们的重视，提出了假性神经递质学说。食物中蛋白质在消化道中经水解产生氨基酸。其中苯丙氨酸和酪氨酸属芳香族氨基酸，经肠道细菌释放的脱羧酶的作用，分别被分解为苯乙胺和酪胺。正常情况下，苯乙胺和酪胺进入肝脏，在单胺氧化酶作用下，被氧化分解而解毒。当肝功能严重障碍时，肝脏的解毒功能低下，或是由于侧支循环建立毒物绕过肝脏，血中苯乙胺和酪胺浓度增高。尤其是门脉高压时，由于肠道淤血，消化功能降低，使肠内蛋白分解过程增强时，将有大量苯乙胺和酪胺入血。

脑干网状结构的主要功能是保持清醒状态或维持唤醒功能，又称为脑干网状结构上行激动系统。去甲肾上腺素和多巴胺等为脑干网状结构中的主要神经递质。肝功能严重障碍时，苯乙胺和酪胺入脑增加，在脑干网状结构的神经细胞内，苯乙胺和酪胺在 β - 羟化酶作用下，分别生成苯乙醇胺（phenylethanolamine）和羟苯乙醇胺（octopamine）。苯乙醇胺和羟苯乙醇胺在化学结构上与正常（真性）神经递质去甲肾上腺素和多巴胺相似，但生理效应极弱，被称为假性神经递质（false neurotransmitter）（图 5-9）。当假性神经递质增多时，可取代去甲肾上腺素和多巴胺被神经元摄取，并贮存在突触小体的囊泡中。假性神经递质释放后的生理效应则远较去甲肾上腺素和多巴胺弱，脑干网状结构上行激动系统的唤醒功能不能维持，临床上可见患者出现神经精神综合征，甚至发生昏迷。

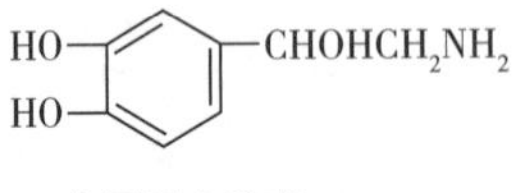

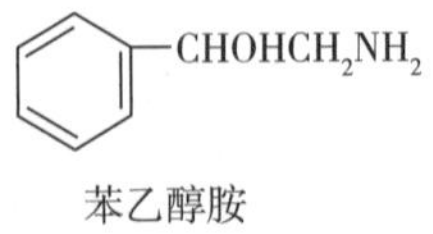

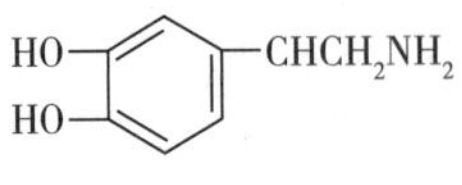

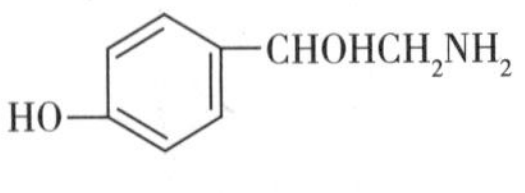

图 5-9　正常及假性神经递质

（3）氨基酸失衡学说（amino acid imbalance hypothesis）　20世纪70年代，有些研究者观察到肝性脑病患者或门-体分流术后动物，常表现芳香族氨基酸（aromatic amino acids，AAA）增多，而支链氨基酸（branched chain amino acids，BCAA）减少，两者比值（BCAA/AAA）可由正常的3～3.5下降至0.6～1.2，出现血浆氨基酸失衡的状况。肝性脑病患者补充支链氨基酸可缓解患者的神经精神症状，因此研究者提出氨基酸失衡学说。

1）血浆氨基酸失衡的原因　肝脏功能严重障碍时，胰岛素和胰高血糖素经肝细胞灭活清除不足，两者浓度均增高，但胰高血糖素升高更显著，导致血中胰岛素/胰高血糖素比值降低，体内分解代谢大于合成代谢，即胰高血糖素使组织蛋白分解代谢增强，大量芳香族氨基酸释放入血。肝功能严重障碍时，芳香族氨基酸的降解能力降低；同时因肝脏的糖异生途径障碍，使芳香族氨基酸转变为糖的能力降低，血中芳香族氨基酸含量增高。且血中胰岛素水平增高，肌肉组织摄取和利用支链氨基酸增强，血中支链氨基酸含量减少。当血氨水平升高时，大量支链氨基酸的氨基通过转氨基作用与α-酮戊二酸结合生成谷氨酸，支链氨基酸提供氨基而转化为相应的酮酸，造成支链氨基酸水平降低。

2）芳香族氨基酸与肝性昏迷　生理情况下，芳香族氨基酸与支链氨基酸同属电中性氨基酸，借同一转运载体通过血-脑屏障并被脑细胞摄取，即血浆中芳香族氨基酸和支链氨基酸通过血-脑屏障的能力因竞争而相互抑制。当血中芳香族氨基酸增多和支链氨基酸减少时，芳香族氨基酸主要是苯丙氨酸、酪氨酸及色氨酸等入脑增多，通过影响脑内神经递质的生成，干扰脑功能。

正常神经递质的生成过程为：脑神经细胞内的苯丙氨酸在苯丙氨酸羟化酶作用下，生成酪氨酸；酪氨酸在酪氨酸羟化酶作用下，生成多巴；多巴在多巴脱羧酶作用下，生成多巴胺；多巴胺在多巴胺β-羟化酶作用下，生成去甲肾上腺素。

当肝功能严重障碍时进入脑内的苯丙氨酸和酪氨酸增多，高浓度的苯丙氨酸可抑制酪氨酸羟化酶的活性，正常神经递质生成减少。苯丙氨酸可在芳香族氨基酸脱羧酶作用下，生成苯乙胺，进一步在β-羟化酶作用下生成苯乙醇胺。高浓度的酪氨酸也可在芳香族氨基酸脱羧酶作用下生成酪胺，进一步在β-羟化酶作用下生成羟苯乙醇胺。因此，血中氨基酸失平衡时，苯丙氨酸和酪氨酸进入脑内增多，脑内假性神经递质苯乙醇胺和羟苯乙醇胺产生增多（图5-10），抑制正常神经递质的合成并起竞争作用，抑制性神经活动增强，严重可出现昏迷。高浓度的色氨酸可使抑制性神经递质5-羟色胺（5-hydroxytryptamine，5-HT）生成增加，5-HT是重要的抑制性神经递质，且能抑制酪氨酸转变为多巴胺，从而阻碍正常神经递质的生成（图5-10）。另外增多的5-HT可被脑内神经元摄取和利用，其综合结果干扰网状结构上行激动系统的功能，导致大脑的神经冲动传递障碍，甚至最终导致昏迷。

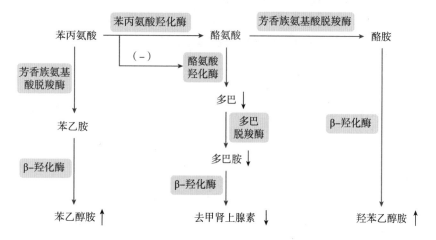

图5-10　脑内假性神经递质的产生过程

（4）GABA 学说（GABA hypothesis） GABA 属于抑制性神经递质，GABA 能神经元活动变化与肝性脑病的发生发展密切相关。血中 GABA 主要来源于肠道，由谷氨酸经肠道细菌脱羧酶催化形成。生理条件下外周血中的 GABA 不能透过血 - 脑屏障。肝功能障碍时，肝对 GABA 的清除能力下降，导致血中 GABA 含量增加，同时肝功能障碍导致内环境紊乱使血 - 脑屏障对 GABA 的通透性增强，致使进入脑内的 GABA 增多。

且在肝性脑病发病时，不仅 GABA 水平升高，中枢神经系统中的 GABA 受体的数量也明显增加。当脑内 GABA 增多时，与突触后神经元的特异性 GABA 受体结合，引起氯离子通道开放，氯离子进入神经细胞内增多，使神经细胞膜的静息电位处于超极化状态，从而引起突触后的抑制作用，产生肝性脑病。

（5）其他神经毒质在肝性脑病发病中的作用 近年研究还发现许多神经毒质可能参与肝性脑病的发生发展过程。其中主要有锰、硫醇、脂肪酸、酚等物质。由于肝解毒功能障碍而产生毒性作用，此与肝性脑病的发生也可能有一定关系。

综上所述，肝性脑病的发病机制较为复杂，并非单一因素所致。目前还没有一种学说能圆满地解释临床上所有肝性脑病的发生机制，可能是多种毒物共同作用的后果，其确切机制尚有待进一步研究。

3. 肝性脑病的诱因

（1）氮的负荷增加

1）消化道出血 消化道出血是诱发肝性脑病最常见的原因。肝硬化患者常见上消化道出血后血液中的蛋白质在肠道细菌酶的分解下产氨增多；出血导致血容量减少，肾供血不足，肾排泄功能下降，尿素肝肠循环增加；大量出血导致血压降低、缺氧使脑组织对有害物质敏感性增加，均可诱发肝性脑病。

2）摄入大量产氨物质 过量蛋白饮食、输血等外源性氮负荷过度，可通过促进血氨增高而诱发肝性脑病。

3）碱中毒 低钾性碱中毒或呼吸性碱中毒促进氨的生成、吸收，也常诱发肝性脑病。

4）感染 肝功能障碍的患者，由于单核 - 吞噬细胞系统功能减弱，易发生感染及内毒素血症。另外，感染还可以引起发热、分解代谢增强，内源性产氨增多，诱发肝性脑病。

5）肾功能障碍 肝功能不全晚期并发肝肾综合征等所致的氮质血症，可诱发肝性脑病。

（2）血 - 脑屏障通透性增强 TNF - α、IL - 6 等细胞因子，严重肝病患者合并的高碳酸血症、脂肪酸增多以及饮酒等也可使血 - 脑屏障通透性增高，导致正常时不能通过血 - 脑屏障的神经毒质入脑增多，参与肝性脑病发病过程。

（3）脑敏感性增高 严重肝病患者，体内各种神经毒质增多，在毒性物质的作用下，脑对药物或氨等毒性物质的敏感性增高；当使用止痛、镇静、麻醉以及氯化铵等药物时，则易诱发肝性脑病。感染、缺氧、电解质紊乱等也可增强脑对毒性物质的敏感性而诱发肝性脑病。

4. 肝性脑病防治的病理生理基础

（1）防止诱因

1）减少氮负荷，严格控制蛋白摄入量，减少组织蛋白质的分解，减少氮负荷。

2）防止上消化道大出血。

3）防止便秘，以减少肠道有毒物质吸收。

4）注意预防因利尿、放腹水、低钾血症等情况诱发肝性脑病。

5）由于患者血 - 脑屏障通透性增强、脑敏感性增高，因此，肝性脑病患者用药要慎重，特别是要慎用止痛、镇静、麻醉等药物，防止诱发肝性脑病。

（2）降低血氨

① 口服乳果糖等使肠道 pH 降低，减少肠道产氨和有利于氨的排出。

② 应用门冬氨酸鸟氨酸制剂降血氨。

③ 纠正水、电解质和酸碱平衡紊乱，特别是要注意纠正碱中毒。

④ 口服新霉素等抑制肠道细菌产氨。

（3）其他治疗措施　可口服或静注以支链氨基酸为主的氨基酸混合液，纠正氨基酸失衡。可给予左旋多巴，促进患者清醒。此外，临床上也配合采取保护脑细胞功能、维持呼吸道通畅、防止脑水肿等措施。

（4）肝移植。

（四）肝肾综合征

肝肾综合征（hepatorenal syndrome，HRS）是指肝硬化失代偿期或急性重症肝病时，继发于肝功能衰竭基础上的可逆性功能性肾衰竭，故属于肝性功能性肾衰竭。急性重症肝炎有时可引起急性肾小管坏死，也属于肝肾综合征。

1. 病因和分型　各种类型的肝硬化、重症病毒性肝炎、暴发性肝衰竭、肝癌等均可导致肝肾综合征，是肝功能衰竭晚期独特的并发症。多数肝肾综合征表现为功能性肾衰竭，如果肝病病情得到改善则肾功能可恢复。但如果持续时间较长，可因缺血、缺氧等原因引起急性肾小管坏死，产生器质性肾衰竭。有些急性肝衰竭患者可直接发生肝性器质性肾衰竭，其机制可能与肠源性内毒素血症有关。

2. 发病机制　肝肾综合征的典型特征为外周动脉扩张，肾血管收缩及肾血流减少，肾小球滤过率明显降低。HRS 的发病机制较为复杂，随着近年来对肝功能不全的研究进展，发现门静脉高压、腹水形成、消化道出血、感染及血管活性物质的变化等在肝肾综合征的发病起着重要的作用。

（1）有效循环血量减少　肝肾综合征患者常常伴有严重的腹水、低蛋白血症、低钠血症，这些原因通常会引起有效循环血量减少，导致肾血流量降低，肾小球滤过率降低，肾排泄功能障碍。

（2）肾血管收缩

1）肾交感神经张力增高　由于肝硬化晚期有效循环血量减少，交感 - 肾上腺髓质系统兴奋，儿茶酚胺增多，使肾动脉收缩，肾血流减少，肾小球滤过率降低，发生肾衰竭。

2）肾素 - 血管紧张素 - 醛固酮系统激活　肾血流量减少使肾素释放增加，而肝功能衰竭可使肾素灭活减少。该系统激活导致肾血管收缩，肾小球滤过率降低，醛固酮分泌增多使钠水重吸收增加，在HRS 的发病过程中起一定的作用。

3）抗利尿激素（ADH）释放　ADH 水平增高促进水潴留，同时肾血管阻力明显增强，肾血流减少，促进肾衰竭的发生、发展。

（3）肾小管坏死　肝功能障碍时由于有效循环血量降低、肾血管收缩而致肾缺血，尤其是肾血流重新分布后肾皮质的缺血更为明显，导致肾小管发生缺血性坏死。或是肝解毒功能障碍特别是长期过量使用某些肾毒性的药物导致器质性肾小管坏死，加剧肾小球滤过率的降低而促进肾衰竭。

此外，研究表明激肽系统活动异常，前列腺素、白三烯等代谢紊乱以及内皮素增高等亦参与 HRS 的发生发展；而内毒素水平增高可能导致 HRS 的快速进展。

第二节　胆道疾病

一、胆石症

胆石症（cholelithiasis）是指在胆道系统中，包括胆囊和胆管内，由于各种因素的作用，胆汁的某些成分（胆色素、胆固醇和钙等）析出、凝集继而形成以结石为特征的疾病。其中结石若发生于各级胆管内，称胆管结石；结石发生于胆囊内，称胆囊结石。临床表现取决于结石发生部位、胆道梗阻情况和感染等因素。流调显示，成年人中发病率为10%～15%，好发于40～60岁人群，女性多于男性。随人口老龄化、饮食结构改变，发病率还在逐年上升。

（一）病因和发病机制

1. 胆汁理化性状的改变　正常胆汁中的胆红素多与葡萄糖醛酸结合成酯类而不游离。当体内β-葡萄糖苷酶（β-Glucosidase）浓度增加，其可由感染胆汁中的细菌所产生，亦可由正常肝细胞、胆囊黏膜和胆管上皮分泌，能将溶于水的胆红素葡萄糖醛酸苷（结合胆红素-CB）水解为游离胆红素（UCB）和葡萄糖醛酸。UCB与胆汁中的钙结合形成不溶性的胆红素钙析出沉淀，进而胆汁中的糖蛋白将胆红素钙沉淀颗粒凝聚在一起形成胆色素结石。某些因素可引起卵磷脂的增高或胆汁酸浓度降低时，胆汁中的胆固醇含量过多呈过饱和状态，过饱和的胆固醇在其核心周围结晶沉淀，自中心向外呈螺旋形增长，使胆固醇晶体呈放射状、层状、条索状排列，形成胆固醇结石。

2. 胆汁淤滞　胆汁中水分被过多吸收，胆汁过度浓缩，使胆色素浓度增高、胆固醇过饱和促进胆石形成。

3. 感染　胆道感染时的炎性水肿和慢性纤维增生可使胆道壁增厚，胆汁排出不畅，导致胆汁淤滞。炎症时渗出的细胞或脱落上皮和虫体或卵等也可作为结石的核心，促进胆石形成。

（二）胆石的种类和特点

1. 胆色素性胆石　分为黑色和褐色两种。呈泥沙样及砂粒状。多见于胆管。

2. 胆固醇性胆石　单个多见，体积较大，类圆形。多见于胆囊。

3. 混合性胆石　由两种以上成分构成。我国多见胆红素为主的混合性结石。结石呈多面晶状体，外层坚硬，切面成层。于胆囊、较大胆管内好发，大小不一、数目不等。

二、胆囊炎

胆囊炎（cholecystitis）多由胆道梗阻、胆汁淤积等引起的继发感染所致。导致梗阻的主要原因是胆石症，同时感染又可促进结石形成，进一步加重梗阻，形成恶性循环。病原菌主要以革兰阴性菌为主，包括大肠埃希菌、不动杆菌、奇异变形杆菌等。近年来有研究提示，幽门螺杆菌感染可能与慢性胆囊炎的发生有关。当炎症主要累及胆囊时称胆囊炎，主要累及胆管时则称为胆管炎（cholangitis）。

（一）病理变化

1. 急性胆管炎和胆囊炎　初期炎症由结石直接损伤受压部位的黏膜引起。可见黏膜充血水肿，上皮细胞变性、坏死脱落，导致胆汁引流不畅；或由于结石在颈部嵌顿，造成胆汁淤滞，形成高浓度胆汁，具有一定细胞毒性，加重黏膜损伤。同时胆汁淤滞的环境更易于细菌急剧繁殖，管壁内出现不同程度的中性粒细胞浸润。急性胆囊炎可表现为卡他性炎，进一步发展成蜂窝织炎。若合并胆囊管阻塞，可引起胆囊积脓。痉挛、水肿、阻塞及淤胆等导致胆管或胆囊壁的血液循环障碍，可发生坏疽性胆囊炎，甚至胆囊穿孔，继发急性胆汁性腹膜炎。

2. 慢性胆管炎和胆囊炎　多由急性炎症反复发作所致。胆管及胆囊黏膜多呈慢性炎症表现，各层组织中可见淋巴细胞、单核细胞浸润，并伴有黏膜萎缩，明显纤维化和瘢痕形成。腺体增生进入肌层，偶可见Rokitansky-Aschoff窦形成。

三、胆道系统肿瘤

（一）肝外胆管癌（extrahepatic cholangiocarcinoma）

肝外胆管癌是指发生于肝门以下，除肝胰壶腹以外的肝外胆管肿瘤。可分为肝门胆管癌和胆总管下端癌。少见，不到胆道手术的 1%。

1. 病理变化 以肝门胆管癌（胆总管和肝管、胆囊管汇合处）多见。

肉眼观，息肉状、结节状或胆管壁深部浸润的硬化状。

镜下，绝大多数为腺癌（乳头状腺癌、黏液性腺癌及伴有丰富的纤维性间质的硬化性胆管癌），占 90% 以上；少数为腺鳞癌或鳞癌。

2. 扩散 以直接浸润和淋巴转移为主，癌肿可沿胆管壁扩散，也可直接浸润附近脏器特别是肝脏。血行远处转移少见，神经受侵犯是引起疼痛的主要原因。

3. 临床表现 多见于 50~60 岁人群，男性多于女性。最常见的症状是黄疸，亦可见中上腹或右上腹疼痛、消瘦、食欲下降；大多数患者有肝大，不易扪及胆囊。晚期可出现胆汁性肝硬化、门脉高压症。

（二）胆囊癌（carcinoma of the gallbladder）

胆囊癌是指发生于胆囊（包括胆囊底部、体部、颈部和胆囊管）的恶性肿瘤。居消化系统肿瘤第 6 位。

1. 病理变化 多发生于胆囊底部（60%）和体部（30%）。

大体可分为三型：①浸润型，最多见，占 75%~80%，表现为局部浸润和弥漫浸润。局部浸润，可见胆囊壁局部性增厚、僵硬；弥漫浸润，可见胆囊壁弥漫性增厚、僵硬，呈浸润性灰白色肿块，生长迅速，易侵犯周围组织及器官，如肝脏、胆管及结肠肝曲等。②腔内生长型，约占 15%；肿瘤呈息肉状、菜花状或结节状突入胆囊腔内，外周浸润少。③混合型，可见胆囊壁增厚、僵硬及萎缩，侵犯周围组织和器官，同时向胆囊腔内生长形成肿块。

镜下，本病最常见的类型为腺癌，部分为腺鳞癌或鳞癌，未分化癌、神经内分泌来源肿瘤及间叶组织来源肿瘤。

2. 扩散 大多胆囊癌可直接侵犯周围脏器，以肝脏、胆管最为常见。其次为淋巴转移，腹膜转移少见。在进展期胆囊癌患者中有近 90% 患者发生神经侵犯，是本病引起疼痛的主要原因。

3. 临床表现 女性及老年人多见。早期无特异性临床症状，如腹部不适、食欲下降或体重减轻，常被胆囊炎、胆囊结石及其并发症所掩盖。一旦出现明显临床症状，多属中晚期，可表现为黄疸、发热及腹痛等，查体可发现黄疸及右上腹包块等。预后差，胆囊癌患者 5 年总体生存率仅为 5%。

第三节 胰腺疾病

一、胰腺炎

（一）急性胰腺炎

急性胰腺炎是一种以胰腺的急性炎症和胰腺腺泡细胞破坏为特征的疾病。常由局部发展累及全身器官和系统，为消化系统急症之一。好发于中年男性，多见于胆道疾病、高脂血症、过度饮酒后。

1. 病理类型及病变特点

（1）急性水肿性（间质性）胰腺炎 较多见，病变多局限在胰尾。

肉眼观，胰腺外形肿大，质地变硬，表面充血，包膜张力增高。

镜下，可见间质充血水肿明显，伴有中性粒细胞及单核细胞浸润。可见少量腺泡坏死，及局限性脂肪坏死。血管、内外分泌腺变化不明显。腹腔可有少量积液，液体清亮。此型预后较好。

（2）急性出血性胰腺炎　发病急骤，病情危重，以胰腺广泛出血坏死为特征。

肉眼观，胰腺肿大，质软，呈暗红色，甚至紫黑色；胰腺实质坏死明显，原有小叶结构模糊，甚至消失。血管损害明显，可见出血和血栓形成。胰周脂肪组织坏死，在胰腺、大网膜及肠系膜等处形成散在钙皂分布，呈大小不等，境界清楚的黄白色斑点。钙皂的形成是由于脂肪被脂肪酶分解成甘油和脂肪酸，脂肪酸与钙离子结合而成。腹腔内有大量恶臭混浊液体，液中胰酶含量高。

镜下，胰腺组织结构破坏严重，大范围凝固性坏死，坏死组织周围，可见大量中性粒细胞和单核细胞浸润。若继发感染，可见脓肿形成。

两型之间没有明确的界限，仅代表不同的病理阶段。水肿型，病理变化轻微，病情较平稳，死亡率低。出血坏死型，病变重，病情凶险，死亡率高。

2. 临床病理联系

（1）腹痛　95%急性胰腺炎患者有腹痛。多在饱餐或酗酒后出现，呈现上腹部持续性刀割样疼痛。可能与胰腺急性水肿、炎症刺激以及包膜牵拉有关，胰腺炎性渗出物会刺激周围腹膜及腹膜后组织，引起局部性腹膜炎。另外，炎性渗出也可累及肠道，使肠壁充血水肿，甚至麻痹性肠梗阻发生，表现为全腹的疼痛及腹胀。

（2）休克　重症患者多有休克，表现为烦躁不安、四肢湿冷、皮肤苍白、呈花斑状、脉搏细弱、尿量减少。引起休克发生的主要原因有剧烈腹痛，严重呕吐造成的大量体液丢失、电解质紊乱及胰腺组织坏死分解产物对机体的毒性作用等。

（3）酶学变化　胰腺组织坏死，导致胰液外溢，其中含大量淀粉酶及脂肪酶，吸收入血后由尿排出，故血和尿中可检测到淀粉酶、脂肪酶含量升高，有助诊断。

（4）低钙血症　低钙血症的持续出现，提示有广泛的胰腺周围脂肪坏死。若血钙＜1.75mmol/L，提示预后不佳。其机制可能钙皂化作用，形成钙皂斑有关；同时重症时，总钙测定数值受低白蛋白血症影响，明显下降；另外因降钙素分泌增加，抑制钙从骨质内游离，使消耗的钙得不到补充。

（二）慢性胰腺炎

慢性胰腺炎是一种由遗传、环境等多因素引起的胰腺组织形态和功能不可逆性改变的慢性炎症性疾病。以不同程度的胰腺实质破坏、胰腺腺泡萎缩和间质纤维化为基本病理特征。

1. 病因和发病机制　可由急性胰腺炎反复发作而来，常伴有胆道系统疾患，慢性酒精中毒也可致本病发生。2016年2月，国际胰腺协会/欧洲胰腺俱乐部（IAP/EPC）联合提出了慢性胰腺炎新机制定义。认为慢性胰腺炎是病理学上的胰腺纤维化-炎症综合征。遗传、环境和（或）其他危险因素对胰腺实质组织造成损伤或应激而出现持续病理反应，包括导致胰腺外分泌细胞炎症损伤过程中功能障碍→炎症→缓解→再生的过程，最终导致了典型的病理学特征。酗酒、吸烟是慢性胰腺炎的主要致病因素，并促进疾病加重进展。

2. 病理变化　肉眼观，早期体积增大，后期胰腺呈结节状萎缩，质较硬。切面见弥漫性纤维化，胰管扩张，管内偶见结石。有时可见胰腺内灶状坏死或被纤维包裹的假性囊肿。

镜下，胰腺腺泡组织萎缩和胰腺组织内广泛纤维化，纤维化可分布在小叶间隙，形成"硬化"样小结节改变等典型表现，也可分布在小叶旁，或合并小叶内出现。可伴胰腺组织慢性炎症浸润，胰管扩张等。

3. 临床表现　多出现疼痛，胰腺内、外分泌功能损害及其他继发性表现。疼痛多以上腹部胀痛、钝痛为主，可放射至两侧腹、腰背部。初期呈间歇性，或持续存在，进行性加重；当胰腺正常组织坏死及纤维化后，疼痛反而得到缓解。胰腺外分泌功能不全早期可无症状，后期可见消瘦、营养不良、脂肪泻等；胰腺内分泌功能不全表现主要表现糖耐量异常或糖尿病。其他可出现假性囊肿、胆总管狭窄、十二指肠梗阻、胰源性门静脉高压、胰源性胸腹水、假性动脉瘤等继发性表现。

二、胰腺癌

胰腺癌（carcinoma of pancreas）是指来源于胰腺导管上皮的恶性肿瘤。发病率在全球范围内呈持续上升趋势。患者多在 60 ~ 74 岁发病。研究发现，吸烟是胰腺癌的首要危险因素；肥胖、2 型糖尿病、及遗传易感因素等是胰腺癌发生的相关危险因素。其中胰腺癌的遗传易感基因有 *STK*11、*PRSS*1、*CD-KN*2*A*、*MLH*1、*MSH*2、*BRCA*1、*BRCA*2 等。胰腺癌具有起病隐匿，早期症状不典型，诊断时多已为中晚期，手术切除率低，术后易复发等特点。

（一）病理变化

胰腺癌可发生于胰腺任何部位。胰头多见（60%）、胰体尾（20%）或整个胰腺受累。

肉眼观，肿块形态、大小不一，可突出于胰腺表面，或埋藏于胰腺组织内，可通过超声胃镜或 CT 引导下穿刺活检取材，协助诊断。

镜下，依据 2019 年 WHO 胰腺肿瘤组织学分类，常见组织学类型有导管腺癌、胶样癌、低黏附性癌、印戒细胞癌、髓样癌、腺鳞癌、肝样癌、未分化癌、腺泡细胞癌、胰母细胞癌等。其中以导管腺癌为主要类型，占 85% ~ 90%。

（二）扩散

胰头癌可压迫并浸润邻近组织和器官，如胆管、十二指肠，引起溃疡和出血。淋巴转移出现较早，常转移至幽门下淋巴结。经门静脉向肝内转移，是最为常见的血行转移途径，还可从肝静脉入肺，再经体循环至骨、肾、肾上腺等组织。胰体尾部癌常伴有多发性静脉血栓形成。

（三）临床病理联系

胰腺癌首发症状取决于肿瘤的部位和范围。胰头癌早期便可出现梗阻性黄疸，与胆道出口受到肿块压迫引起，可伴有皮肤瘙痒，深茶色尿和陶土样便。胰体尾部癌早期一般无黄疸，首发症状为腹部不适或腹痛，多呈上腹部的隐痛、钝痛和胀痛等。中晚期肿瘤侵入腹腔神经丛可导致持续性剧烈腹痛。胰腺外分泌功能受损可导致腹泻。侵及十二指肠，可引起消化道梗阻或出血。确诊时多为中晚期，治疗难度大，5 年生存率不足 5%。近年来，基因测序的普及以及免疫靶向药物的应用，为胰腺癌的治疗带来了机遇和曙光。

目标检测

答案解析

一、单项选择题

1. 患者，男，60 岁，5 年来经常出现下肢水肿，腹胀，腹水，面部有蜘蛛痣，肝未触及，脾肋缘下 2cm，内镜检查显示食管下段及胃底静脉曲张。应诊断为

　　A. 肝癌　　　B. 肝硬化　　　C. 慢性肝炎　　　D. 慢性肝淤血　　　E. 亚急性重型肝炎

2. 门脉性肝硬化最严重的并发症是

　　A. 脾大　　　B. 腹水　　　C. 出血倾向　　　D. 肝性脑病　　　E. 痔静脉曲张

3. 肝性脑病患者出现扑翼样震颤的机制是

　　A. 氨对脑组织的毒性作用　　　B. 假性神经递质取代多巴胺　　　C. 乙酰胆碱减少

　　D. GABA 减少　　　E. BCAA 减少

4. 在我国引起门脉性肝硬化的主要原因是

　　A. 慢性酒精中毒　　　B. 营养缺乏　　　C. 毒物中毒

D. 病毒性肝炎　　　　　　　　E. 药物中毒

5. 假性神经递质的作用部位在

A. 大脑皮质　　　B. 小脑　　　　C. 丘脑　　　　D. 间脑　　　　E. 脑干网状结构

6. 患者，男，30岁。起病急，病情进展迅速，肝体积显著缩小，色黄，质地柔软，镜下见肝细胞广泛大片坏死，有多量单个核炎细胞浸润，应诊断为

A. 急性普通型肝炎　　　　　　　　　　　　B. 重度慢性普通性肝炎

C. 急性重型肝炎　　　　　　　　　　　　　D. 亚急性重型肝炎

E. 中度慢性普通性肝炎

二、问答题

1. 消化系统中常见的炎症性疾病有哪些？

2. 试分析病毒型肝炎发展为门脉性肝硬化的病变过程。

3. 根据病理变化解释肝硬化的临床表现。

4. 试述食管下段静脉丛破裂诱发肝性脑病的机制。

5. 简述胰腺炎的病理类型及各自特点。

第六章 消化系统功能调节药

> **学习目标**
>
> **1. 熟悉** 止吐药及胃肠促动药的作用、作用机制以及临床应用。
>
> **2. 了解** 助消化药、止泻药与吸附药、泻药、利胆药的主要作用和应用。

本章节介绍助消化药、止吐药、胃肠动力药、止泻药与吸附药、泻药、利胆药。

第一节 助消化药

消化助药（digestants）多为消化液中成分或促进消化液分泌的药物，能促进食物消化，用于消化道分泌功能减弱以及消化不良。有些药物能阻止肠道的异常发酵，也用于消化不良的治疗。

1. 胃蛋白酶（pepsin） 来自动物胃黏膜。胃蛋白酶常与稀盐酸同服，辅助治疗胃酸及消化酶分泌不足引起的消化不良和其他胃肠疾病。本药不能与碱性药物配伍。

2. 胰酶（pancreatin） 含胰蛋白酶、胰淀粉酶、胰脂肪酶。口服用于消化不良。

3. 乳酶生（biofermin） 为干燥的活的乳酸杆菌制剂，能分解糖类产生乳酸，提高肠内容物的酸性，抑制肠内腐败菌繁殖，减少发酵和产气。用于消化不良、腹泻及小儿消化不良性腹泻。不宜与抗菌药或吸附药同时服用，以免降低疗效。

第二节 止吐药与胃肠促动药

一、止吐药

呕吐是呕吐中枢一种复杂的调整过程，是临床常见症状，多种疾病（如胃肠道疾病、内耳眩晕症、外科手术、妊娠、放射病等）及一些化学药物（癌症化疗药、阿片类药物、全身麻醉药和地高辛等）均可引起恶心、呕吐。延脑的呕吐中枢可接受来自催吐化学感受区（CTZ）、前庭和内脏等传入冲动而引发呕吐。反复剧烈的呕吐可引起脱水、电解质紊乱。H_1 受体阻断药、M 胆碱受体阻断药、多巴胺受体 D_2 阻断药和 5 – 羟色胺（5 – Hydroxytryptamine，5 – HT）受体阻断药通过阻断这些受体而发挥镇吐作用。

1. H_1 受体阻断药 苯海拉明、茶苯海明、异丙嗪、美可洛嗪有中枢镇静和镇吐作用，可用于预防和治疗晕动病、内耳性眩晕病等。

2. M 胆碱受体阻断药 东莨菪碱、阿托品、苯海索通过阻断呕吐中枢的和外周反射途径中的 M 受体，降低迷路感受器的敏感性，抑制前庭小脑通路的传导。可用于抗晕动病和防治胃肠刺激所致的恶心、呕吐。其中以东莨菪碱的疗效较好。

3. 多巴胺受体 D_2 阻断药 氯丙嗪、硫乙拉嗪、甲氧氯普胺和多潘立酮等，通过影响呕吐中枢、CTZ 或外周胃肠道上的多巴胺受体，发挥作用。用于各种原因引起的呕吐，但对晕动病无效。部分多巴胺受体 D_2 阻断药常作为胃肠促动药用于临床。

4. 5-羟色胺受体阻断药 昂丹司琼（ondansetron）、阿洛司琼（alosetron）和格拉司琼（granisetron）等均为高度选择性的 5-HT₃ 受体拮抗药。抗肿瘤化疗药物或放射治疗可激活肠道嗜铬细胞，释放 5-HT，引起腹腔迷走神经过度兴奋从而导致呕吐反射，出现恶心、呕吐。此类药物竞争性阻断迷走神经传入神经纤维和呕吐中枢的 5-HT₃ 受体，对肿瘤放疗和化疗导致的呕吐有良效，止吐作用迅速、强大、持久。

二、胃肠促动药

胃肠促动药能增加胃肠动力，协调胃肠运动规律，促进胃肠物质转运，加速胃排空和肠推进，防止内容物反流。本类药物可以改善胃肠运动障碍所引发的胃肠排空延迟、胃胀、食管清除不良和便秘。常用药物有甲氧氯普胺、多潘立酮和西沙比利等。

甲氧氯普胺 甲氧氯普胺（metoclopramide）具有中枢及外周双重作用。它阻断中枢 CTZ 多巴胺 D_2 受体发挥止吐作用，作用较氯丙嗪强 35 倍。其外周作用表现为阻断胃肠多巴胺受体，增加贲门括约肌张力，松弛幽门，加速胃的正向排空。临床用于治疗慢性功能性消化不良引起的胃肠运动障碍，如恶心、呕吐等症状。不良反应常见有头晕、困倦、嗜睡等。大剂量时可引起明显的锥体外系反应（如肌震颤、帕金森综合征等）、高催乳素血症、男性乳房发育等。

第三节 止泻药与吸附药

腹泻是常见的一种症状，由胃肠道细菌感染造成的腹泻应对因使用抗菌药物治疗，但对剧烈而持久的腹泻，可适当给予止泻药以缓解腹泻症状。

（一）阿片制剂

包括天然的阿片酊（opium tincture）、复方樟脑酊（tincture camphor compound），激动阿片受体，具有中枢和外周作用。本类药物兴奋胃肠道平滑肌，提高肠肌张力，抑制胃肠道运动，延迟排空，增加水分的吸收，抑制消化腺的分泌；抑制中枢，减弱便意和排便反射。阿片制剂用于较严重的非细菌感染性腹泻，长期反复使用易产生耐受性和依赖性。

（二）地芬诺酯

地芬诺酯（diphenoxylate，苯乙哌啶）是人工合成的哌替啶衍生物，对肠道运动的影响类似于阿片类，通过激动 μ 阿片受体，减少胃肠推进性蠕动发挥其止泻作用。临床应用于急、慢性功能性腹泻，可减少排便的频率。不良反应轻而少见，大剂量和长期应用时可引起依赖性。

（三）洛哌丁胺（loperamide）

洛哌丁胺（loperamide）是氟哌啶醇衍生物，有类似哌啶的结构。主要作用于胃肠道的 μ 阿片受体，止泻作用比吗啡强 40~50 倍。洛哌丁胺还可阻止 ACh 和前列腺素释放，拮抗平滑肌收缩而抑制肠蠕动和分泌，止泻作用快、强、持久。不良反应较少，少数患者有口干，偶见便秘、恶心、眩晕及皮疹等，大剂量时对中枢有抑制作用。

（四）糅酸蛋白

糅酸蛋白（tannalbin）属收敛剂（astringents），含鞣酸 50% 左右，口服后在肠内分解释放鞣酸，与肠黏膜表面蛋白质形成沉淀，在肠黏膜表面形成保护膜，抑制炎性渗出，发挥收敛、止泻作用。临床上用于急性肠炎及非细菌性腹泻的治疗。

（五）次水杨酸铋和碱式碳酸铋

次水杨酸铋（bismuth subsalicylate）和碱式碳酸铋（bismuth subcarbonate）有收敛作用，用于治疗非特异性腹泻。

（六）吸附药

药用炭（medicinal charcoal）、白陶土（kaolin）、矽炭银（agysical）均为吸附药（adsorbents），能吸附肠道内气体、毒物等而发挥止泻和阻止毒物吸收的作用。

第四节　泻　药

泻药（laxative，catharitic）是促进肠蠕动、软化粪便、润滑肠道促进排便的药物。临床主要用于治疗功能性便秘。按作用机制分为容积性泻药、刺激性泻药和润滑性泻药。

（一）容积性泻药（渗透性泻药）

1. 硫酸镁（magnesium sulfate）和硫酸钠（sodium sulfate）　硫酸镁口服在肠道难吸收，使肠内容物渗透压增高，高渗又可进一步阻止水分的吸收，增加肠腔容积，扩张肠道，刺激肠道蠕动而致泻。此外，硫酸镁还有利胆作用。主要用于排出肠内毒物、肠道寄生虫、外科术前或结肠镜检查前排空肠内容物。通常用 10~15g 加 250ml 温水服用，药后 1~4 小时即可发生剧烈的腹泻。大约 20% Mg^{2+} 可能被肠道吸收，肾功能障碍患者或中枢抑制的患者可能发生毒性反应。妊娠妇女、月经期妇女、体弱者和老年人慎用。

2. 乳果糖（lactulose）　口服不吸收，并会在结肠被细菌分解成乳酸，提高肠道渗透压，促进肠蠕动而导泻。乳酸还可抑制结肠对氨的吸收，所以有降低血氨作用。

3. 植物性纤维素类（celluloses）　如植物纤维素、甲基纤维素（methylcellulose）等，口服后不被肠道吸收，增加肠腔内容积，保持粪便湿软，产生良好的通便作用。

（二）刺激性泻药

1. 比沙可啶（bisacodyl）　口服或直肠给药后，转换成有活性的代谢物，对结肠产生较强刺激作用。该药有较强刺激性，可致胃肠痉挛、直肠炎等。

2. 蒽醌类（anthraquinones）　大黄（rhubarb）、番泻叶（senna）和芦荟等中药含有蒽醌苷类物质，它在肠道内分解释出蒽醌，刺激结肠推进性蠕动，4~8 小时可排软便或引起腹泻。

（三）润滑性泻药

1. 液状石蜡（liquid paraffin）　为矿物油，胃肠道用药不被肠道消化吸收，同时妨碍水分的吸收，起到润滑肠壁和软化大便作用。适用于老年人便秘、痔疮、肛门手术者。长期应用干扰脂溶性维生素及钙、磷的吸收，故不宜久用。

2. 甘油（glycerol）　50% 的甘油具有润滑并刺激肠壁作用，引起排便反应，软化大便。临床上适用于老年人及儿童便秘患者。

第五节　利胆药

利胆药是具有促进胆汁生成与分泌，增加排出量，并能刺激十二指肠黏膜，反射性引起胆囊收缩，松弛胆总管括约肌，促进胆囊排空的作用。胆石溶解药则是指能促使结石溶解的药物。

1. 去氢胆酸（dehydrocholic acid）　系半合成的胆酸氧化的衍生物，能增加胆汁分泌，使胆汁稀释，流动性提高，发挥胆道内冲洗作用，使胆道通畅而利胆。可用于胆石症、急慢性胆道感染、胆囊术。禁用于胆道完全梗阻和严重肝肾功能减退者。

2. 鹅去氧胆酸（chenodeoxycholic acid） 为天然的二羟胆汁酸。可抑制 HMG–CoA 还原酶，降低胆固醇合成与分泌，因而降低胆汁中胆固醇含量，促进胆固醇结石溶解。治疗剂量时常引起腹泻，并且对肝脏有一定毒性，目前已较少使用。

3. 熊去氧胆酸（ursodeoxycholic acid） 为鹅去氧胆酸的异构体。可抑制肠道吸收胆固醇，并抑制胆固醇的合成与分泌，从而降低胆汁中胆固醇含量，不仅可阻止胆石形成，而且长期使用可促使胆石溶解。临床用于胆固醇性胆结石、胆囊炎、胆道炎等。不良反应较鹅去氧胆酸发生少且不严重，少于5%的患者可发生明显的腹泻。胆道完全梗阻及严重肝肾功能减退者禁用。

4. 硫酸镁（magnesium sulfate） 口服或将硫酸镁溶液灌入十二指肠，药物刺激十二指肠黏膜，分泌缩胆囊素，反射性引起胆总管括约肌松弛、胆囊收缩，促进胆道小结石排出。临床用于治疗胆囊炎、胆石症和十二指肠引流检查。

5. 桂美酸（cinametic acid） 有显著而持久的利胆作用，能促进胆汁排泄，并能松弛胆总管括约肌，有解痉止痛作用。因能促进血中胆固醇分解成胆酸排出，故有降胆固醇作用。用于胆石症、慢性胆囊炎或作胆道感染的辅助用药。

6. 茴三硫（anethol trithione） 能增加胆汁、胆酸及胆色素的分泌，并且升高还原型谷胱甘肽，增强肝脏解毒功能。临床用于胆囊炎、胆石症、急慢性肝炎、肝硬化等。不良反应有腹胀、腹泻、腹痛、恶心等胃肠反应及荨麻疹、发热等过敏反应，大剂量长期应用可引起甲亢。胆道梗阻者禁用。

答案解析

目标检测

一、单项选择题

1. 下列那个药有止泻作用
   A. 硫酸镁　　　B. 地芬诺酯　　　C. 乳果糖　　　D. 酚酞　　　E. 液体石蜡
2. 乳酶生是
   A. 消化酶制剂　　　　　　B. 抗酸药　　　　　　C. 胃肠解痉药
   D. 活的乳酸杆菌制剂　　　E. 胃肠促动药
3. 硫酸镁不具有以下哪一项作用
   A. 松弛骨骼肌　　B. 导泻　　C. 利胆　　D. 兴奋中枢　　E. 降低血压

二、问答题

1. 试述止吐药的分类以及甲氧氯普胺的止吐作用机理。
2. 试述常用泻药的分类及作用机制。
3. 患者，女，60岁，确诊为"转移性卵巢癌"，接受包括顺铂和阿霉素在内的多种药物化学治疗。为预防化学治疗药物引起的恶心、呕吐等副作用，医生在化疗之前给与其静脉注射昂丹司琼，并提供昂丹司琼供家庭使用。

请说明昂丹司琼的药理作用及作用机理是什么？

附录 消化系统三幕式案例分析

第一幕

患者，男，45岁。

主诉：乏力、食欲减退2年，腹泻、黑便4天伴呕血1天。

现病史：患者2年前无明显诱因出现周身乏力、食欲不振，伴腹胀、消化不良，休息后症状可缓解，但反复发作并逐渐加重，随后出现牙龈出血及鼻衄，尿量减少、下肢凹陷性水肿，未系统治疗。4天前出现腹泻，排黑褐色稀便，5~8次/天，1天前突然呕吐鲜血2次，量约300ml，遂入院明确诊治。

既往史：10年前因患急性肝炎曾在传染病院住院治疗，自诉病愈出院。否认高血压、糖尿病病史。无吸烟和饮酒嗜好，否认外伤手术史，否认食物、药物过敏史。

家族史：无家族性遗传病史。

讨论：

1. 消化道出血的原因有哪些？
2. 患者发生消化道出血的原因可能是什么？

第二幕

体格检查：T 36.5℃　P 90次/分　R 23次/分　BP 100/65mmHg

神志清楚，发育正常，营养不良，慢性病容，卧床不起。皮肤巩膜轻度黄染，可见肝掌及蜘蛛痣，全身淋巴结无肿大。双肺呼吸音清，未闻及干湿性啰音。心界不大，心率90次/分，律齐、无杂音。腹膨隆，脐突出，脐周围及胸腹浅静脉怒张，腹围104cm，无肌紧张，全腹无压痛及反跳痛，移动性浊音阳性。肝肋下未触及，脾上界位于左腋中线上第8肋间，脾下界位于肋下3cm，中等硬度，无压痛，边缘整齐。周身浮肿，双下肢指凹性水肿。

辅助检查

实验室检查：血常规示 RBC 3.2×10^{12}/L，WBC 1×10^9/L，N% 58%，L% 42%，HGB 85g/L，PLT 66×10^9/L。凝血功能：凝血酶原时间15.5秒。病毒学检查：HBsAg（+），HBsAb（-），HBeAg（+），HBeAb（-），HBcAb（+）。肝功能：ALT 102U/L，AST 68U/L，STB 75.5μmol/L，ALB 13g/L，GLB 30.5g/L。腹水黄色透明，比重1.009，细胞数 95×10^9/L，Rivalta试验（-）。大便潜血阳性。

讨论：

1. 结合病史、临床检查结果，患者的疾病诊断是什么？
2. 试分析患者腹水形成的机制。

第三幕

治疗经过：入院后经禁食、输液、止血等治疗病情较稳定。住院3天后患者突然大量呕血约400ml，烦躁不安，面色苍白，脉搏微弱，血压测不到，经抢救无效死亡。

讨论：

1. 患者的直接死因是什么？怎么发生的？
2. 患者死亡，作为主治医生，你将如何跟家属进行沟通？

参考文献

［1］ 王庭槐. 生理学［M］. 9 版. 北京. 人民卫生出版社，2018.

［2］ 丁文龙，刘学政. 系统解剖学［M］. 9 版. 北京. 人民卫生出版社，2018.

［3］ 付升旗. 系统解剖学［M］. 北京：中国医药科技出版社，2017.

［4］ 李继承，曾园山. 组织学与胚胎学［M］. 9 版. 北京，人民卫生出版社，2018.

［5］ 段斐，任明姬. 组织学与胚胎学［M］. 北京：中国医药科技出版社，2016.

［6］ 成令忠，钟翠平，蔡文琴. 现代组织学［M］. 上海：上海科学技术文献出版社，2003.

［7］ 姜希娟，戴建国. 病理学 PBL 教程［M］. 2 版. 北京：中国中医药出版社，2019.

［8］ 周春燕，药立波. 生物化学与分生生物学［M］. 9 版. 北京. 人民卫生出版社，2018.

［9］ 步宏，李一雷. 病理学［M］. 9 版. 北京，人民卫生出版社，2018.

［10］ KumarV，Abbas AK，Aster JC. Robbins Basic Pathology［M］. 9thed. Philadelphia：W. B. Saunders，2013.

［11］ NagtegallD，OdzeRD，KlimstraD，et al. The 2019 WHO classcification of tumours of the digestive system［J］. Histopathology，2020，76（2）：182 – 188.

［12］ 王建枝，钱睿哲. 病理生理学［M］. 9 版. 北京：人民卫生出版社，2018.

［13］ 吴立玲，刘志悦. 病理生理学［M］. 9 版. 北京：北京大学医学出版社，2019.

［14］ 杨宝峰，陈建国. 药理学［M］. 9 版. 北京：人民卫生出版社，2018.

［15］ 中华医学会肿瘤学分会. 中华医学会胃癌临床诊疗指南（2021 版）［J］. 中华医学杂志. 2022，102（16）：1169 – 1189.

［16］ 中华医学会肿瘤学分会. 中国结直肠癌早诊早治专家共识［J］. 中华医学杂志. 2020. 100（22）：1691 – 1698.

［17］ 中华医学会外科学分会. 胆囊癌诊断和治疗指南（2019 版）［J］. 中外外科杂志. 2020，58（4）：243 – 251.